Udo Pollmer/Andrea Fock
Ulrike Gonder/Karin Haug

Prost Mahlzeit

Krank durch gesunde Ernährung

Aktualisierte und überarbeitete Neuausgabe

Kiepenheuer & Witsch

7. Auflage 2005

© 1994, 2001 by Verlag Kiepenheuer & Witsch, Köln
Alle Rechte vorbehalten. Kein Teil des Werkes
darf in irgendeiner Form (durch Fotografie, Mikrofilm
oder ein anderes Verfahren) ohne schriftliche
Genehmigung des Verlages reproduziert oder unter
Verwendung elektronischer Systeme verarbeitet,
vervielfältigt oder verbreitet werden.
Umschlaggestaltung: Barbara Thoben, Köln
Umschlagfoto: © photonica / Jun Kishimo
Gesetzt aus der Garamond Stempel (Berthold)
bei Kalle Giese, Overath
Druck und Bindearbeiten: Clausen & Bosse, Leck
ISBN 3-462-03012-4

630

Über das Buch:

Dieses Buch hat ein Tabu gebrochen: »Gesunde Ernährung« hat noch niemanden gesund gemacht – aber manchen krank. Nun liegt der Klassiker der kritischen Ernährungskunde in gründlicher Neubearbeitung, mit vielen neuen Informationen, vor. »Mit seinen drei Mitautorinnen zieht Udo Pollmer, das ›enfant terrible‹ der Ernährungsszene, Bilanz über einige Jahrzehnte Empfehlungen für gesunde Ernährung. ›Je mehr Diäten, desto mehr Essgestörte, je mehr Margarine aufs Brötchen kommt, desto mehr Herzinfarkte, je mehr Jodsalz unters Volk gestreut wird, desto mehr Schilddrüsenkranke‹, konstatiert das ketzerische Viererteam. Doch auch die Vollwerternährung bleibt nicht verschont. Wer sich nicht scheut, die eigenen Vorstellungen übers Essen erschüttern zu lassen, wird das Buch mit Gewinn lesen.« (»Konsum & Umwelt«) »Das Buch gibt auch Fachwissenschaftlern genügend geistige Nüsse zu knacken. Ohne Zweifel suchen (die Autoren) das starre chemisch-mechanistische Gebäude der etablierten Ernährungslehre einzureißen. Zu Recht, denn es ist auf Sand gebaut.« (»spektrum der wissenschaft«)

Über die Autoren:

Andrea Fock, geboren 1961, Dipl. Biol., Universität Hamburg. Autorin und Realisatorin von Fernsehfilmen.
Ulrike Gonder, geboren 1961, Ernährungswissenschaftlerin und Wissenschaftsjournalistin, Geschäftsführerin des Europäischen Instituts für Lebensmittel- und Ernährungswissenschaften e. V. (EU.L.E.).
Karin Haug, geboren 1957, Dipl. Chem., Dr. rer. nat., Universität Heidelberg. Autorin und Realisatorin von Fernsehfilmen, SWR.
Udo Pollmer, geboren 1954, arbeitet seit seinem Staatsexamen für Lebensmittelchemie (1981) als freiberuflicher Dozent und Publizist und als Unternehmensberater im In- und Ausland – er publiziert in der Publikums- wie in der Fachpresse sowie in Hörfunk und Fernsehen. 1994 übernahm er die wissenschaftliche Leitung des Europäischen Instituts für Lebensmittel- und Ernährungswissenschaften e.V. (EU.L.E.). Buchveröffentlichungen u.a. *Iss und stirb*, KiWi 631, 2001; *Wohl bekomm's!*, KiWi 632, 2001; *Liebe geht durch die Nase*, KiWi 629, 2001; *Lexikon der populären Ernährungsirrtümer*, 2000.

Inhalt

Danksagung

Wesentliche Teile der hier vorgestellten Überlegungen und Konzepte wurden im Rahmen meiner Tätigkeit an der Fachhochschule Fulda entwickelt. Mein besonderer Dank gilt daher den vielen Studenten, die durch ihre unbefangenen Fragen, ihre Geduld, die ich auf manche Probe stellte, und durch ihre stete Freundlichkeit entscheidend zum Gelingen beitrugen.

Zugleich danken die Autoren herzlich für die kritische Durchsicht des Manuskripts oder ausgewählter Kapitel der Originalausgabe:
Herrn Prof. Dr. Michael Böttger, Institut für Botanik, Universität Hamburg,
Frau Prof. Dr. Gisela Gniech, Institut für Psychologie und Kognitionsforschung, Universität Bremen,
Herrn Prof. Dr. Klaus-Dieter Jany, Bundesforschungsanstalt für Ernährung, Karlsruhe,
Herrn Prof. Dr. med. Karl Pirlet, em. Ordinarius der Universität Frankfurt,
Herrn Prof. Dr. Hermann Schildknecht, em. Ordinarius der Universität Heidelberg.

U. P.

1 Wie gesund ist gesunde Ernährung?

Ja, wir stellen sie in Frage, die »gesunde Ernährung«, wie sie land-
auf, landab verkündet wird. Wir finden, dass sie zu viele Fehler,
Mängel und Widersprüche hat. Und wenn man's ganz nüchtern
betrachtet, funktioniert sie ja auch nicht. Oder wissen Sie genau,
wie Sie sich gesund ernähren können und – das Wichtigste – tun Sie
es auch? Wohl kaum. Sie wissen es schon, aber Sie halten es einfach
nicht durch. Nein, wir finden nicht, dass Sie noch aufgeklärter sein
sollten in Sachen gesunder Ernährung. Sie sind ganz in Ordnung,
nur das System ist falsch: die klassische Lehre der Ernährungsberatung, der bewussten Ernährung, der »vernünftigen Ernährung«,
der Diäten. Sie gehen alle an der Realität vorbei.

Wir sollen uns ausgewogen und abwechslungsreich ernähren,
so lautet die Botschaft der Experten. »Wer topfit sein will und auch
bis ins Alter hinein leistungsfähig, muß seine Ernährung richtig zu-
sammenstellen.« [50] Schmecken darf es auch, aber bitte bloß nicht
zu viel Fett, zu viel Süßes, zu viel Salz, zu viel Fleisch, zu viel Alkohol, zu viel Kalorien. Wir bekommen »Checklisten für jeden Tag«,
mit denen wir überprüfen sollen, ob wir heute auch genug Getrei-
dekörner, Brot, Gemüse, Obst, Milch, Käse und Fisch gegessen
haben. Schokolade, Bier und Kuchen sucht man darauf vergeblich.
Das sei zwar nicht verboten, hört man, aber man müsse halt sehr
vernünftig damit umgehen. Nur »seltene Ausrutscher« nehme der
Körper nicht so übel, »beständige Fehler« allerdings schon. [50]
»Trinken Sie viel Wasser bzw. Mineralwasser, verdünnte Obstsäfte,
Gemüsesäfte, ungesüßte Kräuter- und Früchtetees und in Maßen
Kaffee oder schwarzen Tee. Vermeiden Sie bei Alkohol jede Ge-
wöhnung«, empfiehlt die Deutsche Gesellschaft für Ernährung. [50]
Mögen Sie ungesüßten Kräutertee? Ist das Bierchen nach Feier-
abend, die vierte Tasse Kaffee oder die feuchtfröhliche Party nun
schon ein Sündenfall? Wer weiß. Jedenfalls hat man schnell ein
schlechtes Gewissen, wenn man sich die Geburtstagstorte bei der
Freundin schmecken lässt. Oder ein saftiges Steak mit reichlich
Kräuterbutter. Wie feiern wohl die Ernährungsberater Geburtstag
und Weihnachten? Mit ganz leicht gesüßten Vollkornplätzchen,

gedünsteter Putenbrust und sparsam gesalzenen Kartoffeln? Nehmen Sie noch ein Gläschen vom verdünnten Orangensaft?

Wir bekommen heute mehr Ernährungsaufklärung verpasst als je zuvor – und doch beklagen 90 Prozent der Bundesbürger, dass sie die Informationen schlecht verständlich oder widersprüchlich finden. [18] In Illustrierten, Funk und Fernsehen hören wir ständig von neuen Diäten – und trotzdem hat die Zahl der Dicken nicht abgenommen. Wir kämpfen gegen unseren Körper um die Pfunde, probieren gutgläubig jede von »Ernährungsexperten« entwickelte Diät aus – und wiegen mehr denn je. Da stimmt doch etwas nicht.

Es stimmt hinten und vorne nicht.

▷ Haben Sie bisher geglaubt, Kartoffeln und Nudeln machen dick? Falsch.

▷ Meinten Sie, mit Kalorienzählen und Light-Produkten könnten Sie abnehmen? Geht nicht.

▷ Dachten Sie, Sie müssten sich bewusster ernähren, um gesund zu bleiben? Vergessen Sie es schnell wieder.

▷ Finden Sie Vitamine besonders wichtig? Es gibt wichtigere Stoffe in der Nahrung.

▷ Sollten Sie nicht wesentlich mehr Calcium aufnehmen? Je mehr Sie aufnehmen, desto mehr scheidet Ihr Körper aus.

▷ Sparen Sie am Salz in der Suppe, weil Sie sonst einen hohen Blutdruck bekommen könnten? Beenden Sie die faden Zeiten lieber wieder.

▷ Fürchten Sie, zu viel Cholesterin zu sich zu nehmen? Tun Sie es ruhig, es macht nämlich nichts.

Mit dem Verstand ist Essen kaum steuerbar – auch wenn es die meisten Intellektuellen nicht wahrhaben wollen und als gute Deutsche lieber an mangelnde Selbstbeherrschung glauben als an fehlende Genussfähigkeit. Vielleicht kennen Sie den Effekt: Sie erwerben auf der Kirmes eine Tüte gebrannter Mandeln. Die ersten lutschen Sie anfangs und zerkauen dann die freigelegten Mandeln. Bald wird die frisch eingeworfene Mandel sofort zerbissen. Wer sich nun bemüht fürderhin zu lutschen, scheitert meist. Wir haben nicht einmal unsere Kiefer im Griff.

Was soll da Ernährungsberatung, die empfiehlt von der Schokolade täglich nur zwei Stückchen zu genießen und dann einfach aufzuhören? Wo doch jeder weiß, dass die Mehrzahl der Menschen nicht mehr aufhören kann, bis die Tafel weggeputzt ist. Dem Opfer wird prompt Willensschwäche vorgehalten. Dass Spezialisten vorher genau analysierten, wie man es anstellen muss, dass der Mensch nicht mehr aufhören kann, wird verschwiegen. Und während die Kunden schuldbewusst ihre Kalorien zählen, machen sich Hersteller von Erfrischungsgetränken daran, bei Kindern »Nachdurst« zu erzeugen. [733]

Essen ist ein Trieb. Die Nahrungsaufnahme, die Auswahl der Speisen, der Appetit sind entwicklungsgeschichtlich älter als die sexuelle Fortpflanzung. Sie sind im Instinkt, dem limbischen System verankert und dem Verstand auf Dauer nicht zugänglich. Dies hat die Biologie so festgelegt – ob es uns passt oder nicht. Daher eignet sich dieses Gebiet so trefflich für pseudoreligiöse Moral- und Selbstbeherrschungsvorstellungen. Keiner will sich diesen Trieb eingestehen. Für einen Naturwissenschaftler klingt dies alles banal, für Ernährungsmediziner ist es offenbar ein Buch mit sieben Siegeln.

Wir vertrauen heute auf Nährwerttabellen, Kalorientafeln und wissenschaftliche Empfehlungen. Lebensmitteltechnologen isolieren Eiweiß, Fett und Kohlenhydrate, mixen sie mit Emulgatoren, Stabilisatoren, Farb- und Aromastoffen wieder zusammen und stellen dieses Kunstprodukt in die Regale unserer Supermärkte. Und schon sind die Zeiten nicht mehr fern, wo uns die Marketingabteilungen der Nahrungsmittelkonzerne die Rundum-sorglos-Pille für jeden Tag andrehen werden, die alles enthält, was der Mensch so braucht, natürlich cholesterin-, salz- und zuckerfrei.

Appetit lässt sich nicht kontrollieren. Empfehlungen an den Verbraucher, Gusto auf Lungenhaschee statt auf Gummibärchen zu entwickeln, sind absurd. Je mehr wir über unser Essverhalten nachdenken und uns ausmalen, was wir nicht essen sollten, desto begehrenswerter erscheint es uns. Wer stets darüber räsoniert, wie er sich richtig verhalten sollte, wird doch nur verklemmter. Und ob Liebesnacht oder Abendessen: die Lust kann einem ganz schön vergehen, wenn die Gedanken nur noch um Vorschriften, Verbote und Verstöße kreisen.

Es ist an der Zeit, Bilanz zu ziehen und all die Theorien und Empfehlungen vorurteilsfrei zu überprüfen. Als Motto möge dabei das alte Wissenschaftler-Bonmot dienen: »Unsere gesicherten Erkenntnisse von heute sind die großen Irrtümer von morgen.«

2 Kalorien & Nährstoffe: Die Magie der Zahlen

Gehen wir doch einmal zusammen einkaufen. Am besten in Ihrem Supermarkt. Dort gibt es genügend Parkplätze, und eine Riesenauswahl hat man auch. Hier können wir zwischen den Regalen schlendern und in Ruhe auswählen. Durchs Drehkreuz gezwängt, und schon stehen wir vor der Obst- und Gemüseabteilung. Nein, Erdbeeren jetzt im März, das muss nun wirklich nicht sein. Aber ein paar Apfelsinen, wegen des Vitamin C, und natürlich die mineralstoffreichen Bananen wandern in den Einkaufswagen. Für Sonntagabend könnte man zwei Avocados mitnehmen. Die sind aber unheimlich fett. Ob das auch gesund ist? Mit dem unguten Gefühl, dass wieder einmal der Appetit über die Vernunft gesiegt hat, legen wir die Avocados dazu.

Am Kühlregal mit Milchprodukten greifen wir als aufgeklärte Verbraucher zur frischen Magermilch, denn da ist wenig Fett und Cholesterin drin. Und auch wenn sie uns nicht wirklich schmeckt, die Light-Margarine muss mit, schließlich stand es gestern wieder in der Zeitung, dass durch cholesterinreiche Ernährung mehr Menschen zu Tode kommen als durch Verkehrsunfälle. Noch was zum Trinken? Ja natürlich, beinahe hätten wir's vergessen: Der Multivitaminsaft für die Kinder. Für die ist es jetzt zur Grippezeit besonders wichtig, genügend Vitamine zu bekommen.

So, jetzt brauchen wir noch Brot. Das kauft sich am schönsten an der Bedienungstheke. Warum schaut die Dame hinter der Theke bloß immer so hilflos, wenn sie gefragt wird, ob das knusprige Dunkle oben links auch richtiges Vollkorn sei? Welches nehmen wir heute? Das Wald-, Jogging-, Vier-, Sechs- oder Siebenkornbrot? Am besten das mit den sieben Körnern, das ist ballaststoffreich und soll die Verdauung fördern.

Müsli fürs Frühstück fehlt noch, das ist gesund. Nehmen wir das mit den Früchten oder lieber das Müsli mit den Schokostückchen? Vielleicht doch lieber die bewährten Cornflakes, die schmecken den Kids immer noch am besten. Laut Werbung können die lieben Kleinen mit einem Schälchen Knusperkrümel ihren ganzen Tagesbedarf an »lebenswichtigen Vitaminen« decken. Cornflakes, so lesen wir, enthalten in 100 g exakte 357 Kalorien, 7,2 Gramm Eiweiß, 0,6 Gramm Fett, 79,7 Gramm Kohlenhydrate und 4 Gramm Ballaststoffe. Bloß gut, dass die Experten wissen, was das heißt. Außerdem sind noch jede Menge Vitamine und Mineralstoffe drin, z.B. 0,06 Milligramm Vitamin B_1, 2,3 Milligramm Niacin, 2 Milligramm Eisen und 13 Milligramm Calcium. [12] Was das wohl sein mag, das »Niacin«? Und eigentlich sagen uns die ganzen Zahlen auch nichts ...

Kalorien, Joule, Vitamine, Fett, Mineralstoffe, ja sogar Spurenelemente gehören heute zum täglichen Sprachgebrauch. Kindergartenkinder wissen längst, dass in Obst »gesunde Vitamine« stecken – auch wenn sie natürlich keine Vorstellung davon haben, was sich hinter diesem Begriff verbirgt. Überhaupt fragt man sich, wie die Menschheit jahrtausendelang ohne die vielen Berater, Tabellen und Diäten auskam, die heute anscheinend notwendig sind, um gesund zu bleiben. Wer sagte den Menschen in der Steinzeit, ob sie wirklich ihre 1.200 Milligramm Calcium, 200 Mikrogramm Jod und 1,3 Milligramm Vitamin B_1 pro Tag aufgenommen hatten? Und wer sagte ihnen, ob die ausgegrabene Wurzel auch genügend Ballaststoffe enthielt oder warnte zu Beginn der Jagdsaison vor dem Cholesterin im erlegten Wild?

Haben wir es da nicht besser? Mit umfangreichen Nährwerttabellen und Computerprogrammen können wir bis zur dritten Stelle nach dem Komma genau ermitteln, was in den Lebensmitteln steckt. Und die Empfehlungen nationaler Gremien wie der Deutschen Gesellschaft für Ernährung (DGE) sagen uns, wie viel von welchem Nährstoff wir brauchen. [869]

Es gibt in diesen Tabellenwerken Richtwerte, Schätzwerte und Empfehlungen für Eiweiß, Fett, Kohlenhydrate, Kalorien, 13 Vitamine, 6 Mineralstoffe und 11 Spurenelemente, sogar das Wasser entgeht ihnen nicht (»Wassermangel führt rasch zu schwerwiegenden Schäden«). Doch genau darin liegt ein großes Problem: Zum Leidwesen der Ernährungsberater essen die Menschen nämlich keine Nährstoffe, sondern Lebensmittel. Das bedeutet, dass die Nährstoffzahlen in eine passable Speisenfolge »übersetzt« werden müssen – was ein außerordentlich mühsames Unterfangen ist.

Wer sich einmal die Mühe machen will, einen Wochenplan so zusammenzustellen, dass die offiziellen Empfehlungen für eine gesunde Ernährung hundertprozentig eingehalten werden, wird verzweifeln.

Selbst mit dem Computer kostet es Stunden und viele Nerven, die Werte zu optimieren. Dabei wäre es für so eine elektronische Rechenmaschine sicher ganz einfach, alle die Lebensmittel auszusuchen, die die meisten Nährstoffe enthalten. Die Kunst an der Sache ist es, diese Pläne so zu gestalten, dass man das Resultat auch essen kann. Oder was würden Sie sagen, wenn Sie zur Erfüllung der Nährwertnormen am Tag zwei Heringe, ein halbes Pfund gebratene Leber, fünf Scheiben trockenes Vollkornbrot, einen Teelöffel Maiskeimöl verspeisen und zwei Liter Wasser trinken müssten?

Die Gretchenfrage lautet also: Kann das Ganze denn auch zu gescheiten Mahlzeiten verarbeitet werden? Und hier wird die Rechnerei und Planerei schon schwieriger. Ohne Leber oder Fisch gelingt es zum Beispiel kaum, die geforderten 5 Mikrogramm Vitamin D ins tägliche Essen zu bekommen. Aber wer will schon täglich Fisch essen? Und Lebertran, der ebenfalls Vitamin D enthält, ist auch nicht jedermanns Sache.

Um die empfohlene Calciummenge zu bekommen, baut die Diätassistentin reichlich Milchprodukte in den Plan ein. Darin ist aber außer dem Mineralstoff Calcium auch eine Menge Eiweiß enthalten. Stimmt dann der Calciumwert, dann ist schon so viel Eiweiß im Plan, dass kaum noch Platz für Fisch oder Fleisch bleibt. Fisch soll aber nicht nur fürs Vitamin D, sondern auch für die Jodversorgung wichtig sein.

Eine simple Vinaigrette für den Salat bringt die gesamte Fettbilanz durcheinander – es sei denn, man begnügt sich beim Öl mit einem Teelöffel voll. Gänzlich zum Verzweifeln bringt einen das Vitamin B_1. Eine hundertprozentige »Bedarfsdeckung« wäre leicht mit Schweinefleisch oder Leber hinzukriegen. Gebratene Leber ist aber fast schon ein Tabu, denn wegen der Cadmiumrückstände und des Cholesterins soll es sie nur alle zwei Wochen geben. Und Schweinefleisch geht auch nicht jeden Tag, denn maximal drei Fleischmahlzeiten in der Woche sollen ja genügen. Vollkornbrot mit Leberwurst wäre noch eine gute Kombination, um viel Vitamin B_1 zu bekommen. Aber die Leberwurst wiederum ist zu fett, und mit trocken Brot alleine ist es einfach nicht zu schaffen.

Das Kalorienlotto

Beim Lesen von Ernährungsratgebern, drängt sich der Eindruck auf, dass gesunde Ernährung und die »richtige« Figur nur dann möglich sind, wenn man weiß, wie viel Nährstoffe die Maschine Mensch braucht. All die Zahlen soll man kennen und vor jeder Mahlzeit erst einmal richtig rechnen. »Langfristig«, so heißt es in einer häufig verkauften Nährwerttabelle, könne »ein Mensch sich nur dann richtig ernähren, wenn er weiß, was die Lebensmittel enthalten, und wenn er ihre Bedeutung für den chemischen Betrieb des Organismus kennt.« [3] Professor Volker Pudel, einst Präsident der DGE, forderte vor Jahren, ganz im Trend der Zeit sogar, der Ratsuchende müsse »die Kalorien für viele Nahrungsmittel auswendig lernen, damit er informiert eine Auswahl treffen kann«. [4] Wie hat die Menschheit nur vor der Erfindung dieser unseligen Tabellen überlebt?

Nährwerttabellen: Wer rechnen will, braucht Zahlen

Also, brav die Zahlen auswendig gelernt, dann ist alles ganz einfach: Her mit den Empfehlungen für die Nährstoffzufuhr, dazu eine Kalorien- und Nährwerttabelle und schon kann's losgehen. Einfach abzählen wie im Kinderreim, abwiegen und runterschlucken. Denn so lange es nur um die reinen Kalorien geht und man die übrigen Empfehlungen »vergisst«, ist die Rechnerei noch recht simpel. Doch ist sie auch richtig?
An der Wiener Universitätsklinik ließ man Diätassistenten den Nährwert der Patientenkost einmal genau berechnen. Diätassistenten sind in Nährwertberechnungen geübte Leute. Über 38 Tage wurde die Abspeckkost pummeliger Jugendlicher mit zwei Methoden ermittelt. Erst rechneten die Diätassistenten, danach wurden die gleichen Lebensmittel im Labor analysiert. Der mit Hilfe von

Tabellen berechnete Kaloriengehalt des Essens lag um ein Drittel höher als der, den die Chemiker fanden. Bei den Kohlenhydraten lagen die Diätassistenten und die Analytiker mit ihren Werten 44 Prozent auseinander, beim Eiweiß betrug der Unterschied um die 50 Prozent und beim Fett über 60 Prozent. Die Schlussfolgerung der Autoren: die ganze Rechnerei ist »aufgrund der großen Fehlermöglichkeiten für die Beurteilung der tatsächlichen Nahrungszufuhr ... nicht geeignet«. [5]

Das ist eigentlich kein Wunder. Unsere Lebensmittel stammen aus aller Herren Länder. Schwer vorstellbar, dass alle Tomaten oder Äpfel, egal woher sie kommen, wann sie geerntet, wie sie gelagert oder transportiert wurden, gleich viele Kalorien, Vitamine oder Mineralstoffe enthalten sollen. In den Nährwerttabellen sind alle Tomaten gleich, egal ob frisch oder vergammelt, ob aus dem Treibhaus oder vom Freiland. Alles wird über den Kamm des Durchschnittswertes geschoren. In Wirklichkeit schwanken alle Werte in weiten Bereichen, beim Vitamin-C-Gehalt von Äpfeln zum Beispiel um den Faktor 10 – je nach Sorte. [6, 703] Andere Einflüsse wie Witterung, Boden, Schädlingsbefall, Klima, Erntezeitpunkt, Düngung usw. sind dabei noch gar nicht berücksichtigt.

Merkwürdig ist auch, dass sich die Lebensmittel scheinbar alle paar Jahre gravierend verändern. Zumindest mit jeder Neuauflage der Tabellen. Oder wie ist es sonst möglich, dass 100 g Roggenvollkornbrot 1978 noch 240 Kalorien lieferten, 12 Jahre später aber nur noch 80 Prozent davon, ganze 194 Kalorien? [7, 137] Findet etwa eine schleichende Entwertung unserer Lebensmittel statt? Mitnichten. Die Nährwerttabellen täuschen eine Präzision vor, die nicht existiert und eine Starrheit, die sich die Natur gar nicht leisten könnte. Sie müssen daher nach jedem aufgedeckten Messfehler verändert werden.

Die schnellen Fortschritte in der Analytik bringen es außerdem mit sich, dass Messwerte, die älter als 10 Jahre sind, heute vielfach als wertlos gelten. Ein Ende dieser Entwicklung ist nicht abzusehen. Was wird man in 10 Jahren von unseren Zahlen sagen? Unser Wissen wandelt sich ständig. Was heute richtig ist, kann morgen überholt und übermorgen falsch sein. Bei der Ernährung sollten wir uns solche Experimente aber nicht leisten. [704]

Kohlenhydrattabellen: Pech für Diabetiker

Für den Kaloriengehalt der Kohlenhydrate gab es lange Zeit gar keine Analysenwerte. [702] Die Zahlen wurden schlicht nach einer simplen Formel errechnet: Man zog vom Gesamtkaloriengehalt eines Lebensmittels einfach die Kalorien für Fett und Eiweiß ab. Hat man dabei vergessen, dass Lebensmittel aus sehr viel mehr Substanzen bestehen als aus diesen dreien?

Als man endlich die Kohlenhydratzahlen analytisch überprüfte, betrug der Fehler zwischen dem errechneten und dem gemessenen Wert um die 40 Prozent. [5] Korrekturen werden klammheimlich vorgenommen, zum Beispiel bei der nächsten Auflage der Tabelle oder in der Rubrik »Kurzberichte« der einschlägigen Zeitschriften. So meldete die *Ernährungs-Umschau* lapidar: »Kohlenhydrat-Austauscheinheiten sind lediglich Schätzwerte«. [9] Gemeint sind hier die Tabellen für Zuckerkranke, mit deren Hilfe sie Lebensmittel mit etwa gleichem Kohlenhydratgehalt gegeneinander austauschen sollten.

Nachdem Generationen von Diätassistenten Tausende von Diabetikern nach diesen »Broteinheiten-Tabellen« beraten haben, meint nun der Ausschuss Ernährung der Deutschen Diabetes-Gesellschaft, man bräuchte das alles nicht so eng sehen. Begründung: »Die biologische Schwankungsbreite der einzelnen Kohlenhydratträger liegt ... im Schnitt bei 20-30 %, so daß eine starre Festlegung von Kohlenhydrat-Austauscheinheiten ... nicht mehr gerechtfertigt erscheint.« [9]

Wie viele Diabetiker haben sich umsonst bemüht, ihre Pläne einzuhalten, haben umsonst gewogen und getauscht? Wie viele haben sich wohl über ihre Blutzuckerwerte gewundert, die nicht so verliefen wie erwartet? Nun stehen die Diabetiker vor einem Scherbenhaufen: Die alten Vorschriften waren sinnlos.

Manchmal verändern sich allerdings wirklich die Lebensmittel und nicht die Analysenwerte. So haben es die Schweinezüchter seit dem Zweiten Weltkrieg geschafft, den Fettgehalt des Schweinefleisches drastisch zu verringern. Beim fettesten Teilstück, dem Schweinebauch, ist der Fettgehalt um rund die Hälfte zurückgegangen. In Nährwerttabellen findet sich noch Schweinebauch mit 30 bis über 40 Prozent Fett.[137] Neue Analysen der Kulmbacher Bundesforschungsanstalt für Fleischforschung weisen dagegen gerade mal 20 Prozent Fett aus.[10] Auch Rind- und Geflügelfleisch sind fettärmer (und damit geschmackloser) geworden. Pläne, die mit den herkömmlichen Nährwerttabellen berechnet wurden, sind daher mittlerweile schlichtweg falsch.

Einen höchst amüsanten Weg schlug man bei den Ballaststoffen ein. Vor Jahren beschlossen die Experten, dass Ballaststoffe keine Kalorien zu haben hätten.[11] Sie seien unverdaulich, hieß es. Dieser Beschluss blieb der Natur jedoch bis heute verborgen. Ballaststoffe wie z.B. Pektin und Zellulose liefern ungeniert Kalorien und zwar manchmal nicht zu knapp (s. Tab. 1). Zwar verfügt der Mensch selbst nicht über die Enzyme zum Aufschluss der Ballaststoffe, aber er hat ja noch eine Darmflora. Unbeschadet von den menschlichen Verdauungssäften erreichen die Ballaststoffe den Dickdarm. Dort tun sich dann unsere Darmbakterien an ihnen gütlich. Beim Abbau des vermeintlichen Ballastes entstehen die »berüchtigten« Gärgase und so genannte kurzkettige Fettsäuren, vor allem Essigsäure, Propionsäure und Buttersäure. Diese Fettsäuren werden vom Darm aufgenommen und vom Menschen als Energiequelle genutzt.[11] Mit anderen Worten: sie liefern Kalorien. So kommt es, dass das ehemals kalorienfreie Pektin, ein Ballaststoff, der zum Beispiel in Äpfeln vorkommt, heute immerhin 283 Kalorien pro 100 g liefert.[11] Das ist etwa so viel wie in 100 g Sahneeis.[12]

Tab. 1: Kalorien im Laufe der Jahre [7, 11, 137]

Lebensmittel	Kalorien pro 100 g 1978	Kalorien pro 100 g 1989/90
Kartoffel	87	68
Karotte	35	24
Wirsing	33	20
Sellerie	38	16
Roggenvollkornbrot	240	194
Avocado	240	205
Pektin	0	283
Zellulose	0	121

Könnte man denn diese Tabellen nicht auf den neuesten Stand bringen? Man könnte schon. Nur würde es, wegen der natürlichen Schwankungsbreiten, niemandem etwas nützen. Der Kaloriengehalt einer Kartoffel kann 20 Prozent über oder unter dem Durchschnittswert liegen. Tabellengläubige würden sich völlig falsch ernähren, ohne es zu wissen. Sie sehen: Zahlen aus Nährwerttabellen und daraus berechnete Werte sind nicht nur falsch, sondern auch sinnlos.

Wie viel Kalorien braucht der Mensch?

Glauben Sie nicht auch, so etwa 1.000 Kalorien pro Tag seien genug? Viele Menschen glauben das, sicher weil wir jahrelang mit irgendwelchen 1.000-Kalorien-Diätplänen traktiert wurden. Wie viel Kalorien brauchen Sie denn nun wirklich? Um die Wahrheit zu sagen: man weiß es nicht genau. Interessanterweise stammen die Daten für den Energiebedarf noch aus der ersten Hälfte dieses Jahrhunderts. Amerikanische Forscher haben sie vor ein paar Jahren einmal nachgemessen. [13] Sie untersuchten Männer und Frauen und fanden heraus, dass der Energiebedarf große individuelle Schwankungen zeigt. Die Menschen brauchen also unterschiedlich viel Energie.

Das Körpergewicht allein kann übrigens zur Erklärung der unterschiedlichen Werte nicht herhalten. Selbst wenn gleich schwere Menschen verglichen wurden, entpuppten sich die »anerkannten« Normen als Spekulation: Der Energieumsatz ohne körperliche Anstrengung schwankte unabhängig vom Alter zwischen 1.200 und 2.200 Kalorien. Dies zeigt, dass der Ruhe- oder Grundumsatz eben nicht vom Körpergewicht bestimmt wird. Fazit: der Kalorienbedarf des Einzelnen ist weitgehend unbekannt. Er kann jedenfalls nicht einfach aus einer der gängigen Tabellen abgelesen werden.[13] Warum ist das so? Unser Körper ist nun mal keine Maschine, die gleichförmig läuft und immer gleich viel Energie verbraucht. Steht dem Organismus viel Energie zur Verfügung, geht er verschwenderisch damit um. Hat er wenig, dann spart er eben. Hinzu kommt die Veranlagung: der eine futtert wie ein »Scheunendrescher« und bleibt schlank dabei, während andere »vom bloßen Hinsehen« dick werden. Würde der Stoffwechsel des Menschen tatsächlich so starr arbeiten, wie es Tabellenwerte glauben machen, so müsste ein Mensch, der täglich zwei Stückchen Schokolade (das entspricht etwa 50 Kalorien) zu viel isst, innerhalb von 10 Jahren rund 25 Kilo überflüssiges Körperfett ansammeln. Lachen Sie nicht. Ähnliche Schicksale wurden den Lesern älterer Ernährungsbroschüren allen Ernstes angedroht.[751, 798] Würde der »Sünder« mit 85 Jahren das Zeitliche segnen, hätten die Sargträger wahrscheinlich 200 Kilo zu schleppen. Umgekehrt könnte man ausrechnen, wann eine 20-Jährige sich in Luft aufgelöst haben müsste, wenn sie sich täglich 50 Kalorien vom Mund absparen würde.

Da biologische Systeme wie unser Körper sehr flexibel auf veränderte Umweltbedingungen reagieren müssen, kann das statische Modell nicht stimmen.

Wie wird der Energie- oder Kalorienbedarf ermittelt?

Nach der gängigen Lehrmeinung hat der Mensch einen Grund- oder Ruheumsatz, etwa vergleichbar mit dem Benzinverbrauch eines Motors im Leerlauf. Dazu kommen der Leistungsbedarf für körperliche Arbeit, Energie für die (essensbedingte) Wärmebildung und – so der Mensch noch jung ist – Energie fürs Wachstum. Der Ruheumsatz macht in der Energiebilanz den größten Brocken aus, die »innere Hitze« nur einen geringen Teil. Der Leistungsumsatz richtet sich danach, wie anstrengend Arbeit und Hobbys sind. [14]

Mit allerlei Durchschnittswerten wird nun der Ruheumsatz, also die Energie, die wir für den »Leerlauf« unseres Körpers brauchen, berechnet. So entscheidet letztendlich die Statistik, dass 25- bis 50-jährige (!) Männer, die 1,74 Meter groß sind, 73 Kilogramm wiegen, während die Frauen dieser Altersgruppe, die 1,65 Meter messen, 60 Kilogramm wiegen. [1] Was für Erwachsene schon fragwürdig erscheint, wird bei den Kindern dann völlig willkürlich: Die Werte für Säuglinge und Kinder »wurden aus Ernährungserhebungen bei … normal wachsenden Säuglingen und Kindern in westlichen Ländern abgeleitet. Hierzu wurden die Durchschnittswerte der ermittelten Energiezufuhrdaten um 5 Prozent erhöht, und zwar bei Säuglingen zur Kompensation angenommener Erhebungsfehler und bei Kindern von 1 bis unter 10 Jahren zur Kompensation einer wünschenswerten höheren körperlichen Aktivität.« [1] Da wird abgeleitet, angenommen, erhöht und kompensiert – und am Ende kommt eine angeblich auf wissenschaftlichen Erkenntnissen basierende Zahl für alle heraus. Und da das alles vorne und hinten nicht stimmt, werden immer neue »Empfehlungen« unters Volk gebracht. In der jüngsten Ausgabe wird denn auch eingestanden, dass Säuglinge bis zu 25 Prozent (!) weniger Kalorien benötigen, als von der DGE bisher gefordert. [869] Da sich die Hersteller von Säuglingsnahrung an diesen Empfehlungen orientieren, muss sich die DGE vorwerfen lassen, durch ihre völlig überzogenen Forderungen zum häufigen Übergewicht von Flaschenkindern maßgeblich beigetragen zu haben. [200] Wenn sie gleichzeitig vor kalorischer Überernährung als wichtigstem Gesundheitsrisiko warnt, dann wäre es wohl angebracht, die Millionen an Steuergeldern, die diese Organisation verbrät, direkt den Krankenkassen zu überweisen.

Der Grundumsatz wiederum dient als Grundlage für die »Richtwerte« in den Tabellen, die uns Erwachsenen vorschreiben wollen, wie viel Kalorien wir zu uns zu nehmen haben. Hier fließt dann auch noch der Arbeitsumsatz ein und für die Zeit nach Feierabend erfolgt ein pauschaler Zuschlag von 200-300 Kalorien. [1] Wer fragt schon danach, ob die Sekretärin mit dem Auto oder dem Fahrrad zur Arbeit fährt? Ob sie überwiegend an ihrem Schreibtisch sitzt oder den ganzen Tag zwischen den Abteilungen und den Büroetagen unterwegs ist? Wer fragt, ob sie zu Hause ein kleines Kind oder die Getränkekisten in die dritte Etage schleppen muss? Angenommen, wir wüssten es: Könnten wir dann anhand einer Tabelle exakt sagen, wie hoch ihr tatsächlicher Energieumsatz ist, wie viel Kalorien sie wirklich braucht? Noch dazu wenn wir wissen, dass jeder Körper anders mit den »Kalorien« umgeht? [200]

Ehrlicherweise sind es die Urheber der Tabellenwerke selbst, die auf die Unzulänglichkeiten ihrer Werke hinweisen. [1] Im »Kommentar« stehen die entscheidenden Worte. Dort entdeckt der aufmerksame Leser z. B., dass »Einzelpersonen … ihre Energiezufuhr nicht nach diesen Richtwerten bemessen« können. [15] Vielmehr würden diese Zahlen im »Großverpflegungsbereich oder für die Berechnung der Nährstoffdichte benötigt« – eine merkwürdige Begründung. Kann denn, was für den einzelnen Menschen fragwürdig ist, für die Masse richtig sein? »In der Praxis hat sich diese Erkenntnis offensichtlich auch nicht durchgesetzt. Zu groß scheint die Verlockung der Zahlen. Wo man auch hinsieht, ist zu lesen, dass eine 35-jährige Frau mit leichter körperlicher Tätigkeit 2.000 Kalorien pro Tag benötige.

Die Liste der Fragwürdigkeiten ließe sich fortsetzen. So verordnen die Nährstoffempfehlungen allen Schwangeren vom vierten Monat an zusätzlich 300 Kalorien. [1] Das Forschungsinstitut für Kinderernährung in Dortmund fand dagegen heraus, dass diese Zahl zu hoch ist: Dort empfiehlt man Schwangeren nur 100-200 Kalorien zusätzlich zu essen. [16]

Auch im Deutschen Institut für Ernährungsforschung in Potsdam-Rehbrücke ist man der Frage nachgegangen, wie viel Schwangere gegessen haben, die gesunde Kinder zur Welt brachten. [17] Wie zu erwarten, verhielten sich die schwangeren Frauen sehr unterschiedlich. Die zusätzlich gegessenen Kalorien lagen aber meistens unter den empfohlenen Mengen. [17, 758] Es stellte sich außerdem heraus, dass dünne Schwangere viel mehr essen müssen, um tüchtig zuzunehmen. Umgekehrt ist es bei übergewichtigen Frauen gar nicht so wichtig, ob sie so viel mehr essen, wie gefordert. Sie haben genug Reserven, und der Körper versorgt ohnehin zuerst das wachsende Kind im Mutterleib. Das ist, von der Natur aus betrachtet, auch vernünftig.

Tab. 2: Kalorien-Richtwerte für Männer im Vergleich [1, 869]

Alter	Deutschland kcal/Tag 1991	2000	andere europäische Länder
7 – 9 Jahre	2000	1900	1900 – 2800
10 – 12 Jahre	2250	2300	2300 – 2800
13 – 14 Jahre	2500	2700	2700 – 3300
15 – 18 Jahre	3000	3100	2800 – 3700
19 – 24 Jahre	2600	3000	2600 – 3500
25 – 50 Jahre	2400	2900	2400 – 3500
51 – 64 Jahre	2200	2500	2200 – 3500

Spätestens beim Vergleich der Energie- und Nährstoffempfehlungen verschiedener Länder (s. Tab. 2) wird klar, dass solche Empfehlungen oder Richtwerte kaum wissenschaftlich begründet sein können, sondern dass es sich eher um (gesundheits-)politische Kennzahlen handelt, die mit dem tatsächlichen Bedarf eines Menschen wenig zu tun haben: Während deutsche Jungs mit 17 Jahren 3.100 Kalorien essen sollen, schwanken die Empfehlungen ausländischer Kommissionen je nach Nationalität von 2.800–3.700 Kalorien pro Tag.

Was bringen da verbindliche Zahlen für alle? Ein anderes Kuriosum: Es gibt Beobachtungen, die zeigen, dass Übergewichtige im statistischen Durchschnitt nicht eine Kalorie mehr essen als Schlanke. [18] Der Versuch, »Bedarfszahlen« für alle Menschen festzulegen, ist da wenig hilfreich. Was dem einen nützt, kann dem nächsten schon schaden. Das klingt vielleicht banal, wird aber offensichtlich wenig beachtet. Um einen Vergleich zu bringen: Niemand käme auf die Idee, die Schuhgröße und die Fußgesundheit zu untersuchen, um dann allen Bürgern den vermeintlich gesündesten Normstiefel zu empfehlen.

Unser Körper ein Kohleofen, unser Darm ein Glühdraht?

Überall gibt es Kalorientabellen, sie verfolgen uns in Form von Kalorien- oder Jouleangaben auf Lebensmitteletiketten und stehen unter Rezepten. Woher kommen diese ganzen Zahlen? Wer hat sie wann gemessen?

Grundlage dieser Zahlen ist ein Gerät namens Bombenkalorimeter. Das ist ein Metallgefäß mit dicken Wänden. Die Lebensmittel werden darin unter starkem Druck mit einem glühenden Draht entflammt und verbrannt. Wie bei jeder Verbrennung wird dabei Energie in Form von Wärme frei, und diese Wärmeenergie lässt sich präzise messen. [165] Das Ergebnis wird in Kalorien oder Joule angegeben und heißt »physikalischer Brennwert«.

Der Mensch isst aber nicht nur, er geht auch aufs stille Örtchen. Wenn dabei etwas herauskommt, hat er folglich nicht die gesamte Energie der gegessenen Lebensmittel »verbrannt«. Ein Teil wird also ungenutzt wieder ausgeschieden. Daran denkt die Ernährungswissenschaft gerade noch: Zur Bestimmung des Energiegehaltes der Lebensmittel werden auch Urin und Kot im Kalorimeter verschmurgelt und vermessen. Das Ergebnis zieht man dann von den vorher gegessenen und gemessenen Kalorien ab. Heraus kommt dann der Kaloriengehalt, der in den Tabellen steht. Er wird »physiologischer Brennwert« genannt. [14] Das klingt zwar plausibel, ist aber ziemlich blauäugig, denn unsere Ausscheidungen bestehen zu einem beträchtlichen Teil aus den ausgeschiedenen Mikroben unserer Darmflora (s. S. 116) und der abgeschilferten Darmschleimhaut – und nicht nur aus Kalorien, die übrig bleiben. [231]

Hier wird also versucht, menschliche Verdauungsvorgänge in einem Metallgehäuse mit Überdruck und Glühdraht nachzuahmen. Was das wohl bringt? Die Berechnung von Kalorien durch Verbrennen im Kalorimeter mag für Erdöl und Braunkohle ein gutes Verfahren sein. Für die menschliche Ernährung ist es wenig brauchbar. Schließlich ist unser Körper kein Kohleofen, in dem nach jeder Mahlzeit die Flammen lodern.

Zwischen dem Energieverbrauch eines Motors und dem Stoffwechsel bestehen deutliche Unterschiede. Erinnern Sie sich noch an den Physikunterricht? Da gab es zum Beispiel die schiefe Ebene: Rollt man eine Kugel diese Schräge hinauf, so muss man Energie aufwenden. Herunter kullert sie von alleine. Das heißt, dass die vorher aufgewendete Energie nun wieder frei wird. Bei diesem Experiment geht es – wie beim Bombenkalorimeter – um Physik.

Scheucht man einen Ernährungsexperten einen Berg hinauf, so verbraucht auch er Energie. Aber im Gegensatz zur oben beschriebenen Kugel strengt ihn auch der Abstieg mächtig an. Das ist Biologie. Im Stoffwechsel wird nichts »verbrannt«. Vielmehr werden die Stoffe mit unterschiedlichen Wirkungsgraden ineinander umgewandelt. Das bringt und kostet mal mehr und mal weniger Energie.

Dass Bauchspeck nicht immer etwas mit der Kalorienzufuhr zu tun haben muss, zeigt auch die illegale Verwendung von Hormonen in der Tiermast. Warum macht man das wohl? Weil sich damit die Gewichtszunahme der Tiere um bis zu 30 Prozent steigern lässt, obwohl Hormone keine Kalorien enthalten. [752, 753] »Brennwerte« aus Kalorientabellen nehmen auf die Vorgänge im Körper eben keine Rücksicht.

Sollten Sie jemals Kalorien gezählt haben ...

... so war es umsonst. Ihre Angst vor dem Zuviel ebenso wie Ihr Vertrauen in »die« Wissenschaft. Erstens: Wir wissen nicht, wie viele Kalorien in den Lebensmitteln stecken, die wir gerade essen. Zweitens: Wir wissen nicht, wie viele Kalorien der Einzelne benötigt. Und drittens: Es ist völlig unbekannt, wie viel Ihr Körper von der verspeisten Nahrung tatsächlich nutzt.

Würde das Körpergewicht wirklich so stark von der Rechnerei abhängen, wie die Tabellen uns glauben machen wollen, gäbe es gar keine normalgewichtigen Lebewesen auf der Erde. Steigt ein Fuchs auf die Waage, bevor er sich für Nachbars Hühnchen entscheidet? Liest der Hase irgendwelche Empfehlungen, bevor er Möhren knabbert? Aus diesem Blickwinkel wird klar, dass die Natur gerade bei einem so existentiellen Lebensbereich wie der Nahrungsaufnahme nichts dem Zufall überlassen konnte.

Die Evolution musste Rückkopplungssysteme entwickeln, die das Überleben unter allen Umständen sichern. Wenn das nicht funktioniert hätte, gäbe es die Menschen längst nicht mehr. Aufgabe solcher Rückkopplungssysteme ist es, Nahrungsaufnahme und Körpergewicht zu regulieren. Diese Mechanismen sind sehr alt, und sie arbeiten sehr zuverlässig – auch wenn (oder vielleicht gerade weil) sich ihre Arbeit unserem Bewusstsein weitgehend entzieht. So kommt es, dass überwiegend unser Appetit steuert, was wir essen und nicht der Verstand. Es ist auch der Grund dafür, dass sich unser Körpergewicht nicht beliebig variieren lässt. Es gibt feste Grenzen für den Körper, die er nach Möglichkeit nicht über- oder unterschreitet. Natürlich kann es sein, dass ein Wert »falsch eingestellt« ist. Dies lässt sich aber nicht durch Kalorienzählen beheben. Mehr dazu in Kapitel 7.

Wir brauchen daher keine Tabellen, keine Regeln und Vorschriften, um gesund zu essen. Das alles ist aus Sicht der Evolution bestenfalls »neumodischer Schnickschnack«. Was wir aber dringend brauchen, sind eine Lebensweise und vor allem Lebensmittel, die uns tatsächlich gesund erhalten. Wir brauchen physiologische Lebensmittel, die den Bedürfnissen unseres lebendigen, in Ernährungsfragen erzkonservativen Körpers angepasst sind. Gesunde Ernährung darf

nicht vom Tagesgeschäft der Wissenschaft abhängen. Sie muss übermorgen noch genauso gesund sein wie vorgestern.

Vitamine – das Geschäft mit der Gesundheit

Was gibt uns Gesundheit, Aktivität, Vitalität und Spannkraft? Was
schützt vor dem Altern, den Falten und Haarausfall, ist unentbehrlich für die Schönheitspflege von innen und bewahrt uns vor dem
schädlichen Einfluss von Umweltgiften? Was kann sogar Krebs,
Herzinfarkt, Rheuma, Alzheimer oder Multiple Sklerose besiegen?
Sie ahnen es schon, die Rede ist von den Vitaminen. Vielleicht wird
das zu Ende gegangene Jahrhundert einst als das Jahrhundert der
Vitamine in die Annalen der Geschichte eingehen. Vielleicht aber
auch als das Jahrhundert der Vitamanie.
Kaum ein Tag, an dem nicht irgendeine Gazette weltweit wieder
eine neue gesundheitsfördernde Wirkung eines Vitamins zutage
fördert. Und selbstverständlich ist diese neue Wirkung nach
Ansicht eines amerikanischen Professors streng wissenschaftlich
belegt und anhand von zahllosen Patienten bewiesen, denen er das
Präparat bereits verkauft hat. Stutzig macht allerdings, dass nach
den letzten 20 Jahren intensiven Vitaminfutterns die Menschen
immer noch an Krankheiten wie Herzinfarkt oder Krebs leiden,
Senioren, Sportler, Kinder oder Hunde keineswegs gesünder durch
Vitaminpillen wurden und erst recht nicht klüger oder gar schöner.
Warum nur scheint niemand zu merken, dass Vitamine vor allem
eines sind: ein gigantisches Geschäft.
Wie groß das Geschäft ist, lässt sich allenfalls erahnen. Da in
Deutschland weniger als drei Anbieter Vitamine herstellen, fallen
die Daten – laut Anfrage beim Statistischen Bundesamt – unter den
Datenschutz. Die Größe des Marktes abschätzen kann man aller-
dings, wenn man sich die Bußgelder ansieht, die ein internationales
Kartell, dass sich selbst »Vitamin Incorporation« nannte, zahlen
musste. Dem dubiosen Bund gehörten die ersten Adressen der
Branche an: Hoffmann-la Roche, BASF, Merck, Degussa, Rhône-
Poulenc und mehrere japanische Unternehmen. Zusammen deck-
ten die Firmen 90 Prozent des gesamten Weltmarktes für Vitamin-

32

produkte ab. Seit 1990 hat man sich regelmäßig zu »Gipfeltreffen« zusammengefunden und den Markt abgesteckt. Pech, dass das alles 1999 ans Tageslicht kam, denn nun kommt die Preisabsprache teuer zu stehen. Die BASF muss insgesamt knapp eine Milliarde Mark in die Vereingten Staaten und Kanada überweisen. Bei Hoffmann-La-Roche machen die Bußgelder und Schadensersatzsummen umgerechnet zweieinhalb Milliarden Dollar aus – und das nur in den USA. Es könnte daher noch teurer werden: Inzwischen ermitteln die Behörden auch in der EU, Australien und Japan. [154]

Seit man Vitamine künstlich und billig durch Mikroorganismen und in Bioreaktoren herstellen kann, werden sie mit einer enormen Marketingmacht angepriesen. Zielgruppen sind vor allem Sportler, Raucher, Frauen, Alkoholiker, Kinder, Senioren, Schwangere, Sonnenhungrige, Gestresste und Vegetarier. Mit Aussagen, die vor allem auf die Angst der Verbraucher zielen. So wird suggeriert, dass unsere Böden aufgrund der intensiven Landwirtschaft verarmt seien und die Lebensmittel deshalb nicht mehr genügend Nährstoffe enthielten, dass die Zellen unseres Organismus durch Umweltschadstoffe gefährdet seien und Vitamine die Entgiftungshilfen wären, oder dass Vitamine bei zahlreichen Krankheiten nützlich wären. [216]

Vitaminpillen sind der moderne Ablasshandel. Sie geben Rauchern als Pille danach ein gutes Gewissen, Müttern als Pille davor klügere und schönere Kinder, lassen Junk-Food-Liebhaber den Hamburger nicht bereuen und sind unentbehrlich für Konzentration und Leistungsfähigkeit. Das Geschäft mit der Angst blüht heute wie im Mittelalter, nur dass heute multinationale Konzerne die Scherflein der armen Sündiger einstreichen und der Petersdom leer ausgeht. Und noch einen Unterschied gibt es: während die Ablassbriefe nur die Geldbeutel der Kundschaft leerten, ansonsten aber keinen Schaden anrichteten, schröpfen die schönen, bunten Vitaminpräparate nicht nur die Haushaltskassen, sondern können, in Überdosen genossen, auch richtig krank machen.

Es wird also Zeit, einmal Bilanz zu ziehen über drei Jahrzehnte Vitamanie und ihre Auswirkungen auf die Volksgesundheit. Doch zuerst ein kleiner Rückblick ins 19. Jahrhundert, als die Erfolgsgeschichte der Vitamine begann, mit einer Vitaminmangelkrankheit, die keine war, einem Nobelpreis, dessen Verleihung der Laureat fernblieb und einem Hühnerhof auf Java.

Die Vitamin-B-Story

Anfang des 17. Jahrhunderts grassierte in Japan eine Krankheit, Beri-Beri genannt, die viele Menschenleben forderte. Der Beri-Beri werden vielfältige Symptome zugeschrieben, so zum Beispiel Gewichtsverlust, Appetitlosigkeit, Herzbeschwerden bei geringsten Anstrengungen, Brennen und Kribbeln in den Füßen, Konzentrationsschwäche, Reizbarkeit und Depressionen.[14] Um 1860 war ein Drittel der japanischen Marinesoldaten daran erkrankt. Bald erkannte man, dass die Beri-Beri etwas mit dem Essen zu tun hat: Immer, wenn Reis durch andere Lebensmittel ersetzt wurde, verschwand sie. Ein japanischer General sorgte dafür, dass die Seeleute keinen Reis mehr bekamen, sondern Gerste, rote Bohnen, Gemüse, Fisch, Fleisch und Milch. Damit war die Beri-Beri von den Schiffen verschwunden, und der General wurde für seine Verdienste um die Marine in den Adelsstand erhoben.[19]
Gut 30 Jahre später war der holländische Arzt Christiaan Eijkman auf Java der Ursache der Krankheit auf der Spur. Seine Hühner, die er mit den Resten aus der Küche des nahegelegenen Militärhospitals gefüttert hatte, wurden krank.[669] Nach drei bis vier Wochen dieser »Resteverwertung« waren die Hühner unterernährt, schwach auf den Beinen und zeigten Zeichen einer Nervenentzündung, die Eijkman als Beri-Beri interpretierte.[669, 387]
Das Krankenhausessen bestand in erster Linie aus gekochtem weißem Reis. Bekamen die Vögel stattdessen ungeschälten Reis zu picken, erholten sie sich innerhalb weniger Tage. Diese guten Heilungserfolge mit Vollkornreis veranlassten Eijkman und andere Forscher seiner Zeit, in den Randschichten des Reiskorns nach dem Faktor zu suchen, der seine Hühner vor Siechtum schützte. Man fand schließlich in der Reiskleie ein Gemisch verschiedener Substanzen. Einer dieser Stoffe half dem Geflügel wieder auf die Beine. Er erhielt den Namen Vitamin B_1 – die Vitamine waren entdeckt![19-21, 669]

Kein Wunder, dass die Tiere schwächelten. Der Verdauungstrakt von Federvieh ist nur auf harte Körner ausgelegt. Eigens dafür hat es schließlich einen Kropf und einen speziellen Muskelmagen. Er hätte seinem Geflügel statt einer Schüssel Reisbrei genauso gut auch einen Teller Nudelsuppe vorsetzen können. In der Euphorie über die Entdeckung im Hühnerhof übertrug man die Annahme flugs auf den Homo sapiens: Die Beri-Beri des Menschen wurde zur Vitamin-B$_1$-Mangelkrankheit erklärt. Seither wird die Meinung vertreten, polierter Reis und Weißmehl verursachten einen Mangel an Vitamin B$_1$. Aufgrund dieser Beobachtung werden uns bis heute Vollkornreis und Vollkornsemmeln empfohlen.

Wenn also Beri-Beri wirklich eine Vitaminmangelkrankheit wäre, dann müssten Kranke mit Vitamin B$_1$ zu heilen sein. Hier werden wir allerdings das erste Mal von dem schönen Vitaminkonzept enttäuscht: Die Verabreichung von Vitamin B$_1$ alleine, so schreiben die Professoren Elmadfa und Leitzmann, »kann nicht alle Symptome von Beri-Beri beseitigen«. [14] Gegen die Vitaminmangel-Hypothese spricht noch mehr: So starben eben noch kerngesunde Soldaten innerhalb von drei Tagen nach einer einzigen Reismahlzeit an der Krankheit. [21] Zur Entwicklung eines Vitaminmangels ist jedoch sehr viel mehr Zeit nötig. Auch war die Beri-Beri schon im alten China vor rund 4.500 Jahren bekannt, lange bevor die Menschheit polierten Reis kannte. [19] Die Vitamintheorie kann also nicht ganz stimmen.

Doch was ist dann die Ursache der Beri-Beri? Ein japanischer Schimmelpilz-Experte war der Sache bereits 1891 nachgegangen. [19] Er besuchte eine von der Beri-Beri heimgesuchte Region. Dort sammelte er Reiskörner vom Feld und aus den Kornspeichern (ungeschälten Reis wohlgemerkt), stellte alkoholische Auszüge daraus her und verabreichte diese an Kaninchen, Frösche und Meerschweinchen. Die Ergebnisse waren verblüffend: Extrakt von frisch geernteten Körnern war harmlos, während sich der Extrakt von ungenügend getrockneten Reiskörnern aus den Lagern als hochgiftig erwies und zum Tode führte.

Nach dem Zweiten Weltkrieg gelang es anderen japanischen Forschern eines der Gifte aus Schimmelpilzen auf dem Reis zu identifizieren, das Citreoviridin. [19, 23] Professor Ramesh Dalvi von der

Tuskagee Universität in Alabama weist darauf hin, dass inzwischen bekannt sei, dass Citreoviridin als Ursache der Beri-Beri anzusehen sei, »insbesondere bei den Menschen, die als Grundnahrungsmittel Reis verzehren«. [23] Es gibt zahlreiche Beobachtungen aus Asien, die zeigen, dass Beri-Beri nur beim Verzehr von unsachgemäß gelagertem, von verdorbenem, verschimmeltem Reis auftritt. Bei guter Reisqualität wird auch niemand krank – egal, ob poliert oder Vollkorn. [19, 23, 531, 670, 755, 756] Selbst die japanische Beri-Beri-Studien-Kommission musste einsehen, dass manchmal bei Verzehr von Vollkornreis mehr Beri-Beri-Fälle auftraten, als bei poliertem weißem Reis. [155]

Trotz dieser frühen Einsichten hält sich die Theorie vom Vitaminmangel hartnäckig. Und das, obwohl man zum Beispiel die Nervenschäden, die Vitamin-B_1-Mangel beim Menschen verursachen sollte, nie nachweisen konnte. Auch die Befindlichkeitsstörungen wie Abgeschlagenheit, Müdigkeit, Depressionen und Gereiztheit, die immer wieder mit Vitamin B_1 in Verbindung gebracht wurden, dürften ganz andere Ursachen haben. Wahrscheinlich sind solche Erscheinungen etwas ganz Normales: In Ernährungsversuchen bekommen die Versuchsteilnehmer meist eine sehr eintönige Kost, manchmal über Wochen. Man kann sich leicht vorstellen, dass ihnen dabei der Appetit vergeht, dass sie sich schlapp und müde fühlen. Der Medizinprofessor Hans Glatzel hält die Symptome des angeblichen Vitaminmangels daher für »unspezifische Ausdrucksphänomene monotoner Ernährung«, eine nette Umschreibung für den ›Anstaltskoller‹. [22]

In Vitamin-B_1-Untersuchungen nannten häufig alle Testpersonen solche Beschwerden, unabhängig davon, ob ihre Kost nun viel oder wenig Vitamin B_1 enthielt. Und interessanterweise verschwanden die »psychischen« Symptome alleine dadurch, dass es wieder »Normalkost« gab (egal, wieviel B_1 enthalten war). Es half auch schon mal, dass man den Probanden sagte, sie bekämen nun eine Vitamin-B_1-Zulage. [22]

Die Vitamintheorien, auf die sich die Ernährungsberatung beruft, stammen aus der Zeit vor dem Zweiten Weltkrieg. Es wäre sicher lohnend, die Ergebnisse einmal mit modernen Methoden nachzuprüfen. Oder hat man etwa Angst davor, dass sich der Wunderstoff, von dessen Ruhm die Ernährungswissenschaft bis heute zehrt, als Hühnervitamin entpuppen könnte?

Beri-Beri ist kein Einzelfall ...

... denn auch bei der Krankheit Pellagra (zu deutsch »kranke Haut«) ist zweifelhaft, ob es sich wirklich um einen Vitaminmangel handelt. Ursache soll ein Mangel an Niacin sein, ein weiteres Vitamin der B-Gruppe. Pellagra tritt überwiegend dort auf, wo Mais oder Hirse gegessen wird. Allerdings enthalten sowohl Mais als auch Hirse Niacin. [24]
Es gab schon früh Hinweise darauf, dass auch die Pellagra eine Schimmelpilzvergiftung sein könnte. Pellagra trat beispielsweise vermehrt in Ländern wie Italien auf, wo die arme Bevölkerung im Winter fast ausschließlich von gekochtem Mais leben musste. Auch häuften sich Pellagra-Erkrankungen im Frühjahr, wenn die letzten Wintervorräte aufgegessen wurden. [25]
Im Übrigen kann Niacin vom Körper selbst gebildet werden und zwar in einer Menge, die »mehr als genügt, um den Bedarf zu decken«, wie der Wissenschaftliche Lebensmittelausschuss der Europäischen Kommission feststellt. [754] Stoffe, die der Körper selbst herstellen kann, sind nach der klassischen Definition keine Vitamine. [14]

DGE-Empfehlungen: Neues aus dem Märchenbuch

So wie die Geschichte der Vitamine begann – mit dem Ignorieren von wissenschaftlichen Erkenntnissen, die nicht ins Bild passen – genauso ging sie auch weiter. Kein Wunder, dass es in puncto Vitamine kaum einen wissenschaftlichen Konsens gibt, das beste Beispiel hierfür sind die Empfehlungen zur Vitaminzufuhr, die vor allem von einem abhängen: dem Pass.

Anscheinend gehört es zum Nationalstolz von Regierungen, nicht nur eigene Flaggen und Hymnen zu produzieren, sondern für das jeweilige Volk auch noch eigene Empfehlungen für die Nährstoffzufuhr zu ersinnen. Für all jene, die sich von nationalen Parolen nicht angesprochen fühlen, gibt es natürlich auch noch internationale Empfehlungen, so zum Beispiel von der Weltgesundheitsorganisation WHO für den Weltbürger. [21]

Schaut man sich die Empfehlungen für die Vitaminzufuhr in verschiedenen Ländern an, könnte man meinen, der Vitaminbedarf ändere sich mit der Nationalität. [671, 754, 869] So wurden

▷ einem Amerikaner 90 Milligramm Vitamin C empfohlen,
▷ ein Brite muss mit 30 Milligramm auskommen,
▷ ein Franzose braucht 80 Milligramm und ein Italiener 45 Milligramm.
▷ Deutsche sollen dagegen jeden Tag 100 Milligramm Vitamin C essen,
▷ während ein Europäer mit 30 Milligramm gut beraten ist.

Bis heute tragen die Zahlen für die Vitaminzufuhr, die uns für jeden Tag angeraten werden, eher spekulative Züge. [200] Das liegt vor allem daran, dass die ordentlich, aufs Komma genau, nach Alter und Geschlecht unterteilten und in Tabellen aufgelisteten Zahlen nicht durch wissenschaftliche Experimente, sondern durch »Konsensuskonferenzen« zustande kommen. Das sind Konferenzen, auf denen hoch bezahlte Experten durch Abstimmung, Glaubensbekenntnisse, biochemische Spekulationen oder einfach nach den Interessen des Pharmaunternehmens, das die Konferenz bezahlt, die neuesten Zahlen festlegen. Kaum zu glauben, wie uminterpretiert, geschummelt und Zahlenakrobatik betrieben wird, wie etwa im Fall des Vitamin C. Gesundheitsbewussten Lesern der neuesten DGE-Empfehlungen mag es aufgefallen sein: Beim Vitamin C wurde die bisherige Empfehlung von 75 auf 100 Milligramm pro Tag erhöht – das heißt von heute auf morgen hat sich der Bedarf des Durchschnittsdeutschen anscheinend um 25 Prozent erhöht. [869] Obwohl schon 1993 der wissenschaftliche Lebensmittelausschuss der EU die aus seiner Sicht überzogene Empfehlung kritisierte. Er bemängelte, eine »übermäßige Zufuhr« von mehr als 80 Milligramm sei nicht nach-

vollziehbar, da »bei solchen Zufuhren die Gewebevorräte gesättigt sind. Es ist schwer einen Bedarf zu rechtfertigen, der die Speicherfähigkeit der Zellen übersteigt«. [754]
Für die deutschen Experten scheint das allerdings die leichtere Übung zu sein. Aller Kritik zum Trotz begründet die DGE ihre Erhöhung damit, dass »ein deutsches Konsensuspapier« einen »wünschenswerten Plasmaspiegel« beschlossen habe, der nach ihren Berechnungen eine Zufuhr von 100 Milligramm pro Tag erfordere. Dabei beruft sie sich auf die VERA-Studie, die einen Bedarf von – nein, nicht von 100 Milligramm pro Tag sondern von – 79 Milligramm für Frauen und 85 Milligramm für Männer ergeben habe. Daraus wird ein »Durchschnittsbedarf nichtrauchender Erwachsener von 83 mg/Tag« ermittelt. Da die Zahlen gewissen Schwankungen unterliegen würden, lassen sie sich unter Ausnutzung statistischer Spielräume auf die genannten 100 Milligramm erhöhen.
Soweit die Rechnerei der DGE. Offenbar spekulierte sie in ihrer Unfehlbarkeit darauf, dass niemand ihren Orakelspruch nachprüft. Sonst stünde die Kongregation der Koryphäen da wie ein begossener Pudel. Denn als Quelle nennt die DGE nicht etwa die Originalstudie, sondern die Schrift einer »Verlags- und Werbe GmbH« aus Bingen. Ein Blick in die zitierte VERA-Studie untergräbt dann jegliches Vertrauen in die subventionierten Rechenkünstler: Diese kommt zum Ergebnis, dass es gerade keine greifbare statistische Beziehung zwischen der Zufuhr und den Vitamin-C-Spiegeln im Plasma gibt. [776] Die Daten der VERA-Studie sprechen bestenfalls für eine individuelle Homöostase.
Die Experten der EU gehen da etwas überlegter vor – vielleicht interessieren sie sich nicht so sehr für die Interessen der Vitaminlobby. Sie halten eine Zufuhr von 12 Milligramm Vitamin C für ausreichend, da Untersuchungen gezeigt hätten, dass bereits 6,5 Milligramm Vitamin C genügen, um Anzeichen von Skorbut zu heilen. Eine Vitamin-C-freie Ernährung hätte in einem Versuch selbst nach 99 Tagen keine typischen Mangelerscheinungen hervorgerufen. Sämtliche Sicherheitsfaktoren eingerechnet, lässt sich so der durchschnittliche Tagesbedarf eines Erwachsenen mit 30 Milligramm beziffern. [754] Ein neues Experiment bestätigt die Auffassung des Ausschusses. Dabei traten

selbst bei »nur« 4 Milligramm Vitamin C täglich keine Mangelerscheinungen auf. [106]

Ob 30 Milligramm oder 100: die Frage, wie viel Vitamine der
Mensch braucht, lässt sich allen Empfehlungen zum Trotz so einfach
nicht beantworten. Da können die Experten noch so sehr ihren Konsens mit Nonsens vollziehen, es fehlen die harten experimentellen
Daten. Nicht nur der Bedarf ist meist unbekannt, es ist auch nicht
möglich, allgemeingültige Grenzwerte für eine optimale Vitaminzufuhr festzulegen. [776] Dieses Mankos bewusst, »behelfen« sich die
Experten mit allerlei Tricks und Kniffen. So gehen sie etwa von der
Vorstellung aus, die Nährstoffspeicher im Körper müssten gefüllt
sein, die Gewebe gesättigt, ja »durchtränkt« mit Vitaminen. Oder sie
nehmen an, dass die Prozesse im Körper, bei denen Vitamine benötigt werden, mit Höchstgeschwindigkeit ablaufen sollten. [1, 28, 65]
Professor Hans Glatzel hält diese Vorgehensweise schlicht für »ungeeignet«. [22] Der Körper arbeitet nicht nur dann optimal, wenn seine
»Fässer« ständig überquellen und seine »Motoren« auf Hochtouren
laufen. Dies wäre unwirtschaftlich und belastend für ihn.

Es ist auch gar nicht klar, ob eine Sättigung der Körpergewebe mit
Vitaminen, die übervollen »Speicher«, tatsächlich sinnvoll sind.
Fährt ein Auto wirklich besser, wenn man »zur Sicherheit« zusätzlich zu den 60 Litern Benzin im Tank noch jeden Tag 120 Liter übers
Dach oder in die Sitze zum Zwecke der »Gewebesättigung« gießt?
Andererseits sind niedrige Vitaminmesswerte noch lange kein Zeichen für Defizite. [22, 776] Auch wenn der Tank nur drei viertel voll ist,
bedeutet das noch keinen »subklinischen Benzinmangel«. Warum
wird hier die alte Regel, dass die Dosis das Gift macht, auf einmal
außer Kraft gesetzt? Sind Stoffe, die ähnlich wie Arzneimittel in niedriger Dosis physiologische Wirkungen entfalten, in zehnfacher Dosis
auch zehnmal so heilsam? [200]

Antioxidantien – Der Trend zum Polizeistaat

Die Rollen sind verteilt: in uns und um uns tobt ein Kampf. Die
Guten gegen die Bösen, wie in Hollywood. Die Schurken sind in diesem Fall die Radikale. Radikale entstehen durch Stress, Rauchen und

Umweltgifte, sind überall und an allem schuld. Sie lassen uns altern, am Herztod sterben, bringen Krebs, Falten und Frauenleiden. Doch die Hilfe naht: Antioxidantien heißen die Gegenspieler, mit Namen Vitamin C, E und ß-Carotin, der Vorläufer von Vitamin A. Selbstverständlich ist diese wichtige Radikal-Polizei in jedem Vitaminregal zu haben. Es liegt nur an uns, ob wir mit ihrer Hilfe und barem Geld unser Siechtum stoppen und das Immunsystem stärken wollen.

Soweit das Drehbuch der Vitaminwirtschaft, die mit diesem einfach gestrickten Märchen von Gut und Böse ihre Vitaminpillen und -pulver zum Renner in Apotheken und Supermärkten machte und damit von Jahr zu Jahr mehr Milliarden umsetzt. Obwohl sie es doch eigentlich längst besser wissen müssten. Denn dem Optimismus und der Hoffnung von den Vitaminen als Wunderpillen ist längst die Ernüchterung gewichen. Schlimmer noch: die Ergebnisse vieler neuer Studien an Zehntausenden von Menschen lassen massive Zweifel an der günstigen gesundheitlichen Wirkung von Extra-Vitaminen aufkommen. [200]

Schauen wir uns deshalb doch einmal die Geschichten an, die das wirkliche Leben schreibt. Sie sind vielleicht nicht so plump gemacht wie ein Hollywooddrama, dafür aber umso spannender. Radikale gibt es wirklich: es sind hochaggressive Moleküle, denen ein Elektron fehlt. Und genau die nutzt unser Körper, um aus dem Sauerstoff der Atemluft Energie zu gewinnen. Organismen mussten mit Radikalen leben lernen, seit es Sauerstoff in der Atmosphäre gibt. Unser Körper kommt normalerweise nicht nur mit Radikalen gut zurecht, ohne sie wäre unser Leben gar nicht möglich. Die Entstehung von freien Radikalen ist ein natürlicher Vorgang, der pausenlos im Köper stattfindet und oftmals auch von ihm selbst initiiert wird. Beispielsweise vom Immunsystem, das damit Krankheitserreger bekämpft. [134, 706]

Natürlich können Radikale auch gefährlich werden, denn ihre Sehnsucht nach einem freien Elektron ist so groß, dass sie es jedem Molekül entreißen, dass ihnen in die Quere kommt. Deshalb stehen sie im Körper unter strenger Bewachung: Reaktionen, bei denen Radikale gebildet werden, laufen stets in kontrollierten Kaskaden ab. Sobald ein Radikal entsteht, gibt ein »Hilfsmolekül« ein Elektron ab, und das Radikal ist erst einmal unschädlich gemacht. Diese Hilfsmoleküle sind z. B. die Antioxidantien, die dadurch natürlich selbst wieder zum Radikal werden.

Die Radikalfänger sind also tatsächlich lebensnotwendig. Sie kommen auch auf den Plan, wenn es brenzlig wird, wenn Radikale ihren Wächtern entwischen und die Gefahr besteht, dass dadurch Zellen oder die Erbsubstanz geschädigt werden können. Dies geschieht immerhin mit 2 bis 5 Prozent des eingeatmeten Sauerstoffs. Dazu kommen noch die Radikale aus unserer Umwelt, vor allem aus dem Rauch, egal ob vom Tabak oder Lagerfeuer oder der UV-Strahlung vom Sonnenlicht.

Wie im wirklichen Leben wird es auch in unserem Körper kritisch, wenn aus der Radikalfänger-Polizei ein Polizeistaat wird, sprich der Körper mit Antioxidantien in Überdosen fertig werden muss. Das ist der Haken an der Geschichte: Antioxidantien sind immer auch Prooxidantien, da sie ja ein Elektron abgeben mussten und nun eines zu wenig haben. Nun wirken sie ebenfalls als Radikal und versuchen, an ein Elektron zu kommen. Ob es als Pro- oder Antioxidans vorliegt, hängt von seinen Reaktionspartnern ab, vom Milieu, dem Sauerstoffgehalt und nicht zuletzt von seiner eigenen Konzentration im Reaktionsgemisch. Die Redox-Kaskaden in unserem Körper sind hoch empfindliche Gleichgewichtssysteme, in denen alle Teilreaktionen wie Zahnräder ineinander greifen. Gibt man antioxidative Vitamine im Übermaß zu, kann das Gleichgewicht aus den Fugen geraten und der Stoff, der uns eigentlich schützen sollte, prooxidativ wirken. Im Klartext: Sie rufen genau die Krankheiten hervor, vor denen sie laut Werbeversprechen hätten schützen sollen.

Natürliche Antioxidantien

Die Natur hat in puncto Antioxidantien einiges zu bieten. Kaffee, Tee und vor allem die Schokolade müssten – ginge es allein nach dem Gehalt an antioxidantiven Polyphenolen – die gesündesten Lebensmittel sein, die jede Vitamintablette weit in den Schatten stellen. [136] Der Wein ist auch nicht »ohne«.

Hier sind es jedoch weniger die Phenole, die zur antioxidativen Kapazität beitragen, als vielmehr der verrufene Schwefel. Schwefel ist wohl das universellste und älteste Antioxidans, das die Menschheit zur Haltbarmachung verwendet. [148] Warum eigentlich werden die günstigen Effekte des Weintrinkens nur auf die »sekundären Pflanzenstoffe« aus den Trauben zurückgeführt und nicht auf den viel wirksameren Schwefel? Der stärkste bekannte natürliche »Radikalfänger« ist übrigens das krebserregende Kondensat der Zigarette. Es verhindert wie kein anderer Naturstoff die Oxidation des Cholesterins. [153] Dass ein Stoff antioxidativ wirkt, will also nicht viel heißen.

Seit Jahrzehnten werden unseren Lebensmitteln die Vitamine C und E zur Verlängerung der Haltbarkeit zugesetzt. Wer regelmäßig Fast Food verspeist oder Limo trinkt, hat davon allemal genug. Nicht zu vergessen die vielen synthetischen Antioxidantien, von BHA (E 320) bzw. BHT (E 321) profitieren beispielsweise alle Genießer von Kaugummis, Pommes und Pralinen. [148]

Was der arme Schlucker auf dem Beipackzettel seiner Vitaminschachtel vergeblich sucht, wissen die Lebensmittelhersteller schon lange: Das Motto »viel hilft viel« gilt für derartige Zusätze nicht. Im Gegenteil: Hochdosiert beschleunigen sie als »Radikalfänger« den Verderb, sie wirken prooxidativ. Der Hersteller setzt deshalb exakt die Dosis zu, die zu maximaler Haltbarkeit führt. Daher muss der Verbraucher bei industriell hergestellten Lebensmitteln weder mit einer Überdosis noch mit einem Mangel an Antioxidantien rechnen.

ß-Carotin: aus der Traum

Das Ganze ist eben mehr als die Summe seiner Teile. Diese schmerzliche Erfahrung mussten Mediziner und Wissenschaftler überall auf der Welt in den letzten Jahren machen. Sollte der Verzehr von Obst und Gemüse tatsächlich mit einer geringeren Krebsrate verbunden sein, so wäre immer noch zu beweisen, ob dies an ein paar populären Vitaminen liegt und nicht an den abertausenden anderen Begleitsubstanzen. Unter den unzähligen Sekundären Pflanzenstoffen, wie die Begleitstoffe in Obst und Gemüse heißen, sind in jeder Frucht, jeder Knolle, in jedem Blatt Dutzende von Substanzen für die gesundheitlichen Aspekte verantwortlich. Und davon ist wieder nur ein Teil nützlich, ein anderer Teil schadet, denn die meisten »Sekundären« dienen der Abwehr von Fraßfeinden (s. S. 139 ff.)

In gleicher Weise wie in Pflanzen sind auch in tierischen Lebensmitteln zahlreiche Antioxidantien enthalten. Egal ob in Milch, gebratenem Fleisch oder Sauce Hollandaise, überall finden sich reichlich Stoffe, denen zahlreiche, wichtige, physiologische Funktionen nachgesagt werden. Es ist nun mal nicht dasselbe, ob ich eine Möhre oder einen Hamburger esse oder eine ß-Carotin-Tablette einnehme. Die Auswirkungen sind grundverschieden. »Antioxidative Vitamine, wie sie natürlicherweise in Lebensmitteln vorkommen, sind ausbalancierte Biochemie ... plus viele zusätzliche Phytochemikalien«, so formuliert es der amerikanische Vitaminforscher Professor Victor Herbert. [115]

Allein in der Gruppe Carotinoide, das sind die Stoffe, denen die Blüten und Früchte ihre Farbe verdanken, gibt es über 500 verschiedene Substanzen, die in ganz verschiedener räumlicher Gestalt vorliegen können. Und jedes dieser Moleküle hat eine andere Wirkung auf den Körper. Auch der bekannteste Vertreter der Familie, das ß-Carotin, kann seinerseits in 272 verschiedenen Formen vorliegen mit völlig unterschiedlichen Stoffwechseleinflüssen.

Und so mussten die Wissenschaftler scheitern, die glaubten, mit ein, zwei oder drei Substanzen Wunder bewirken zu können. »Es war die größte Enttäuschung meiner Laufbahn«, gestand der Chefmediziner Dr. Charles Hennekens von der Harvard-Universität, als er 1996 das Ergebnis seiner *Physicians-Health-Studie* vorstellte. Bei dieser Studie hatten 22.000 Ärzte aus den USA unter Hennekens' Aufsicht 12 Jahre lang ß-Carotin (oder ein Placebo) geschluckt. Der vitaminähnliche Stoff half weder gegen Krebs noch gegen Herzinfarkt noch gegen irgendetwas anderes. Hennekens' ernüchterndes Fazit: »Es gibt absolut keinen Nutzen.«

Die *Finnland-Studie* wurde mit Rauchern durchgeführt, weil sie niedrigere ß-Carotinspiegel im Blut haben. Man verabreichte 30.000 Männern 5–8 Jahre lang täglich entweder Vitamin E, ß-Carotin, beides oder ein Placebo. Während Vitamin E das Risiko nicht beeinflusste – also völlig nutzlos war –, stieg die Lungenkrebsrate in der ß-Carotin-Gruppe bereits nach 18 Monaten progressiv an. Am Ende waren in der ß-Carotin-Gruppe 18 Prozent mehr Lungenkrebsfälle aufgetreten als bei den Teilnehmern, die »nur« geraucht hatten. Zugleich starben mehr Menschen aus der zusätzlich mit ß-Carotin versorgten Gruppe an Herzinfarkt. Insgesamt lebten die Raucher am längsten, die keine Extra-Vitamingaben erhielten.

Die *Caret-Studie* bestätigte die Ergebnisse der Finnland-Studie in vollem Umfang. Sie wurde in den USA durchgeführt. 18.000 Patienten, die entweder Zigaretten rauchten oder geraucht hatten oder bei ihrer Arbeit mit Asbest zu tun hatten, erhielten eine Kombination aus Vitamin A und ß-Carotin, ebenfalls in der Hoffnung, die Vitamingaben würden die Rate von Lungenkrebs senken. Das Gegenteil war der Fall: Teilnehmer, die den Vitamincocktail geschluckt hatten, starben häufiger an Lungenkrebs als solche, die keine Vitaminpillen bekamen. Bei den Vitaminschluckern stieg die Lungenkrebsrate um 28 Prozent und die Lebenserwartung sank um 17 Prozent. Als dieses verheerende Zwischenresultat vorlag, wurde die Studie abgebrochen.

Auch Wissenschaftler können irren, Studien können unerwartete Ergebnisse liefern. Schlimm wird es aber, wenn man wesentliche Fakten weglässt, so lange »Datenmassage« betreibt, bis die Zahlen wieder stimmen oder sie nach seinem Sinne missinterpretiert. So geschehen bei den Lakaien der Vitaminlobby nach den dramatischen Resultaten der großen Studien. Da waren auf einmal finnische und amerikanische Raucher nicht mehr repräsentativ für die Deutschen. Außerdem würden acht Jahre Pillenschlucken natürlich nichts mehr nützen, wenn jemand schon 20 Jahre rauchen würde und schließlich reichten zwei Vitamine nicht aus, man müsse schon ein ganzes Multivitaminpaket einnehmen, um positive Effekte zu bekommen.

Anstatt den einzig richtigen Schluss zu ziehen, dass nämlich niedrige Vitamin-Plasmaspiegel einen biologischen Sinn haben könnten, stilisierte man in dieser verzweifelten Lage eine Untersuchung in Nordchina zum Gegenbeweis hoch. Die *Linxian-Studie* blieb bis heute das Hauptargument für die positiven Wirkungen der Vitamine. 30 000 Vegetarier erhielten bei dieser Studie 4-8 Vitamine und Mineralien in vielfältigen Kombinationen. Aber alles Kombinieren half auch hier nichts. Keiner Versuchsgruppe haben die Pillen genutzt. Statistiker rechneten aus dem Datenmeer der Erfolgslosigkeit dennoch eine Kombination von Präparaten heraus, die rein theoretisch hätten helfen müssen. Das Ergebnis der Studie ist umso enttäuschender, wenn man weiß, dass die Menschen in Linxian unter Mangelernährung leiden.

So schützen niedrige Vitaminspiegel

Wer oxidativem Stress ausgesetzt ist, wie z.B. Raucher, hat meist auch niedrigere Plasmaspiegel an Antioxidantien. Der Gedanke, diese niedrigen Vitaminwerte als erste Vorboten einer drohenden Knappheit zu deuten und die »fehlenden« Mengen mit Supplementen aufzufüllen, ist in einer Gesellschaft von Zu-kurz-Gekommenen nahe liegend. Wenn – wie im Falle der großen Interventionsstudien – allerdings herauskommt, dass Vitaminpillen keinesfalls die negativen Auswirkungen des Rauchens auffangen, sondern verstärken, sollte man sich von dem Gedanken verabschieden und bessere Erklärungen suchen. Zum Beispiel, dass der Körper bei oxidativem Stress die Konzentration an Antioxidantien im Blut gezielt senkt, um sich zu schützen.

Wenn die Plasmaspiegel im Blut sich weder durch eine erhöhte, noch eine verminderte Zufuhr von Vitaminen beeinflussen lassen, spricht man von einer Homöostase. Diese besagt nichts anderes, als dass der Körper sein biochemisches Innenleben gegenüber Umweltschwankungen verteidigen muss. Die Homöostase sorgt dafür, dass die Körpertemperatur, der Blutzucker oder auch das Cholesterin in einem engen Rahmen konstant gehalten werden. Über hormonelle und neuronale Rückkopplungsmechanismen wird dabei ein bestimmter Sollwert eingestellt.

So wie der Körper bei einem Infekt die Körpertemperatur erhöht, so senkt er bei Infektionen, Fieber, Verletzungen oder Operationen den Vitamin-C-Spiegel im Blut deutlich ab. [102] Er ergreift diese Massnahme nicht wegen eines erhöhten »Verbrauchs«, sondern zur Gefahrenabwehr. Für den Körper ist es außerordentlich wichtig, bei oxidativem Stress oder bei Erkrankungen, die mit dem vermehrten Abbau von roten Blutkörperchen und der damit verbundenen Freisetzung von Eisen (s. S. 67ff.) den ß-Carotin- und Vitamin-C-Spiegel zu senken, um eine Prooxidation zu vermeiden.

Im Falle akuter oder chronischer Erkrankungen sowie beim Rauchen dienen die häufig gefundenen niedrigen Antioxidantienspiegel dem Schutz vor Krankheiten wie Krebs, Herzinfarkt, aber auch vor manch einer Infektion. Als man in einem Malariagebiet der vermeintlich unterversorgten Bevölkerung Vitamin-B$_2$ verabreichte, ging es den Menschen danach nicht besser. Im Gegenteil, im Blut von Kindern, die das Vitamin bekommen hatten, waren plötzlich viel mehr Malariaerreger als vor der Behandlung. [59] Dieses Phänomen wird damit erklärt, dass die Malariaerreger selbst große Mengen Vitamin B$_2$ für ihre Vermehrung brauchen. In diesem Falle schützt ein Mangel!

In Kenya beobachtete ein britischer Arzt, dass auch Kinder, die Folsäure bekamen, an Malaria erkrankten. Er vermutete daher, dass ein Mangel an Folsäure schützt. [60] Zur Klärung verabreichte er Folsäure an Rhesusaffen. Die Affen mit einer Folsäurezulage erkrankten alle an Malaria, während die Tiere mit Folsäuremangel gesund blieben. Die Folsäurepräparate kommen einzig den Malariaerregern zugute und ermöglichen ihnen erst die Vermehrung. Wenn man bedenkt, dass 40 Prozent der Weltbevölkerung von Malaria bedroht sind und dass sie jährlich mehr als eine Million Opfer fordert, wird die Tragweite dieser Erkenntnisse deutlich. [60, 765] Wer hat die Menschen gezählt, denen »gesunde« Vitamine verabreicht wurden, um ihren Nährstoffmangel zu beheben. Wer weiß, wie viele von ihnen diese Gesundheitsvorsorge mit dem Leben bezahlt haben?

Krank durch Vitamine

»Im Sinne von mehr Wahrheit in der Werbung sollten alle Vitamin-präparate den Aufdruck tragen: Vitamine helfen einigen, schaden anderen und haben bei den meisten keinerlei Effekt«, so fasst der amerikanische Vitaminforscher Victor Herbert den Stand der Wissenschaft zusammen. Wohl wahr, denn wenn die großen Interventionsstudien ein Ergebnis gebracht haben, ist es, dass Vitamine in Überdosen auch richtig krank machen können.

Das Märchen von der Harmlosigkeit aller wasserlöslichen Vitamine wie B oder C scheint unausrottbar. Sie gelten immer noch als unschädlich, weil der Körper wasserlösliche Stoffe ja schnell wieder ausscheiden könne. Sofern er noch dazu kommt, denn auch zahlreiche starke Gifte wie Zyankali sind wasserlöslich …

Schaut man statt in die bunten Werbebroschüren einmal in die Literatur, so finden sich reichlich Hinweise auf Nebenwirkungen, die ein interessierter Fachmann nicht übersehen kann. Gerade hier bewahrheitet sich wieder einmal die alte Weisheit des Paracelsus, nach der alle Stoffe giftig sein können; entscheidend ist eben nur die Dosis. Und durch Vitamine im Übermaß kann es zu Vergiftungen und – so paradox es klingen mag – zu Mangelerscheinungen kommen.

Skorbut durch Vitamin C

Wie so oft, waren die Vereinigten Staaten von Amerika auch Vorreiter bei der »Vitamanie«. Als die Vitamine dort zur Mode-Wunderdroge aufstiegen, kam es auf den Entbindungsstationen zu einer unerklärlichen Erscheinung: Es gab bei den Säuglingen auf einmal wieder Fälle von Skorbut, der klassischen Vitamin-C-Mangelkrankheit. [48] Man hatte geglaubt, diese Krankheit sei längst ausgerottet. Was war passiert?

Die Mütter der Kinder hatten im blinden Vertrauen auf den Nutzen extra viel Vitamin-C-Präparate geschluckt. Dermaßen überflutet mit dem Vitamin, schaltete der mütterliche Körper auf Ausscheidung um. Als die Kinder zur Welt kamen, tat ihr Stoffwechsel das, was er im Mutterleib gelernt hatte: Vitamin C umgehend wieder auszuscheiden. [48, 763, 764] Da ihre Babykost aber nicht mehr die gewohnten Riesenmengen an Vitamin C enthielt, entstand der gefährliche Säuglingsskorbut. Auch Erwachsene können trotz ausreichender Vitamin-C-Versorgung Skorbut bekommen, wenn sie vorher über einen längeren Zeitraum viel Vitamin C eingenommen haben. [22, 674, 675, 764]

Gerade bei Vitamin C werden immer wieder Megadosen empfohlen und auch eingenommen. Der amerikanische »Vitamin-C-Papst« Linus Pauling wollte damit Erkältungen verhindern oder in ihrem Verlauf abkürzen. [49] Der Schutz vor Infekten ist jedoch nie schlüssig bewiesen worden. Dagegen ist sicher, dass Vitamin C, in Megadosen eingenommen, ein anderes Vitamin zerstören kann: das Vitamin B_{12}. [761]

Zudem gilt heute als gesichert, dass Vitamin C und Eisen eine gefährliche Mischung sind. Todesfälle durch eine einzige Vitamin-C-Gabe sind dokumentiert, so z.B. bei drei jungen Sportlern mit Hämochromatose [183] (s. S. 68). Vitamin-C-Supplemente stehen weiter im Verdacht, sowohl Osteoporose als auch das Krebswachstum zu fördern. Tumore scheinen große Mengen an Vitamin C anzureichern, um sich damit vor den Medikamenten und der Bestrahlung zu schützen. Krebspatienten erweisen sich so mit Vitamin C einen Bärendienst. [161, 169]

Nervenschäden durch Vitamin B_6

Vitamin B_6 (Pyridoxin) wird häufig als Arzneimittel eingesetzt, z.B. bei Depressionen, Beschwerden bei der Monatsregel (Prämenstruelles Syndrom), Schizophrenie und kindlichem Asthma. Lange Zeit galt Pyridoxin als harmlos. Das änderte sich im Jahr 1983 als Wissenschaftler ein »neues Megavitamin-Syndrom« vorstellten. [51] Sie beschrieben sieben Fälle von Funktionsstörungen der Hände und Füße (periphere sensorische Neuropathie), verursacht durch hohe Dosen Vitamin B_6. Fünf Frauen und zwei Männer hatten zum Teil freiwillig und zum Teil aufgrund ärztlicher Verordnung zwischen 2 und 6 Gramm Vitamin B_6 täglich eingenommen. Solche »Neuropathien« bei Erwachsenen ähneln denen, die man als

Nebenwirkung von Contergan kennt. [51-53, 165] In der Literatur finden sich auch Hinweise darauf, dass die Mütter von Kindern mit Missbildungen, die an Contergan erinnerten, während der Schwangerschaft große Mengen Vitamin B_6 eingenommen hatten. [53]
Niemand hatte mit einer Giftigkeit dieses Vitamins gerechnet. Daher dauerte es auch lange, bis die Nervenschäden als Vitaminvergiftung erkannt wurden. Bei zahlreichen Patienten sind die Vergiftungen sogar als Multiple Sklerose fehldiagnostiziert worden. [54]

Leberschäden durch Niacin

Niacin ist ein weiterer »harmloser« Vertreter der B-Vitamine, den wir bereits bei der Pellagra kennen gelernt haben. Als Niacin bei psychiatrischen Krankheiten in hohen Dosen (3 Gramm pro Tag) eingesetzt wurde, traten Fälle von Gelbsucht und Leberfunktionsstörungen auf. Weitere Symptome einer Niacinvergiftung sind zum Beispiel Hitzegefühle, starker Juckreiz, Quaddelbildung, Herzrhythmusstörungen und Nervosität. [21, 47, 55, 56]
Man muss allerdings nicht psychisch krank sein, um in den zweifelhaften Genuss größerer Mengen Niacin zu kommen. Es sind immer wieder Fälle von illegaler Niacinverwendung zum Beispiel in Hackfleisch und Hamburgern bekannt geworden, auch in Deutschland. [76, 77] Niacin sorgt im Fleisch für eine schöne rote Farbe. In einer amerikanischen Kantine enthielt eine Suppe mit »vitaminiertem« Reis Niacinmengen, die das Zwölffache der empfohlenen Tagesdosis betrugen. Bei den Gästen, die davon aßen, färbten sich Gesicht und Körper knallrot, wie bei einem Sonnenbrand, und sie klagten über Juckreiz. [78] Die gleichen Symptome traten auch in anderen Fällen mit überhöhten Niacinzusätzen in Lebensmitteln auf. [76, 77]

Missbildungen durch Vitamin A

Zuviel Vitamin A erzeugt Missbildungen beim ungeborenen Kind. [2, 14, 58] Deshalb unterliegt der Einsatz dieses Stoffes strengen lebens-

mittelrechtlichen Vorschriften. [31] Aber ins Futter unserer Schlacht-
tiere darf er gemischt werden. Da sich Vitamin A in der Leber
ansammelt, sah sich der »Wissenschaftliche Lebensmittelausschuss« der Europäischen Gemeinschaft genötigt, alle Schwangeren vor dem Verzehr von Leber zu warnen. [61]

Wie viele Vitamine sind im Essen?

Unermüdlich wollen uns Anbieter von Vitaminpräparaten davon
überzeugen, dass wir alle zu wenig Vitamine zu uns nehmen,
womit sie Stoffe meinen, die sie uns verkaufen wollen. Da mag
mancher den Eindruck gewinnen, man könne nie genug davon
bekommen – schon gar nicht bei der heutigen Umweltverschmutzung. Der Internist Professor Hans Glatzel bezeichnet den heutigen Umgang mit den Vitaminen als »Vitamanie«. [22] In der Tat scheinen die Menschen heute nicht nur Angst davor zu haben, selbst zu
wenig Vitamine zu bekommen. Sicherheitshalber stopfen sie auch
noch ihre Hunde, Katzen, Pferde und Sittiche damit voll. Obwohl
ein Großteil unserer Lebensmittel mit Vitaminen angereichert werden, um sie vor Verderb zu schützen, oder einfach nur wegen des
Gesundheitsimages.

Eine Flasche Multivitamin-Nektar (0,7 l) ...

(berechnet nach [869])

... enthält laut Etikett z.B.	... deckt die Zufuhrempfehlung zu
14 mg Carotinoide	240 %
42 mg Vitamin E	300 %
3,5 mg Vitamin B_1	270 %
5,6 mg Vitamin B_2	370 %
63 mg Niacin	370 %
5,6 mg Vitamin B_6	370 %
0,7 mg Folsäure	175 %
280 mg Vitamin C	280 %

Da die angegebenen Vitamingehalte bis zum Mindesthaltbarkeitsdatum im Saft enthalten sein müssen, können die tatsächlich zugegebenen Vitaminmengen erheblich größer sein als auf dem Etikett vermerkt. Außerdem lebt der Mensch nicht nur von Multivitaminsaft, sondern isst noch eine Menge Lebensmittel, die von Natur aus ebenfalls Vitamine enthalten. Gleiches gilt für Fast Food, Süßwaren oder Wurstsemmeln, denen zur Verlängerung der Haltbarkeit, zur Färbung oder zur Erhöhung der Maschinenfreundlichkeit ebenfalls Vitamine zugesetzt wurden.

Nicht zuletzt werden Multivitaminsäfte gerade von Kindern konsumiert, deren Bedarf laut Zufuhrempfehlungen deutlich niedriger liegt. Schließlich sind auch die Zufuhrempfehlungen überzogen. Der Körper wird also förmlich mit Vitaminen überschwemmt.

Wie viel von den angeblich so gesunden Vitaminen ist wohl in unserer Nahrung enthalten? Leider weiß auch das niemand so genau. Die Bestimmung der Vitamingehalte in Lebensmitteln ist nicht so leicht, wie man es sich vorstellt. Beim Vergleich verschiedener Nährwerttabellen ahnt man jedoch, dass die Werte wohl nicht so sicher sind: für ein und dasselbe Lebensmittel finden sich manchmal so viele Angaben, wie es Tabellen gibt. Das liegt nicht nur an den Schwankungsbreiten, denen die Vitamingehalte in den einzelnen Lebensmitteln je nach Anbauweise, Erntezeitpunkt, Lagerung usw. unterliegen.

Nehmen wir das Vitamin B_6 (Pyridoxin). Hinter dieser Bezeichnung verbergen sich sechs verschiedene Verbindungen mit so zungenbrecherischen Namen wie Pyridoxalphosphat, Pyridoxaminphosphat oder Pyridoxinsäure. Sie wirken alle unterschiedlich. Die Pyridoxinsäure ist zum Beispiel wirkungslos. [35] Den Tabellen ist das egal, in ihnen zählt auch die völlig unwirksame Pyridoxinsäure zu den Vitaminen. Doch damit nicht genug: Ein Großteil des Pyridoxins in pflanzlichen Lebensmitteln konnte mit den herkömmlichen Analysenmethoden gar nicht erfasst werden, da es in gebundener Form vorliegt. [36] Niemand weiß, wie viel von diesem gebundenen Vitamin B_6 dem Menschen zugute kommt. [760] Wie viel genau der Einzelne nutzen kann, dürfte in erster Linie von seiner Darmflora abhängen.

Das gleiche Problem finden wir beim Vitamin B_2 (Riboflavin). Als Hauptlieferanten gelten Milch und Milchprodukte. Manchmal ist es sogar mit bloßem Auge zu erkennen: Bei Sauerrahm oder Joghurt scheidet sich eine Flüssigkeit ab, die vom Vitamin B_2 leicht grünlich gelb gefärbt ist. Dank dieser Farbe wird es anderen Lebensmitteln, wie Gurkenkonserven, als Farbstoff beigemengt. Auch hinter dem Namen Riboflavin steckt eine ganze Gruppe von Stoffen. Die chemische Analyse erlaubte bisher keine Unterscheidung der einzelnen Verbindungen. Mit neuen Methoden untersucht, sieht der Riboflavingehalt der Milch ganz anders aus, als bisher behauptet: Es zeigte sich, dass das dritthäufigste »B_2-Vitamin« der Milch ein Antivitamin ist. [38] Das bedeutet erstens, dass die Milch weniger Vitamin B_2 enthält, als in den Tabellen angegeben ist und zweitens, dass die Vitaminwirkung des »richtigen B_2« durch das Antivitamin möglicherweise erheblich gestört ist.

Auch viele Angaben über den Vitamin-B_{12}-Gehalt von Lebensmitteln sind falsch. Dieses Vitamin kommt nur in tierischen Lebensmitteln vor. Spuren davon fand man jedoch in fermentierten pflanzlichen Lebensmitteln (z. B. Sauerkraut) und Algen. [39] Diese Speisen wurden Veganern (Menschen, die alle tierischen Lebensmittel incl. Honig ablehnen) zur Verhütung eines Vitamin-B_{12}-Mangels empfohlen. Wer sich an diesen Rat hält, hat jedoch möglicherweise Pech gehabt: Die bisher angewandte Untersuchungsmethode erfasste alle möglichen Stoffe und nicht nur das Vitamin. [40] Das angebliche Vitamin B_{12} z. B. in Spirulina-Algen entpuppte sich als optische Täuschung: Es sieht dem »richtigen« Vitamin zwar ähnlich, bewirkt aber das Gegenteil. Es blockiert das Vitamin B_{12}. [40]

Wo bekommen Veganer ihr Vitamin B$_{12}$ her?

Interessanterweise bekommen nicht alle Veganer den ihnen prophezeihten Vitamin-B$_{12}$-Mangel. Das liegt zum einen daran, dass der Körper einen Vorrat für mehrere Jahre anlegt und vorhandenes Vitamin B$_{12}$ in einem inneren Kreislauf wieder verwertet. Zuweilen holt sich der Mensch sozusagen auf Umwegen, was er benötigt. Als einmal der Speiseplan gesunder iranischer Veganer inspiziert wurde, stellte sich heraus, dass sie ihr Gemüse nicht besonders gründlich wuschen. Und genau darauf befand sich genügend Vitamin B$_{12}$. Es kam dorthin über die Düngung mit Fäkalien. [40, 761]

Zunächst unerklärlich war auch folgende Beobachtung: Mehrere streng vegetarisch lebende Hindus erkrankten durch Vitamin-B$_{12}$-Mangel an perniziöser Anämie, nachdem sie von Indien nach Großbritannien ausgewandert waren. Schließlich zeigte sich, dass sie nach dem Umzug ins britische Königreich krank wurden, weil dort das Obst und Gemüse schon vor dem Weg in den Supermarkt gründlich gewaschen wurde, und weil die Anbaumethoden anders als in ihrer Heimat waren. In Indien hatten die Hinterlassenschaften von Insekten und bestimmten Bakterien auf Gemüse und Obst sowie das »Weniger-gründlich-Waschen« die Hindus mit genügend Vitamin B$_{12}$ versorgt. [151] Vielleicht ist das der Sinn eines Verhaltens, das aus unserer Sicht mangelnde Hygiene bedeutet.

Dass sich die Vitaminbestände im Körper nicht ohne weiteres manipulieren lassen, zeigt eine Untersuchung an der Universität Gießen. [776] Dort gab man Gesunden 17 Wochen lang zusätzlich zum Essen ein Multivitaminpräparat, um zu untersuchen, ob und wie sich die Mengen der einzelnen Vitamine erhöhen. Das erstaunliche Ergebnis:

▷ Bei jedem Vitamin reagierte der Körper anders.

▷ Der Vitamin-C-Gehalt im Blut ließ sich gar nicht erhöhen.

▷ Bei Folsäure stiegen die Werte zunächst an, jedoch nur 4 Wochen lang. Dabei blieb es dann.

▷ Das Vitamin B_{12} reicherte sich dagegen während der ganzen 17 Wochen im Blut an, bei auffallend »großen interindividuellen Unterschieden«.

▷ Die Messwerte bei den Vitaminen B_1, B_2 und B_6 zeigten so starke Schwankungen, dass der Autor der Studie »keine zuverlässigen Angaben über eventuelle zulagebedingte Veränderungen« machen konnte.

Fassen wir zusammen: Wir wissen nicht, ob alle gängigen Vitamine überhaupt Vitamine sind. Wir kennen die Gehalte in den Lebensmitteln nicht genau, und wir wissen nicht, wie viel der Körper wirklich braucht. Sicher ist jedoch, dass die vermeintlichen Gesundheitsgaranten auch großen Schaden anrichten können.

Unser Stoffwechsel funktioniert erst durch das Zusammenspiel aller Wirkstoffe optimal. Sie stehen in einem Fließgleichgewicht, wirken aufeinander und miteinander. Nichts könnte für sich alleine wirken. Auch wer sich ohne Not einzelne Stoffe hoch dosiert einverleibt, provoziert Störungen. Isolierte Zusätze fördern Fehlernährung eher, als dass sie sie verhüten. Vitaminierte Lebensmittel sind ein Geschäft mit der Gesundheit und mit dem schlechten Gewissen. Dasselbe gilt vor allem für jene Produkte, die nach den Nährstoff-Empfehlungen von den Experten designed wurden. Etwa die ach so gesunden Frühstückszuckerknusperkrümel für die Kleinen.

Kinderfrühstück auf dem Prüfstand

Wie armselig wirkt doch ein übliches Frühstück im Vergleich zu den knusprigen und zuckersüßen Vitamin- und Mineralstoffbomben, die in großen Kartons für kleine Kinder verkauft werden. Viel hilft viel, so heißt die Devise der Hersteller. Vollgepackt mit Vitaminen sollen die Knusperdinger dem »Vitaminräuber Zucker« Schach bieten und den Nachwuchs groß und stark machen. Kein Lebensmittel auf dieser Erde dürfte so mit »wertvollen« Stoffen abgesättigt sein wie diese Brösel.

Cornflakes und Co. leisten, neben Cola und Hamburger, den wohl wesentlichsten Beitrag der USA zu unserem Speisezettel. Längst haben Honig-Paps, Fruit-Pups oder Hanni-Crashs das traditionelle Butterbrot am Morgen verdrängt. Dank findiger Marketing-Strategen haben die an Tiertrockenfutter erinnernden Krümel in kürzester Zeit den deutschen Frühstückstisch erobert. Ganze Supermarktregale werden von den knallbunten, mit Comicfiguren versehenen Päckchen eingenommen. Sie bieten Körnerkost ohne Müsli-Image.

Der übliche Werbespot zeigt wogende Kornfelder, in denen eine adrette Familie die Frühstücksbrocken genießt. Gesundheit und Natur pur. So lässt sich das Gewissen der Eltern beruhigen, die ihren Kleinen etwas Gutes tun wollen. Die Kinder sind sowieso nur scharf auf die Verpackung. Donald Duck, Mickymäuse, Dinos und Bugs Bunny grinsen ihnen von dort fröhlich und bunt entgegen.

Glaubt man den Versprechungen auf der Packung, so nimmt man mit dem Inhalt die reine Gesundheit zu sich. Kohlenhydrate, Eiweiße und Fette im ausgewogenen Verhältnis, dazu alle Vitamine und Mineralstoffe, die der Körper braucht. Mit Milch zusammen hätte man damit ein vollwertiges Frühstück – etwas Besseres kann man gar nicht essen!

Eine Forschergruppe in den USA wollte es genau wissen. Sie fütterte schon vor Jahren Ratten mit handelsüblichen »Zuckerknusperkrümeln«, in der Fachsprache als »Frühstückscerealien« bezeichnet. Alle waren sie mit den wichtigsten Vitaminen und Mineralstoffen angereichert. 240 jungen Ratten wurde 45 Tage lang entweder Wasser und normales Futter oder Wasser und eine Frühstückscerealie vorgesetzt. Das Ergebnis war niederschmetternd: Die Ratten, die laut Werbung eigentlich vor Gesundheit strotzen sollten, waren sterbenskrank. Sie litten an Fettleber, Anämie und Bluthochdruck. [226]

Die Forscher fanden genau das Gegenteil von dem, was sie aufgrund der Nährwertangaben auf den Packungen erwartet hatten:

▷ Die reichlich zugesetzten Vitamine und Mineralstoffe trugen nicht das Geringste zum Wachstum der Tiere bei. Obwohl die Ratten beliebig viel von dem jeweiligen Testfutter zur Verfügung hatten, fraßen sie von den Cereals so wenig, dass sie nicht wuchsen, sondern teilweise abnahmen. In einem anderen Versuch mit angereicherten Frühstücksflocken-Diäten starben sogar ein paar Tiere, so dass das Experiment abgebrochen wurde.

▷ Eine Annahme der Wissenschaftler war, dass die Getreidekrümel den Cholesterinspiegel senken würden. Doch es kam anders. Ausgerechnet zwei Produkte mit niedrigem Fettgehalt erhöhten die Cholesterinwerte der Ratten deutlich. Zwar konnten tatsächlich ein paar der anderen Produkte die Cholesterinwerte senken, dafür hatten diese Tiere dann allerdings eine Fettleber.

▷ Alle Tiere, die Frühstückscerealien gefuttert hatten, nahmen deutlich weniger zu als die Tiere aus der Normalfutter-Gruppe. Die Forscher fanden, wie schon andere vor ihnen, dass »das Verfüttern herkömmlicher Frühstückscerealien in Körpergewichtszuwächsen resultiert, die weit unter normalen Kontrollwerten liegen und in einigen Fällen negativ sind.« Negatives Wachstum bei Jungtieren! Diejenigen, die am wenigsten zunahmen, hatten interessanterweise die gezuckerte Ware bekommen, die zu über 50 Prozent aus dem »Dickmacher« Zucker bestand.

▷ Bei den Versuchstieren, die sehr wenig Salz bzw. Natrium im Testfutter hatten, stieg der Blutdruck, womit auch keiner gerechnet hatte. Und diese, für Ernährungsberater paradoxe Situation war keine Einzelbeobachtung: die Tiere, die am meisten Salz mit ihren »Cereals« fraßen, hatten den niedrigsten Blutdruck.

▷ Einige der getesteten Produkte waren mit Eisen angereichert. Man würde nun erwarten, dass die Tiere, die reichlich Eisen bekommen, bessere Eisenwerte (z.B. einen hohen Hämoglobinwert) im Blut haben. Auch hier waren die Ergebnisse verheerend. Zunächst: Zwischen der Eisenaufnahme und dem Hämoglobinwert gab es kaum einen Zusammenhang. Es gab also Tiere, die trotz hoher Eisenaufnahme blutarm waren. Zweitens: Die Tiere, die wenig Eisen im Blut hatten, lagerten enorme Eisenmengen in ihrer Leber ab. Sie wurden schwer krank.

Was lehrt uns dieser Versuch? Produkte, die nach allen Regeln der Ernährungswissenschaft und Expertengremien zusammengestellt waren, hatten so robuste Versuchstiere wie Ratten fast umgebracht. Die angeblich so gesunden Lebensmittel haben völlig anders gewirkt, als es die Theorien voraussagen. Dieser Versuch stellt nicht nur eine ganze Wissenschaft in Frage, er entzieht auch der Ernährungsberatung die Existenzberechtigung.

Die amerikanischen Forscher kommen schließlich zu der Erkenntnis, »daß man nicht genug über die menschliche Ernährung weiß, was den Gebrauch herkömmlicher Lebensmitteltabellen und Nährstoffempfehlungen erlauben würde, um die Frühstückscerealien sicher beurteilen zu können«. Mit anderen Worten: Wer behauptet, mit Vitaminen und Mineralstoffen angereicherte Produkte seien der Weisheit letzter Schluss, der gefährdet möglicherweise unsere Gesundheit. Das Zusammenspiel der Vorgänge im Körper kann durch unsinnige Vitamin- und Mineralstoffgaben gestört werden – und seien die einzelnen Substanzen noch so populär. Das Konzept, Lebensmittel schnell, billig und unkonventionell herzustellen und sie anschließend mit einzelnen Nährstoffen gesundbeten zu wollen, ist damit gescheitert.

Mineralstoffe – das Geschäft mit der Unwissenheit

Mit den Mineralstoffen verhält es sich in vielen Punkten ähnlich wie mit den Vitaminen. Man sieht, schmeckt und riecht sie meistens nicht, man merkt normalerweise nicht, ob man genug, zu wenig oder zu viel davon hat. Die ständigen Warnungen der Ernährungsberater vor Nährstoffmängeln aller Art und vor den dazugehörigen Krankheiten erzeugen Angst. Da ist es kein Wunder, wenn man unsicher ist, besorgt, ob denn die Nahrung auch alles Wesentliche enthält. Wer würde nicht gerne der Osteoporose, der Blutarmut, dem Jodmangelkropf oder dem Bluthochdruck entrinnnen? Auf der anderen Seite verspricht man uns leichte Abhilfe: Schließlich müsse man sich nur bewusst ernähren, auf den richtigen Calcium-, Jod- oder Salzgehalt achten. Doch auch hier lohnt es sich, den Versprechen kritisch zu begegnen.

Natrium – den Miesmachern die Suppe versalzen

Unser Kochsalz besteht aus zwei Mineralstoffen, die der Körper unter anderem für die Regulation seines Wasserhaushaltes braucht: aus Natrium und Chlorid. Das Natrium steht in Form von Kochsalz schon lange auf dem Index der Ernährungspäpste. Diesen Stoff, der früher teuer und wertvoll war, mit dem man seine Steuern zahlte, dessen Besitz Arme von Reichen unterschied, dieses »weiße Gold«, das viele Speisen erst genießbar macht, sollen wir heute meiden wie der Teufel das Weihwasser. Ist das Geschenk des Meeresgottes Neptun zum Fluch der Menschheit geworden?

Salz ist etwas Einzigartiges, denn nur Kochsalz schmeckt »richtig« salzig, Ersatzmittel haben einen metalligen Nachgeschmack. Salz unterstreicht den Geschmackseindruck der Speisen, ohne dass sie salzig schmecken müssen. [500] Jeder, der kochen kann, kennt die Regel, dass eine Prise Salz selbst im süßen Pudding oder im Kuchen nicht fehlen darf, um den Geschmack abzurunden. Sogar Schokolade kommt ohne Salz nicht aus. Ein gutes Brot wird als aromatisch, röstig oder malzig beschrieben, aber niemals als salzig. Fehlt jedoch das Salz, nützt die schönste Kruste nichts: Es schmeckt fade und strohig.

»Würzig, aber nicht salzig«, so lautet eine der vielen Regeln der Ernährungsberatung. [50] Salz könne »die Entstehung von Bluthochdruck begünstigen« und für »Personen mit Bluthochdruck« sogar »gefährlich« sein. Was empfehlen die Experten? Nun, man solle »nicht sofort zum Salzstreuer greifen«, »beim Kochen vorsichtig salzen« und bedenken, dass auch »Brot, Schinken, Wurst, Käse, Fischwaren, Fertiggerichte und -suppen, gesalzene Nüsse und Knabberartikel« jede Menge Salz enthalten. [50] Was bleibt denn da noch zum Essen übrig? Doch bevor sich jemand zu fader Suppe und salzarmem Brot entschließt, sollten wir einmal kritisch überprüfen, was es mit der Geschichte vom Salz und dem Bluthochdruck auf sich hat.

Die Beobachtung, dass hoher Blutdruck und Kochsalz etwas miteinander zu tun haben, ist Tausende von Jahren alt. [24] Eine strikt salzarme Diät konnte in der Zeit, bevor es entsprechende Medikamente gab, Menschen mit sehr hohem Blutdruck das Leben retten. [644] Wie hoher Blutdruck genau entsteht, weiß man jedoch bis heute nicht. Sicher scheint nur, dass eine ganze Reihe von Faktoren zusammenkommen muss, dass zum Beispiel die Veranlagung eine Rolle spielt und dass der Blutdruck mit dem Alter etwas ansteigt. [69, 648]

Trotz der zahlreichen Unklarheiten und widersprüchlicher Studienergebnisse [645, 766] verordnen Ernährungsberater nicht nur Hochdruckpatienten, sondern der ganzen Bevölkerung eine salzarme, sprich fade Kost: Es wird »eine tägliche Kochsalzaufnahme von 5 g als ausreichend angesehen«. [646] Das ist etwa die Hälfte der Salzmenge, die wir zur Zeit essen: Der Salzverzehr schwankt von Mensch zu Mensch von 4 bis über 30 Gramm und liegt im Mittel bei etwa 10-12 Gramm täglich. [647]

In einer großen weltweiten Studie mit über 10.000 Personen in 32 Ländern ist man der Frage nach dem Zusammenhang zwischen Kochsalzgenuss und Bluthochdruck nachgegangen. Aus den Daten dieser Intersalt-Studie geht hervor, »daß die Beziehung zwischen Kochsalzaufnahme und Blutdruckhöhe ... wenn überhaupt vorhanden, sehr schwach ist ...«. [69] Die Ergebnisse innerhalb einzelner Studienorte waren äußerst »inkonsistent«, was bedeutet, dass die Menschen sehr unterschiedlich auf eine Verringerung der Salzzufuhr reagierten. Verglich man die Ergebnisse verschiedener Untersuchungszentren miteinander, fand man »keine relevante Beziehung« zwischen Kochsalz und Bluthochdruck. [649]

Es lassen sich offenbar auch beim Salz nicht alle Menschen über einen Kamm scheren. Professor Klaus Stumpe von der Universitäts-Poliklinik Bonn hat in eigenen Versuchen einmal die Wirkung einer strengen und einer mäßigen Einschränkung des Salzverzehrs bei Menschen mit normalem Blutdruck untersucht. Seine Ergebnisse: Eine mäßige Salzbeschränkung auf etwa 5 Gramm pro Tag hatte bei Gesunden keinen Einfluss auf den Blutdruck. Selbst bei der starken Salzeinschränkung (weniger als 2 Gramm täglich) zeigten über 60 Prozent der Versuchsteilnehmer keine Veränderung des Blutdrucks. Bei weniger als 20 Prozent sank der Blutdruck etwas ab und bei weiteren knappen 20 Prozent stieg er sogar an. [69]

Untersucht man nicht die ganze Bevölkerung, sondern die Gruppe der Hochdruckpatienten, dann sind es auch hier nur rund

50 Prozent, die von einer Kochsalzeinsparung profitieren. [24] Bei der anderen Hälfte hat die Salzmenge offenbar keinen Einfluss auf den Blutdruck. Britische und schwedische Forscher fanden außerdem heraus, dass eine Blutdrucksenkung ab einer bestimmten Grenze riskant sein kann. Sie beobachteten bei ihren Hochdruckpatienten keinen Zusammenhang zwischen dem Ausgangsblutdruck und Herzinfarkt oder Schlaganfall. Allerdings erhöhte sich das Risiko, an einer der beiden Krankheiten zu sterben, wenn der Blutdruck, zum Beispiel durch Medikamente, unter einen bestimmten Wert abgesenkt wurde. [642, 643, 779] Ältere Menschen, die zu wenig Salz essen, laufen zudem Gefahr, dass ihr Gehirn schlechter durchblutet ist, was bis zur Bewusstseinseintrübung führen kann. [69, 641]

Fazit: Die einfache Gleichung »viel Salz – hoher Blutdruck, wenig Salz – niedriger Blutdruck« stimmt so nicht. Für den, der zu hohem Blutdruck neigt oder ihn bereits hat, lohnt es sich sicher, natürlich nach Rücksprache mit seinem Arzt, es einmal mit weniger Salz zu versuchen. [645] Professor Stumpe hält es jedoch »angesichts der großen Gruppe der Personen, die als ›salzresistent‹ zu klassifizieren sind«, für fragwürdig, »ob eine generelle Kochsalzrestriktion sinnvoll ist, insbesondere bei Kenntnis neuerer Befunde, die darauf hinweisen, dass eine kochsalzarme Diät« ungünstige Stoffwechselveränderungen bewirken »und das kardiovaskuläre Risikoprofil negativ beeinflussen kann«. [69]

Eisen – alte Liebe rostet nicht

Eisern halten wohlmeinende Mütter und Väter noch immer an der Devise fest: »Kinder müssen Spinat und Leber essen, denn da ist viel Eisen drin, und Eisen ist gesund.« Damit wird die Schlacht am Mittagstisch vorprogrammiert. Und nicht einmal Popeye, der bärenstarke Seemann, der seine legendären Kräfte dem grünen Gemüse verdanken soll, vermag die lieben Kleinen umzustimmen. Zum Glück spricht sich langsam herum, dass Spinat nur deshalb so viel Eisen enthält, weil sich jemand beim Abschreiben von wissenschaftlichen Ergebnissen um eine Zehnerstelle vertan hat ... [840]

Doch noch immer trichtert man uns ein: Wer zu wenig Eisen zu sich nimmt, wird blutarm, bleich und krank. Nach neueren Verlautbarungen gehört auch Dummheit zu den Eisenmangelerscheinungen. Die Argumentation ist immer dieselbe: Das Damoklesschwert Eisenmangel hänge über uns, weil unser Körper Eisen aus der Nahrung so schlecht ausnutze und die Nahrung insgesamt zu wenig Eisen enthielte. Außerdem gebe es viele Anlässe für einen erhöhten Bedarf. Frauen seien dabei von Mutter Natur besonders benachteiligt, weil sie durch ihre Monatsblutung immer wieder Eisen verlören. Und Schwangere sollen natürlich ordentlich Eisen für ihren wachsenden Fötus zu sich nehmen. Denn schließlich beobachtet man regelmäßig, dass der Eisenpegel von werdenden Müttern während der Schwangerschaft sinkt. [149] Kleinkinder bräuchten das Schwermetall für ihre geistige Entwicklung ebenso wie Jugendliche zum Pubertieren. Und Kranke müssen besonders reichlich damit versorgt werden, weil bei Infektionen der Eisengehalt des Blutes sofort steil abfällt. [652]

Aber es ist doch eigenartig: Wir haben noch nie so eisenreich gegessen wie heute, und trotzdem sollen immer mehr Menschen unterversorgt sein? Im Winter gibt es frische Blattgemüse, die Eisen enthalten. Wir trinken Säfte und Limonaden zu jeder Mahlzeit, die Vitamin C und Zitronensäure enthalten, welche die Eisenaufnahme aus anderen Lebensmitteln fördern. [845] Und der wichtigste Eisenlieferant, das Fleisch, kommt in der Regel nicht zu knapp auf den Teller – im Gegenteil: Dieselben Institutionen, die uns Eisenmangel einreden wollen, beklagen sogar, dass wir zu viel Fleisch äßen. [18] Befremdlich erscheint auch die Vorstellung, dass beinahe ein Drittel der Menschheit, nämlich alle Frauen im gebärfähigen Alter, quasi natürlicherweise in ständiger Eisenmangelgefahr schweben soll. Von monatlichen Blutungen oder während der Schwangerschaft vom Fötus »ausgesogen«, müssten sie eigentlich längst im schlimmsten Sinne des Wortes verblichen sein – und die Menschheit wäre vermutlich bereits vor Jahrtausenden ausgestorben.

Eisen ist das vierthäufigste Element der Erde. Im Körper erfüllt es zentrale Funktionen, wie z.B. den Sauerstofftransport mit Hilfe der roten Blutkörperchen. Da erscheint es recht unwahrscheinlich, dass wir nicht in der Lage sein sollen, den begehrten Stoff in ausreichender Menge aus der Nahrung zu holen. Im Gegenteil: Die Klage der Ernährungsexperten, dass wir »nur« 10 Prozent des Eisens aus der Nahrung ausnutzen können, sollte stutzig machen. Merkwürdig auch, dass die Eisenpräparate, die die Ärzte ihren Patienten verschreiben, so schlecht vom Körper aufgenommen werden.

Nutritional Immunity: Gesund durch Mangel

Könnte es nicht sein, dass sich der Körper sogar dagegen wehrt, zu viel Eisen abzubekommen? Ein erster Hinweis: Menschen mit erhöhtem Eisenspiegel erkranken eher an Infektionen. Das ist bei näherer Betrachtung kein Wunder, denn die meisten Krankheitserreger benötigen Eisen für ihr Wachstum. Wenn der Körper das verfügbare Eisen auf einem niedrigen Niveau hält, vermehren sich die Keime langsamer und die Immunabwehr hat es leichter, die ungebetenen Gäste außer Gefecht zu setzen. Mit speziellen »Eisenfängern« im Blut – etwa dem Transferrin – versucht der Körper daher, freies Eisen vor dem Zugriff der Mikroben zu schützen. [659 - 663] Und bei Infektionen beobachtet man sofort ein dramatisches Absinken des Eisenpegels im Blut. [164, 260, 288, 655]

Was geht dabei vor? In Milz und Leber werden rote Blutkörperchen abgebaut, Fresszellen (Makrophagen) nehmen das dadurch frei werdende Eisen aus dem Blutfarbstoff auf und »sichern« es in ihrem Inneren. Andere Immunzellen aus der Gruppe der weißen Blutkörperchen (neutrophile Leukozyten) produzieren ein Eiweiß, das Eisen bindet, das mitsamt seiner gefährlichen Fracht ebenfalls von den Fresszellen geschluckt und für gesündere Zeiten aufbewahrt wird. Ein weiterer Weg, den Bakterien den Zugriff auf das Objekt der Begierde zu verwehren, ist das Abspeichern in einer für sie unzugänglichen Form, dem Ferritin. Nach dem Abklingen der Infektion wird das Eisen wieder freigegeben und die Blutwerte steigen auf ihr altes Niveau. Diese Form der Parasitenbekämpfung durch Nahrungsentzug heißt in der Fachsprache »Nutritional Immunity« – zu deutsch etwa »ernährungsbedingte Immunität«. [228]

Mit der Aushungerungstaktik lässt sich übrigens auch der »Eisenmangel« in den letzten Schwangerschaftswochen erklären: Er ist eine uralte Versicherung gegen Infektionen bei der Geburt. Dasselbe gilt vermutlich für die niedrigeren Eisenpegel während der Menstruation; immerhin wird durch die Monatsblutung, wie bei einer Wunde, eine weitere Eintrittspforte für Keime geschaffen.

Wann liegt Eisenmangel vor?

Wann liegt wirklich ein Eisenmangel vor? Der bekannteste Eisenwert dürfte der so genannte Hb-Wert sein. Hb steht für Hämoglobin, das ist der rote Blutfarbstoff und der befindet sich in den roten Blutkörperchen. Die Flüssigkeit, in der die roten Blutkörperchen treiben, ist das Serum oder Plasma. Auch darin befindet sich Eisen: Die Verbindungen aus Eisen und Transportproteinen bilden das Serumeisen. Wenn die Werte für Hb-Eisen und Serumeisen erniedrigt sind, muss jedoch noch kein Eisenmangel vorliegen. Vielmehr kann es sein, dass der Patient unter einem Infekt oder einer Entzündung leidet und der Körper seine Eisenvorräte sicherheitshalber »weggepackt« hat. Ein Maß für das gespeicherte Eisen, das Eisendepot, ist der Serumferritin-Wert. Im Falle eines Infekts oder einer Entzündung kann er erhöht sein. Ein echter Eisenmangel liegt nur dann vor, wenn der Serumferritin-Wert erniedrigt ist, denn er zeigt an, dass auch im Depot nicht mehr genügend »Stoff« gebunkert ist.
Eisenmangel ist übrigens unter Vegetariern und vor allem Essgestörten gar nicht so selten: Zum einen entziehen sie sich mit dem Verzicht auf Fleisch selbst eine wichtige Eisenquelle. Zum anderen enthalten Getreide, Gemüse, Nüsse, Milch und Eier Stoffe, die Eisen binden und seine Aufnahme in den Körper einschränken. [846]

Der »Eisenmangel« sichert vielen Menschen in Entwicklungsländern wahrscheinlich sogar das Überleben. [664, 665] Die Bevölkerung ist dort vielen Krankheitserregern ausgesetzt, ohne dass ihnen jederzeit Antibiotika zur Verfügung stünden. Einige afrikanische Nomadenvölker ernähren sich traditionell eisenarm, da ihr Hauptnahrungsmittel Milch extrem wenig Eisen und zusätzlich mit dem Milchinhaltsstoff Lactoferrin einen starken »Eisenfänger« enthält. Daher »leiden« diese Menschen nach unseren Maßstäben unter Eisenmangel. Allerdings wurden viel seltener als erwartet Infektionen beobachtet. Zum Entsetzen der Forscher brachen die jedoch aus, als man den Nomaden Eisenpräparate gab, um ihre »Blutarmut« zu »lindern«: Die Erreger von Ruhr und Malaria, die bislang von der Körperabwehr unter Kontrolle gehalten worden waren, bedankten sich mit explosionsartiger Vermehrung für die unverhoffte milde Gabe. Über einen ähnlichen Fall berichtete Professor McFarlane aus Nigeria: Dort versuchte er, Kinder, die an der Krankheit Kwashiorkor litten, mit Eisen und Multivitamincocktails aufzupäppeln. Kurze Zeit später starben viele von ihnen an überschießenden Infektionen. »Jeder Anstieg des freien Serumeisens«, warnt McFarlane, »kann zu einer lebensbedrohlichen Infektion und zum Tode führen.« [667, 404, 656, 666]

Nun glaube niemand, so etwas gebe es nur im fernen Afrika! In den Industrieländern mit ihren umfassenden Gesundheitssystemen sind dergleichen Vorkommnisse lediglich weniger augenfällig. Aber auch hier findet man Berichte über Todesfälle bei Säuglingen durch Meningitis (Hirnhautentzündung) und Sepsis (Überflutung des Organismus mit Krankheitserregern) nach der Gabe eines Eisenpräparates, mit dem die Blutarmut der Kinder behoben werden sollte. [847] So gesehen kann man Fernreisende auch nur davor warnen, Empfehlungen zu folgen, die ihnen vorbeugend die Einnahme von Eisenpräparaten anraten, um das Immunsystem zu stärken. Im Falle eines Falles erreicht man damit das glatte Gegenteil – mit dem Eisendünger gedeihen die Parasiten prächtig. [848]

Die Eisenmenge im Körper wird in erster Linie über die Eisenaufnahme aus dem Darm reguliert. Ist genug Eisen vorhanden, senkt der Körper die Aufnahme. Stellt er einen Mangel fest, so steigert er sie. Das klappt natürlich nicht sofort, wie etwa das An- und Ausschalten eines Lichtschalters. Der Erfolg tritt erst nach einigen

Tagen ein. Daher steigt bei überreichlichem Eisenangebot zunächst der Eisenpegel an, bis der Körper gegenreguliert. Dann wird die Eisenaufnahme heruntergeschraubt und wieder dem tatsächlichen Bedarf angepasst. [164, 260, 288, 655] Diese Verzögerung ist die eigentlich kritische Phase bei einer Erhöhung der Eisenzufuhr, und zu diesem Zeitpunkt werden auch die meisten Infektionsausbrüche registriert.

Das »innere« Gleichgewicht

Wie hält der Körper nun seinen Eisenpegel gerade so hoch, dass er damit überleben kann, und so niedrig, dass die meisten Keime »verhungern«? Hierfür sorgt ein innerer Regulationsmechanismus, der den »Gehalt« des kritischen Elements misst und seinen Zu- und Abfluss steuert.

Beim Eisen können Sie weder Bedarf noch Überfluss unmittelbar spüren. Nehmen wir daher als Beispiel die Flüssigkeitsregulation: Wenn Ihr Körper zu wenig Wasser enthält, bekommen Sie Durst und trinken etwas. Auch für die Ausscheidung ist gesorgt: Sie verspüren Harndrang oder beginnen zu schwitzen. Versagen diese Mechanismen, führt das schnell zum Tode.

Man nennt dieses Erhalten eines inneren Gleichgewichtes »Homöostase«. Die Befehle dazu gibt unser vegetatives Nervensystem, das wir nicht aktiv kontrollieren können. Es setzt Regelmechanismen in Gang, die bei einem Überschuss eines Stoffes entweder eine verminderte Aufnahme oder eine gesteigerte Ausscheidung bewirken. Im Grunde muss das »System Mensch« gegenüber einer ständig wechselnden Umwelt stabil gehalten werden. [102]

Unser Körper reguliert die Eisenaufnahme und -ausscheidung also nach seinen aktuellen Bedürfnissen und nach dem vorhandenen Angebot. Dieser überlebenswichtige Mechanismus lässt sich auf

Dauer nicht einmal mit Stoffen »überlisten«, die an sich die Eisenaufnahme steigern. Der Verzehr von Ascorbinsäure (Vitamin C) beispielsweise erhöht die Eisenaufnahme zwar zunächst [260, 655], nach einiger Zeit vermögen jedoch nicht einmal Megadosen die Eisenspeicher zu vergrößern. [102, 288] Eisen ist viel zu gefährlich, als dass sich der Körper so leicht austricksen ließe.

Risikofaktor Eisen

Der Organismus behandelt sein Eisen wie »Gefahrgut«. Sie wissen ja aus eigener Erfahrung, dass Eisen rostet, wenn man es ungeschützt dem Sauerstoff der Luft aussetzt. Dieser Vorgang gehört chemisch gesehen zu den so genannten Oxidationen. Auch in unserem Körper laufen ständig Oxidationen und Reduktionen (das sind die umgekehrten Prozesse) ab; ohne sie gäbe es beispielsweise keine Sauerstoff- und Energieversorgung in den Zellen. Allerdings müssen solche Redox-Vorgänge gut überwacht werden. Denn ebenso wie wir nicht wollen, dass das Bodenblech am Auto durchrostet, muss der Organismus darauf achten, nur erwünschte Oxidationen zuzulassen und die unerwünschten zu verhindern. Der Körper verpackt das reaktionsfreudige Eisen deshalb sorgfältig in spezielle Eiweißkörper und schirmt es nicht nur vor gefräßigen Mikroben, sondern auch vor Reaktionen mit anderen Zellbestandteilen ab. Wird Eisen frei, z.B. beim Ausrangieren »verbrauchter« roter Blutkörperchen, ist sofort das Transferrin zur Stelle und fängt das Gefahrgut wieder ein. [260]
Tatsächlich können weder »Popeye« noch wir normalen Sterblichen bei einem Übermaß an Eisen mit strotzender Gesundheit rechnen. Im Gegenteil: Freies, also nicht an Eiweißstoffe gebundenes Eisen ist sehr aggressiv. Es oxidiert lebenswichtige Stoffe und fördert die Entstehung freier Radikale, die dann Blutgefäße oder den Herzmuskel schädigen können. So begünstigt ein Zuviel an freiem Eisen die Entstehung von Oxycholesterin, einer wesentlichen Ursache des Herzinfarktes (s. S. 94 ff.). Das erklärt, warum Eisenüberschuss zu Herzinfarkt und Arteriosklerose führen kann. [260, 288, 655, 658, 746, 747, 783, 845] Den traurigen Beweis für diesen Zusam-

menhang liefern Patienten mit einer erblich bedingten Stoffwechselkrankheit (Hämochromatose). In ihrem Körper wird mehr Eisen
gespeichert als bei Gesunden. Diese Personengruppe ist überdurchschnittlich häufig von Herzinfarkten, Diabetes und Krebserkrankungen betroffen. [849]

Inzwischen mehren sich die Hinweise, dass eine hohe Eisenbe-
lastung auch die Entstehung von Tumoren fördern kann. [260, 288, 653,
655, 746, 747, 783, 850] Eine 10 Jahre dauernde Studie mit über 13.000
Erwachsenen erbrachte einen statistisch signifikanten Zusammenhang zwischen hohen Eisenpegeln und dem Auftreten von Lun-
gen-, Dickdarm-, Speiseröhren- und Nierenkrebs bei Männern. [657]
Bei Frauen mit hohen Eisenwerten wurden zwar ebenfalls mehr
Krebserkrankungen beobachtet, aber hier war der Zusammenhang
nicht signifikant und damit womöglich ein Zufallsergebnis. Grund
für diesen Unterschied zwischen den Geschlechtern könnte sein,
dass die Eisenspeicher bei Frauen in der Regel kleiner sind als bei
Männern. Zumindest bis zu den Wechseljahren, bis dahin sorgt die
Menstruationsblutung Monat für Monat für einen mäßigen Eisen-
verlust. Männer sind in dieser Hinsicht von Mutter Natur benachteiligt. Ihr Körper besitzt keinen aktiven Ausscheidungsmechanis-
mus für Eisen, außer ständigem Schwitzen! [164]

Dummheiten

Für viele Kinder beginnt der ärztlich empfohlene Eisenstress schon
im Mutterleib – und das, obwohl es weder gesicherte Erkenntnisse
darüber gibt, ob der Fötus für seine Entwicklung einen möglichst
hohen mütterlichen Eisenpegel benötigt, noch wie hoch der optimale
Hb-Wert überhaupt liegt. Grundlage der Eisenzufuhrempfehlungen
für Schwangere sind mathematische Modelle aus den siebziger Jahren, die einen steigenden Bedarf postulieren. Selbst täglich Braten
und Blutwürste würden nicht ausreichen, um diesen Empfehlungen
gerecht zu werden! George Beaton, einst Vorsitzender der Kommissionen, die im Auftrag der Weltgesundheitsorganisation WHO dergleichen berechneten, äußert sich heute kritisch: »Komitee nach Komitee hat bestätigt, einen Eisenbedarf geschätzt zu haben, der nicht

über die Nahrung gedeckt werden kann; damit empfehlen sie absichtlich oder unabsichtlich pharmazeutische Supplemente.«[854]
Von den Risiken durch Eisenüberladung ist aber in den einschlägigen Gesundheitspostillen wenig zu lesen. Nach wie vor malen Marketingstrategen wie Ernährungsberater lieber das Schreckgespenst der Blutarmut an die Wand. Angeblich reiche profanes Stillen als Ernährung der Babys nicht mehr aus, weil die Muttermilch zu wenig Eisen enthält. Und Eisenmangel macht dumm. Aber gegen diese skandalöse Benachteiligung durch Mutter Natur gibt es jetzt glücklicherweise eisenangereicherte Säuglingsmilch. Welche verunsicherte Mutter wird diese Möglichkeit zur Chancenverbesserung aus der Apotheke oder dem Supermarkt ungenutzt lassen?
Als »Beweis« muss vor allem eine englische Studie herhalten. Darin wurden Flaschenkinder im Alter von 8 Monaten in zwei Gruppen eingeteilt. Die eine erhielt 10 Monate lang Fläschchen mit normaler Kuhmilch, die andere eine mit Eisen angereicherte Formulamilch. Mit Bewegungstests an den 18 bzw. 24 Monate alten Kindern wollten die Forscher nun herausfinden, ob sich die Kinder, die die mit Eisen angereicherte Milch erhalten hatten, besser entwickelt hatten. Zu ihrem Leidwesen gab es praktisch keine Unterschiede zwischen den beiden Gruppen. Dies hielt die Wissenschaftler jedoch nicht davon ab, der Eisenformula einen positiven Effekt auf die Entwicklung der Intelligenz der Kinder zu bescheinigen – also etwas, was sie gar nicht untersucht hatten.
Für Hersteller von Säuglingsmilch gibt es jetzt endlich eine »wissenschaftliche Studie«, mit der sie in der Öffentlichkeit hausieren gehen können. Denn welcher Arzt, welche Ernährungsberaterin macht sich schon die Mühe, die lausige Originalarbeit zu lesen und die Statistik zu prüfen? Das Ergebnis ist umso peinlicher, als zahlreiche andere und solidere Studien längst gezeigt haben, dass gestillte Kinder bei Intelligenztests besser abschneiden als Flaschenkinder, egal wie viel Eisen drin ist. [102, 841, 851]
Ähnlich nachdenklich stimmen zwei andere Berichte. Inzwischen werden in vielen Ländern Lebensmittel mit Vitaminen und/oder Mineralstoffen angereichert, zum Beispiel auch die bei Kindern so beliebten »Frühstückscerealien«. Ein Ärzteteam in Indonesien wollte nun wissen, ob etwa eine Extraportion Eisen wirklich

unschädlich ist. Deshalb erhielt eine Gruppe von 12–18 Monate alten gesunden Kindern jeden Tag eine Eisengabe, die Vergleichsgruppe bekam ein Plazebo. Nach vier Monaten hatten die Kinder mit Eisenzugabe 300 Gramm weniger zugenommen als die Kinder der anderen Gruppe. War das Eisen schuld an den Gedeihstörungen? Bislang gibt es weder eine Erklärung für diese Beobachtung noch weitere Untersuchungen dazu. [852]

Dabei wären Untersuchungen zur Unbedenklichkeit von Eisen dringend notwendig. In einem Leserbrief an das renommierte *British Medical Journal* berichtet ein englisches Autorenteam von seinen Untersuchungen an Säuglingen, die am plötzlichen Kindstod verstorben waren. Bei allen Kindern enthielt die Leber zwei- bis neunmal mehr Eisen als normal. Gleichzeitig hatten sie festgestellt, dass die Formulanahrungen in Ländern, in denen der plötzliche Kindstod seltener vorkommt, weniger Eisen enthalten als in solchen, wo er häufiger ist. [853] Auch diesem Anfangsverdacht ist bislang offenbar niemand nachgegangen. Stattdessen riskiert man weiter Todesfälle und empfiehlt den Eltern lieber, ihre Kinder auf dem Bauch schlafen zu lassen.

Kein Zweifel: Auch heute noch gibt es in Deutschland Blutarmut, Eisenmangel und Eisenstoffwechselstörungen, die einer ärztlichen Behandlung bedürfen. Die Behauptung aber, ein beträchtlicher Teil der Frauen sei »krank«, weil ein willkürlich angesetzter Eisenwert unterschritten wird, ist nicht haltbar. Zugleich sollten tatsächlich niedrige Eisenspiegel nicht zur gedankenlosen Verabreichung von Eisen verleiten, bevor nicht die Ursache, z.B. eine verdeckte Infektion oder eine chronische Entzündung, abgeklärt ist. Auch wenn es vielen Medizinern schwer fallen mag, sich von ihrer rostigen Liebe, den Eisenpräparaten, zu trennen.

Jod – überflüssig wie ein Kropf

Schon im Biologieunterricht lernten wir, dass unsere Schilddrüse Jod braucht, um Schilddrüsenhormone herzustellen. Mangelt es an diesem Spurenelement, vergrößert sich die Drüse und wird zum Kropf. Deswegen müssen wir alle regelmäßig jodreichen Seefisch essen. Und deswegen sollen wir stets jodiertes Kochsalz benutzen, oder zu Wurst, Brot oder Dosenfisch greifen, die extra damit angereichert sind. Gerade wir Deutschen sind besonders vom Mangel bedroht. Warum das so ist, wird von Lehrern und Medizinern mit folgender, »pädagogisch wertvollen« Geschichte erklärt:

Es gab einmal eine Eiszeit. Und weil die gewaltigen Eismassen den jodhaltigen Humus auslaugten und das Jod ins Meer schwemmten, sind Deutschlands Böden arm an Jod. [285, 818] Nur die Norddeutschen sind gut versorgt, denn ihre Speisefische baden seither im jodsalzhaltigen Meerwasser. Dagegen mangelt es allem, was oberhalb der Wasserlinie wächst oder gar von den ausgewaschenen Almen der Alpen stammt, an diesem Spurenelement. Daher kommen die hässlichen oberbayerischen Bergbauernkröpfe. [266]

Aufmerksamen Lesern dürfte jedoch nicht entgangen sein, dass die fruchtbare Humusschicht auf unseren Böden gar nicht aus der Eiszeit stammt, sondern das Ergebnis der landwirtschaftlichen Aktivitäten der letzten Jahrhunderte ist. Auch hörte das Gestein nach der letzten Vereisung nicht auf zu verwittern. Dabei werden aus den Bodenmineralien ständig Jodverbindungen freigesetzt, die dann in die Humusschicht wandern. Auch nehmen die Pflanzen Jod über die Luft auf. [855] Zudem ist das Element, das dem Chlor recht ähnlich ist, bei der Chemischen Industrie beliebt zur Herstellung zahlreicher Produkte wie Desinfektionsmittel, Pharmazeutika oder Futterzusatzstoffe. So gelangt es über Abgase, Abwasser oder Klärschlamm als Schadstoff in die Umwelt. [165]

Ebenso seltsam erscheint, dass der ganzen Nation Verkropfung droht, nur weil die Gletscher das Jod aus den Alpentälern gespült haben sollen. Stammen unsere Lebensmittel etwa aus dem Hochgebirge? Hat denn wirklich niemand bemerkt, dass unsere Lebensmittelindustrie weltweit einkauft, europaweit vermarktet, dass uns die Handelsketten von Flensburg bis Garmisch die gleiche Ware ins Regal legen? Wie können da einzelne »begrenzte Jodmangelgebiete« existieren, wie einige Mediziner behaupten? Da wir nicht in den Hochalpen leben, nehmen wir auch ohne Jodierungsmaßnahmen genug von diesem Spurenelement auf, und zwar schon mit dem Trinkwasser, der Nahrung und mit gewöhnlichem Kochsalz ohne jeden Jodzusatz. [165, 298]

Jod ins Kröpfchen?

Seit die Weltgesundheitsorganisation (WHO) Deutschland zum Jodmangelgebiet erklärt hat, wird unablässig die Werbetrommel fürs Jod gerührt. Auch wenn die WHO die Bundesrepublik (womöglich noch auf deren Bitten) in diese Kategorie aufgenommen hat, so ist sie doch sehr zurückhaltend mit Pauschalempfehlungen. Kritisch werden sogar die üblichen Jodierungsmaßnahmen in so genannten »Jodmangelgebieten« kommentiert [293]:

▷ In den Niederlanden und in Tasmanien traten nach Einführung des schwach jodsalzhaltigen Brotes plötzlich vermehrt Überfunktionen der Schilddrüse auf. [293]

▷ In England und Wales beobachtete man nach Genuss von mit Jod verunreinigter Milch gehäuft Schilddrüsenüberfunktionen. Das Spurenelement stammte einmal aus jodhaltigen Desinfektionsmitteln für das Melkzeug und von jodhaltigen Mineralfuttermitteln. [259, 293]

▷ Im mittleren Westen der USA erhöhte sich die Zahl der jodinduzierten Schilddrüsenüberfunktionen, nachdem dort das Speisesalz mit Jod angereichert worden war. [293]

Die Weltgesundheitsorganisation geht sogar davon aus, dass ein Jodmangelkropf nur dann auftreten kann, wenn man ständig weniger als 50 Mikrogramm des Spurenelements pro Tag aufnimmt. [293] Sogar Jodverfechter wie die Professoren Hötzel, Scriba, Meinhart und Manz bestätigen, dass der Bundesbürger durchschnittlich pro Tag die geforderten 50 Mikrogramm Jod verzehrt. [281, 285]

Nicht viel besser steht es um die Theorie, dass Kröpfe allein durch Jodmangel entstehen. Auch hier muss eine alte Geschichte aus den Bergen zur Begründung herhalten: Im Schweizer Kanton Waadt litten die Menschen, im Gegensatz zu den anderen Eidgenossen, anscheinend niemals an Kröpfen. Schließlich präsentierten die

Experten des Rätsels Lösung: ein Salzfass. Die Waadter bezogen ihr Salz aus der Saline Bex, das etwas mehr Jod enthielt als die Rheinfelder und Schweizerhaller Kristalle der übrigen Schweizer. Findige Mediziner setzten also fürderhin jodiertes Salz ein – und die Kröpfe verschwanden.

Bis heute konnte sich diese schöne Überlieferung vom kropflosen Kanton Waadt halten. Wie ernüchternd muss es für alle Jodsalzverwender sein, jetzt zu erfahren, dass die Geschichte nur eine heitere Mär ist. In Wirklichkeit gab es auch im Waadt immer reichlich Kröpfe. Die Informationen über die angebliche Kropflosigkeit der Waadter stammten aus den Musterungsunterlagen des Militärs. Wenn man Rekruten brauchte, wurden auch kropfige Waadter eingezogen und als »tauglich«, das heißt kropffrei befunden. So kamen auch mal kropffreie Jahrgänge zustande. Mit dem angeblich jodhaltigen Salz der Saline Bex hatten die Musterungsergebnisse herzlich wenig zu tun. [275]

Zur Theorie vom Jodmangel passt außerdem nicht, dass in Dörfern mit vielen Kropfkranken immer einige Familien von den hässlichen Geschwulsten verschont blieben. Ein »kropffreies Haus« konnte direkt neben einem »Kropfhaus« stehen. [275] Diese Erscheinung war den Medizinern so unerklärlich, dass sie gelegentlich sogar »Erdstrahlen« dafür verantwortlich machten. [299]

Ähnlich salopp ging man mit der Wahrheit um, was die heilsame Wirkung des Jods auf den Kropf betraf. Gestatten Sie uns einen Ausflug in die Geschichte der Medizin! Was passierte wirklich nach der Einführung des Jodsalzes in der Schweiz? Die Schilddrüsenvergrößerungen bildeten sich bei Säuglingen, Klein- und Schulkindern ganz oder teilweise zurück. Bei Erwachsenen versagte die Maßnahme auffallend häufig. Viele erkrankten durch das zusätzliche Jod, so dass sogar mehr Kropfoperationen durchgeführt werden mussten. [275] Die gleiche Erfahrung hatte bereits 1859 der Arzt Rilliet von der Pariser Akademie der Wissenschaften berichtet. [830]

Zu Anfang des 20. Jahrhunderts war klar, dass nur ein Teil der Kröpfe durch Jodgaben geheilt werden kann. Doch was steckte hinter den übrigen Kröpfen? Professor Helmut Haubold von der Gesellschaft für Ernährungsbiologie in München war einer der ersten, der Ursachenforschung jenseits der Jodmangeltheorie betrieb. Nach dem Krieg tauchten plötzlich selbst in norddeutschen Küstenstädten und in Gegenden Bayerns, die bis dahin vollkommen kropffrei gewesen waren, dicke Hälse auf. Gleichzeitig beobachtete man, dass die Patienten mit den größten Kröpfen nahezu nachtblind waren. Das gehört aber nicht zu den Symptomen eines Jodmangelkropfs.

Nachtblindheit ist hingegen ein klarer Fingerzeig auf einen Vitamin-A-Mangel. Konnten dadurch auch Kröpfe entstehen? Waren während des Krieges die Vitamin-A-Quellen versiegt? Haubold nahm das Milchfett unter die Lupe, da sich in ihm Vitamin A und seine Vorstufe, das Carotin, aus dem Futter ansammeln. Zu Kriegsbeginn war in Bayern die Herstellung von Butterschmalz verboten worden. Vielleicht litten die oberbayerischen Bauern, die sich im Winter von ihrer carotinarmen Hauptnahrung, nämlich Mehlspeisen und Kohleintöpfen ernähren mussten, unter einem Vitaminmangel?

Doch auch in Gebieten mit reichlichem Milchfettkonsum traten Kropfepidemien auf. [255, 275, 277] Überraschend war, dass Haubold auch hier Vitamin-A-Mangel feststellte. Die Butter, mit der sich diese Menschen ihre Stullen schmierten, war auffallend blass, also arm an gelben Carotinen. Dies erklärte zwar die Kröpfe, nicht aber, weswegen die Milch, aus der diese Butter hergestellt wurde, plötzlich so wenig Carotin enthielt. Das Rätsel war schnell gelöst. Carotin geht vom Futter in die Milch über. Haubold zeigte, dass Butter aus Milch von schattigen Weiden an Nordhängen, aus tiefen Tälern und von nebelreichen Flussufern die niedrigsten Gehalte besaß. Ohne Sonne bildet sich kaum Carotin in den Futterpflanzen. Kein Wunder, dass es bei der Bevölkerung zu Mangelerscheinungen wie Kröpfen kam. [275, 277]

Damit war endlich auch die Ursache für die »Kropfhäuser« der Alpentäler aufgeklärt. Diejenigen Familien, deren Vieh auf den schattigeren Almen weiden musste, waren auch vom Kropf betroffen. Wenn die Nachbarn trotz gleicher Jodversorgung nicht an Schilddrüsenstörungen erkrankten, so lag das einzig und allein daran, dass sie die »besseren«, also sonnigeren Weiden für ihr Milchvieh nutzen konnten.

Andernorts war nicht Lichtarmut, sondern falsche Düngung für die Kröpfe verantwortlich. Durch intensive Jauche- und Mistdüngung verschwanden carotinreiche Futterpflanzen wie der Klee und andere Hülsenfrüchtler von den Weiden. Dafür breiteten sich Korb- und Doldenblütler aus. [255, 274, 275, 277] Sie liefern im Spätsommer und Herbst ein minderwertiges, carotinarmes Heu. Die Arbeitsgruppe um Haubold führte in Bayern die Phosphatdüngung von Wiesen und Weiden ein. Bald nahmen die carotinreichen Futterpflanzen wieder zu, und die Kropfwelle war zu Ende. [275, 276]

Kraut & Rüben: Allzu viel ist ungesund

Dass Jod- oder Vitamin-A-Mangel nur zwei mögliche Ursachen für Kropfepidemien sein können, zeigt die Lektüre medizinischer Fachzeitschriften. So fand man in Finnland, Spanien, der Tschechoslowakei, Jugoslawien und der DDR zwar ebenfalls einen Zusammenhang zwischen Milchkonsum und Kröpfen. [279, 294] Allerdings war hier nicht der Vitamin-A-Gehalt des Milchfetts ausschlaggebend. Einige Kohlgewächse wie der Raps enthalten von Natur aus kropferzeugende Stoffe wie Goitrin oder Thiocyanat. Füttert man Kühen reichlich Raps, so gelangen beide Substanzen schließlich in die Milch. Dadurch kam es in den genannten Ländern zu regelrechten Kropfepidemien. Aber auch in Brokkoli und Blumenkohl stecken diese kropferzeugenden Substanzen. Sie greifen die Schilddrüse gleich von zwei Seiten an: Die Thiocyanate hemmen die Jodaufnahme, so dass die jodhaltigen Hormone nicht mehr hergestellt werden können. Und das Goitrin hemmt die Bildung der Schilddrüsenhormone – auch wenn ausreichend Jod vorhanden ist. [329, 833]
Nicht nur die einseitige Ernährung mit Kohlgewächsen hat es in sich. Auch manche Hülsenfrüchte wie Sojabohnen enthalten von Natur aus kropferzeugende Stoffe, so dass in den U.S.A. sogar Säuglinge, die mit Sojamilch gefüttert wurden, Kröpfe entwickelten. [402, 396] Die Sojabohne beschleunigt die Ausscheidung von Schilddrüsenhormonen, und so kann Hormonmangel

eintreten. Ähnliches bewirken die kropfbildenden Stoffe in Walnüssen, die in Spanien zu einer Kropfepidemie geführt haben. [287]
Eine wichtige Risikogruppe sind Vollwertköstler, deren Lieblingsspeisen reichlich Phytin enthalten. Phytin ist in den Samen vieler Pflanzen enthalten, vor allem in Getreide, Ölpflanzen und Hülsenfrüchten, in denen es für die Keimung notwendige Energie liefert. Phytin bindet aber auch Mineralstoffe, z.B. Zink und Magnesium fest an sich (s. S. 157). Im Tierversuch konnte nachgewiesen werden, dass das Phytin den Zinkspiegel im Körper absenkt. Hierdurch wird aber eine Schilddrüsenunterfunktion ausgelöst. [837] Während sich die WHO in Sachen Jodierung eher zurückhält, rät sie den Wissenschaftlern, ihr Augenmerk zukünftig verstärkt auf natürlich vorkommende, kropferzeugende Substanzen zu legen, die in Grundnahrungsmitteln enthalten sind. [831]

Kropf contra Malaria

Ein Blick in die Tropen zeigt, dass auch hier Nutzpflanzen mit natürlichen Kropferzeugern recht beliebt sind. Für große Kropfepidemien in Nigeria, Zaire und Malaysia beispielsweise ist ein dortiges Grundnahrungsmittel verantwortlich: der Maniok, auch Cassava genannt. Dieses ertragreiche Wolfsmilchgewächs enthält in seinen Knollen beträchtliche Mengen des blausäurehaltigen Linamarins. Damit schützt sich die Pflanze gegen Fraßfeinde.
Aufgrund der Gefährlichkeit von Blausäure wird Maniok im Haushalt vor dem Verzehr aufwendig entgiftet. Dennoch bleibt immer ein wenig im fertigen Maniokmehl zurück. Im Körper wird dieses restliche Gift zu Thiocyanat abgebaut, daher die vielen Kröpfe in vielen Ländern der Dritten Welt. Und genau dies ist offenbar von den Menschen beabsichtigt. Was in Europa bei oberflächlicher Betrachtung nur Unverständnis auslösen würde: die Blausäuredosis, die die Einheimischen im Maniok belassen, hängt offenbar von dem Vorkommen bestimmter

Insekten ab: den Malariamücken. Je größer die Bedrohung durch Malaria, desto nachlässiger wird entgiftet. [856]
Des Rätsels Lösung liegt offenbar – so paradox es klingen mag – in der Schutzwirkung der Blausäure gegen den Erreger der Malaria. Allerdings funktioniert das System nur in Verbindung mit einer in Malariagebieten typischen Erbkrankheit, der Sichelzellanämie. Das ist ein Defekt im Stoffwechsel der roten Blutkörperchen. Gelangt Blausäure ins Blut eines »Sichlers«, dann sterben die Erreger der Malaria in den roten Blutkörperchen ab. Doch auch dem Thiocyanat fällt eine wichtige Rolle zu: Es sorgt für einen Kropf, genauer gesagt für eine hypothyreote Stoffwechsellage, die ihrerseits vor Malaria schützt. [842-844]
Insofern wird in vielen Ländern der Dritten Welt, die von westlichen Ärzten mit Jod beglückt werden, die Zahl der Malariafälle und -toten zunehmen.

Statt Umweltschutz: Jod ins Brot

In Deutschland kennt das *Gros* der Ärzteschaft allerdings nur eine Ursache für Kröpfe: Jodmangel. Und deshalb gehöre Jodsalz in jeden Haushalt und besser noch: Seit 1993 darf Jodsalz jedes Fertig-Lebensmittel würzen – ohne jede Kennzeichnung auf der Verpackung. Seither sich aber herumgesprochen hat, dass ein Metzger, Bäcker und Koch, der Jodsalz ohne Deklaration verwendet, aufgrund des neuen EU-Rechts, der Produkthaftung, für alle gesundheitlichen Schäden aufkommen muss, gibt es seitens des Ministeriums ein »Jodsiegel«. Damit kann der Hersteller den Kunden nach Gutdünken über seine Jodierung doch noch informieren.
Für Jod rühren die Mediziner zusammen mit dem Bundesgesundheitsministerium, dem Arbeitskreis Jodmangel und der Pharmaindustrie kräftig die Werbetrommel. Denn der germanische Jodmangel scheint mit galoppierender Geschwindigkeit zuzunehmen: In den siebziger Jahren litt angeblich nur ein Achtel der Bevölkerung an Schilddrüsenstörungen. [269, 281, 285] Seit den Neunzigern sollen bereits die Hälfte der Deutschen unter einer vergrö-

ßerten Schilddrüse oder unter einem Kropf leiden. [838] Inzwischen sind anscheinend auch die Nordlichter gefährdet, denn jetzt herrscht sogar im meerumschlungenen Schleswig-Holstein Mangel. [271, 281, 292, 818, 838] Ist den Küstenbewohnern der Appetit auf den jodhaltigen Seefisch plötzlich abhanden gekommen?

Nein, es ist alles noch kurioser: Neuerdings leidet auch der Seefisch unter Jodmangel. Deshalb reicht er nicht mehr zur Deckung des einmal beschlossenen Jodbedarfs aus. Die amtliche Begründung klingt nobelpreisverdächtig: Die Jodgehalte der Flossentiere würden je nach Art und Fanggebiet stark schwanken. Es mag angehen, dass Schollen mehr Jod enthalten als Schellfische. Aber wie erklärt sich der Jodmangel in einzelnen Fanggebieten? Die Experten glauben allen Ernstes, dass sich das Jod im Wasser ungleichmäßig verteile. [819, 839] Vielleicht macht es ja Ferien in der Antarktis ...

Klassische Jodmangelkröpfe gibt es allenfalls noch bei Einödbauern in abgelegenen Hochalpentälern. Heutige Schilddrüsenstörungen und Kröpfe entstehen in aller Regel weder durch Jod- noch durch Carotinmangel, insbesondere seit Carotin als Lebensmittelfarbstoff für alles und jedes verwendet wird. Heute deutet viel auf umweltbedingte Schadstoffe hin. Zum Beispiel auf Nitrat. Nitrat hemmt im Körper die Bildung von Vitamin A aus Carotin. [261 272, 279, 280] Durch intensive Düngung sind sowohl die Nitratgehalte im Trinkwasser als auch in Gemüse deutlich erhöht. [257] Dr. Höring vom Bundesgesundheitsamt konnte nachweisen, dass bei Chemnitzer Kindern Schilddrüsenstörungen mit der Nitratbelastung des Trinkwassers zunehmen. [279]

Nimmt man nun zusätzlich Jod ein, wird zwar die Wirkung des Nitrates »maskiert«, nicht jedoch die Ursache bekämpft. Sogar Professor Rolf Großklaus vom Bundesgesundheitsamt nennt Umweltgifte als einen Grund für eine allgemeine Jodierung. [269] Wenn so einem »Arbeitskreis Jodmangel« seine Daseinsberechtigung verschafft wird, erstaunt es, dass es keinen »Arbeitskreis Nitrat« gibt, der sich mit vergleichbaren Finanzmitteln für die Senkung der Nitratgehalte in Trinkwasser und Gemüse engagiert.

Die Liste der Umweltgifte, die die Schilddrüse beeinträchtigen können, ist lang. Dazu gehören manche Pilz-, Insekten- und Unkrautvertilgungsmittel, die berüchtigten polychlorierten Biphenyle

(PCB), Weichmacher, Dioxin, Blei und aromatische Kohlenwasserstoffe. Übrigens vergrößern auch Stoffe aus dem Zigarettenrauch die Schilddrüse. [270, 279, 280, 289, 290, 294-296]

Mittlerweile wird das Jodsalz selbst als eine Ursache von Schilddrüsenstörungen diskutiert. Speisesalz, aber auch Pökelsalz für die Herstellung von Kasseler, Leberkäse, Mettwurst oder Schinken wird jodiert, indem die Salinen Kaliumjodat zufügen. Jeder Chemiker weiß, dass Jodate in Lebensmitteln wie Fleisch leicht Umwandlungen eingehen können. Doch erst Prof. Hubertus Wagner von der Bundesanstalt für Fleischforschung in Kulmbach schaute einmal genauer nach – und wurde fündig. Er wies in Leberkäse, der mit jodiertem Pökelsalz hergestellt wurde, Substanzen nach, die den jodhaltigen Schilddrüsenhormonen verblüffend ähnlich sehen. [821] Vielleicht sollten der »Arbeitskreis Jodmangel« samt dem Ministerium mal der Frage nachgehen, ob das die Zunahme der Kröpfe in Schleswig-Holstein erklären könnte?

Wagner vermutet zudem, dass man solche schilddrüsenhormonartigen Stoffe auch am heimischen Herd erzeugen kann, nämlich durch das simple Würzen fett- oder eiweißhaltiger Speisen mit Jodsalz und ihrem anschließenden Erhitzen, d.h. Braten, Kochen, Grillen, Backen. [821] Über das, was solche Substanzen in dem empfindlichen Hormonhaushalt bewirken können, in dem schon ein millionstel Gramm dieser Botenstoffe eine immense Wirkung entfalten können (man denke nur an die Wechseljahre, in der die Sexualhormone in ein Ungleichgewicht geraten), gibt es keine Auskunft vom Bundesgesundheitsministerium. Laut US-amerikanischen Untersuchungen soll Jodsalz für die sinkende Spermienzahl bei Männern verantwortlich sein. [822]

Und was halten Jodverfechter und der Arbeitskreis Jodmangel selbst vom propagierten Jodsalz? Offenbar nicht viel, wie im Merkblatt Nr. 58, Ausgabe 1994 zu lesen ist: »Leider zeigen die Erfahrungen, dass die Verwendung von Jodsalz im Haushalt, in der gewerblichen Herstellung von Lebensmitteln sowie die Zubereitung von Mahlzeiten in Gaststätten in Hinblick auf die Jodversorgung nicht ausreicht.« [819, 820] Da hilft dann offenbar nur noch eine satte Lage Jodsalz pur aufs Pausenbrot.

Kropf durch Jod

Dass reichliche Jodzufuhr zu Kröpfen führen kann, ist nichts Neues. Untersuchungen von Professor Muros von der Universität Granada zeigen, dass gerade Menschen mit reichlicher Jodzufuhr einen Kropf entwickeln können. [287] Ähnliches beobachtete man in den USA, in China und Japan. [258, 294, 297, 827] Andererseits gibt es extrem jodarme Gegenden, wo der Kropf vollkommen unbekannt ist. [294]

Was passiert, wenn die Jodprophylaxe in der Bundesrepublik Pflicht würde? Berichte aus den verschiedensten Gebieten der Welt zeigten bereits, dass dann Schilddrüsenstörungen zunehmen. Dafür gibt es reichlich Belege. [259, 262, 268, 278, 282, 284, 291, 293, 294, 823-26, 834, 835] Vor allem ältere Menschen sind betroffen, insbesondere dann, wenn sie zeit ihres Lebens an eine geringe Jodaufnahme angepasst waren und nun ständig viel Jod bekommen. [259, 262, 275]

Interessant ist, dass der »Arbeitskreis Jodmangel« dieses Phänomen offenbar nicht als Nachteil wertet. Das Auslösen einer Schilddrüsenüberfunktion wird sogar positiv gesehen, denn »sie kann frühzeitiger erkannt und somit therapiert werden.« [839] Was würden die Experten wohl sagen, wenn man ihnen Rauchen empfehlen würde, damit man den Lungenkrebs auch frühzeitig erkennen und therapieren kann?

Eine ganz andere Frage ist, ob im Einzelfall aus medizinischen Gründen eine Jodgabe angezeigt ist. Dies rechtfertigt aber keinesfalls eine allgemeine Jodierung, nicht zuletzt, weil damit eine genaue Dosierung dieses Arzneimittels unmöglich ist.

Zahlenspiele

Obwohl alle vom Jodmangel sprechen, bleibt gerade die entscheidende Frage offen: Wie viel Jod ist in unserer Nahrung wirklich enthalten? Die Experten haben auf diese Frage nur dürftige Antworten parat. Kein Wunder, noch immer nutzen die Labors oft unbefriedigende, aber billige Bestimmungsmethoden für den Jodgehalt der Lebensmittel. [828, 829] Der gemessene Jodgehalt liegt daher häufig zu niedrig.

Der Einfachheit halber greifen die Verfechter der Jodmangeltheorie lieber zu den viel zitierten Nährwerttabellen, in denen nicht nur die Kalorienzahlen falsch angegeben sind, sondern auch die Jodgehalte. [7] Soweit beispielsweise Milchprodukte auf Jod untersucht wurden, lagen ihre Werte häufig um eine Zehnerpotenz höher [259, 264, 265, 278] als die Nährwerttabellen ausweisen. [7] Das lag vor allem an der Verwendung jodhaltiger Desinfektionsmittel, die in der Landwirtschaft wie der Lebensmittelindustrie so weite Verbreitung gefunden hatten. Aufgrund der exorbitanten Rückstände musste sogar die Lebensmittelüberwachung dagegen einschreiten und dafür sorgen, dass die riskanten jodhaltigen Desinfektionsmittel durch andere harmlosere Mittel ersetzt wurden. Aber von all dem haben die Verfechter der Jodierung wohl noch nie etwas gehört oder gemerkt. [264]

Weil es vielen Experten zu aufwendig ist, den Jodgehalt der einzelnen Mahlzeiten zu messen, um die Gesamtzufuhr zu ermitteln, bestimmen sie lieber die Jodausscheidung des Menschen im Urin. Doch niemand weiß so recht, ob der Gehalt im Urin auch tatsächlich der Aufnahme mit der Nahrung entspricht. [285, 286, 292] Zumindest ein Teil des Jods verschwindet mit dem Kot »durch die Hintertür«. [273] Doch die gemessenen Werte sind so oder so wertlos: Als man unlängst die Messmethoden für Jod im Urin genauer überprüfte, waren die Schwankungsbreiten so hoch, dass die Forscher an ihren eigenen Zahlen zweifelten. [263, 832] Deshalb empfiehlt die WHO, die Methoden zur Diagnostik der Schilddrüsengröße und der Analytik von Jod in Urin sowie Lebensmitteln weiter zu verbessern. [831]

Ist denn Jod wirklich für jeden unschädlich? Die Kritik der WHO an der »offiziell« harmlosen Höchstdosis von einem Milligramm Jod pro Tag ist unüberhörbar. Die WHO moniert, dass die Erfinder dieser Zahl keine einzige Untersuchung benennen, die die Unschädlichkeit ihrer Empfehlung beweist. [293] Ein Milligramm ist übrigens schnell erreicht: Wussten Sie, dass Mineralwasser pro

Liter bis zu einem halben Milligramm Jod enthalten kann?[268] US-Amerikaner sind beim Verzehr bestimmter Fast Foods »ungefähr 4,5 Milligramm Jod pro Mahlzeit« ausgesetzt[742], oder können mit »100 Gramm Brot etwa 0,5 Milligramm Jod« zu sich nehmen.[743] Bei dieser Dosis pro Tag kann aber laut Professor Hans-Jürgen Hapke von der Tierärztlichen Hochschule Hannover bei empfindlichen Personen Jodismus, also eine Jodvergiftung auftreten. »Die Angabe einer Schwellendosis« sei jedoch nicht möglich, da die unterschiedlichen Empfindlichkeiten »möglicherweise auch allergisch bedingt« sein können.[777]

Bereits 1985 wurde von Professor Glöbel von der Universität des Saarlandes berechnet, wie viele Personen in der Bundesrepublik einer erhöhten Jodzufuhr ausgesetzt waren. Sein Resultat: etwa 14 Millionen Betroffene, darunter über 5.000 Fälle von Schilddrüsenüberfunktion und 750 lebensbedrohliche Erkrankungen durch übermäßigen Jodkonsum.[268] Als Quellen für dieses überschüssige Jod werden Arzneimittel, aber auch Milch und Jodsalz genannt. Professor Hans Glatzel hatte für die allgemeine Jodprophylaxe nur noch Spott übrig: Sie »ist überflüssig wie ein Kropf«.[267]

Marmor, Stein und Eisen bricht...

... aber nicht das Vertrauen auf Mineralien in Pillenform. Der Markt boomt. Wollen Sie ernsthaft Mangelzuständen vorbeugen? Hier unser Tip: Meiden Sie derartige Präparate. Die hoch dosierte Zufuhr einzelner Stoffe könnte die Aufnahme anderer Mineralien aus der Nahrung blockieren, die ebenso wichtig für Ihre Gesundheit und Ihr Wohlbefinden sind. Sie erreichen womöglich nur, dass Ihr Mineralstoffhaushalt ins Ungleichgewicht kommt bis hin zu Mangelerscheinungen.[767-769, 777]

Auf welch schwankendem Boden manche Ernährungsempfehlung steht, zeigt der zunächst einleuchtende Rat, bei Knochenschwund (Osteoporose) viel Milch zu trinken. Ihr hoher Calciumgehalt würde der Entkalkung vorbeugen. Wäre diese Logik korrekt, müsste man bei Arterienverkalkung (Arteriosklerose) den Milchkonsum einschränken. Ob Osteoporose oder Arteriosklerose auftritt, hängt nicht allein davon ab, ob wir brav unsere Milch trinken oder sie strikt meiden. Sonst würden Völker, die keine Milch vertragen – und das sind die meisten auf dieser Erde –, allesamt an Osteoporose leiden. Dafür wären sie vor Verkalkung geschützt.

Woher nehmen die Händler von Calciumtabletten eigentlich die Zuversicht, ihr Präparat käme vor allem den Knochen zugute? Was verhilft ihnen zu der Überzeugung, ihre Vitamin- und Mineralstofftabletten würden gegen Alltagsbeschwerden wie Abgespanntheit, Überspanntheit, Fingernägelkauen oder Haarspitzenkatarrh wirken? Bis heute blieben die Propagandisten all dieser hübschen und teuren Wundermittel den Beweis dafür schuldig.

Cholesterin – das Geschäft mit der Angst

Ganz ehrlich: Essen Sie Ihr Frühstücksei noch mit gutem Gewissen? Und wie steht's mit der Butter auf dem Brot, haben Sie die durch die Halbfettpaste aus den Chemielabors der Lebensmittelfirmen ersetzt? Wann hat Ihr Teller das letzte Mal Eisbein, Schinken oder Speck gesehen? Und haben Sie nicht auch Schweineschmalz wegen des Cholesterins gänzlich aus Ihrer Küche verbannt?

Dann wird es Sie vielleicht auch interessieren, dass Sie, nach dem neuesten Stand der Wissenschaft, der Verzicht auf all diese Leckerbissen kein bisschen gesünder gemacht und eher dem Herzinfarkt näher gebracht hat.

Schon seit drei Jahrzehnten wird das Cholesterin als der Schurke gebrandmarkt, der für den Herztod von Millionen von Menschen verantwortlich ist. Ganze Bevölkerungsgruppen werden seither in die kollektive Hysterie getrieben. Das Schreckenswort der »Hypercholesterinämie« geistert in den Alpträumen gesundheitsbewusster Mitmenschen herum. In den USA nimmt der Umgang mit dem Erzfeind Cholesterin immer groteskere Züge an. Nicht nur Käse oder Wurst kauft König Kunde guten Gewissens nur noch in der cholesterinfreien Variante, auch sein Mineralwasser wird als »cholesterinfrei« beworben. Und falls Sie sich dort beim Studium der Frühstückskarte wundern, was wohl »egg-beaters« sind, nun, das ist eine Art Eipampe, aus der das Cholesterin herausextrahiert wurde – der Hit für Gesundheitsbewusste und ein Muss für ein ordentliches Hotel.

In den USA wird bereits gefordert, dass jedes Kind bei der Einschulung auch einem Cholesterintest unterzogen wird, und die amerikanische Gesundheitsbehörde erwägt, dass der Cholesteringehalt auf den einschlägigen Produkten angegeben werden muss. Cholesterin – der Beelzebub für unsere Gesundheit und ein Gift, vor dem gewarnt werden muss wie vor dem Nikotin- und Teergehalt von Zigaretten? Auch bei uns wurde und wird die Cholesterinhysterie kräftig geschürt, denn es gibt eine ganze Industrie, die von der Angst vor der Butterstulle lebt: die Margarinefabriken. Die Botschaft, die wir vernehmen, ist einfach: Butter, Käse und Wurst gefährden die Gesundheit, weil ihr Cholesterin als Risikofaktor in Sachen Herzinfarkt gilt. Und die heutigen Zivilisationskrankheiten – namentlich die Arteriosklerose – seien erst kürzlich vor den Augen der Wissenschaft entstanden. Ausgerechnet durch den seit Jahrtausenden gepflegten Buttergenuss.

Doch wie gefährlich ist das Cholesterin wirklich? Gibt es einen gesicherten Zusammenhang zwischen der Entstehung von Arteriosklerose und erhöhtem Cholesterin im Blut? Und: wie »sauber« sind diese medizinischen Studien überhaupt durchgeführt worden?

Cholesterin – wichtiger als Vitamine

Cholesterin ist keinesfalls – so sehr die Werbung das auch suggerieren mag – ein giftiger Fremdstoff, der über die Nahrung in unseren Körper gelangt. Im Gegenteil: Cholesterin ist ein elementarer Baustein aller Körperzellen und für unseren Stoffwechsel lebenswichtig. Die Nebennieren bestehen, lässt man den Wassergehalt unberücksichtigt, zur Hälfte aus reinem Cholesterin, beim Gehirn sind's etwa 10 bis 20 Prozent. [123] Sogar das angeblich vom Cholesterin gefährdete Herz des Gesunden besteht, ohne Wasser gerechnet, zu etwa 10 Prozent aus purem Cholesterin. [123] Ähnliches gilt für unsere Lungen. Muttermilch enthält sogar doppelt soviel Cholesterin wie Kuhmilch. [137] Das würde ja bedeuten, die Natur wolle damit das Herz des Säuglings schädigen!

Wozu der Körper Cholesterin braucht

In Wirklichkeit können wir ohne Cholesterin gar nicht leben! Cholesterin ...

▷ stabilisiert und schützt die Zellmembranen [129, 164]
▷ schützt die Nerven [165, 168]
▷ ist Ausgangssubstanz für Gallensäuren, die wir zur Fettverdauung brauchen [123]
▷ ist der Grundstoff der meisten Sexualhormone wie Östrogen [117]
▷ liefert die Ausgangssubstanz für unsere Stresshormone [117]
▷ schützt die Haut [165]
▷ wird in der Haut zur Bildung von Vitamin D benötigt [123]
▷ unterstützt das Immunsystem [167]
▷ schützt Diabetiker vor Nierenschäden [166]
▷ verleiht den roten Blutkörperchen die nötige Elastizität [167]
▷ ist wichtig für die Entwicklung des Gehirns von Neugeborenen [101]
▷ verhindert Missbildungen beim Embryo [27, 63, 157].

Cholesterin kommt in den meisten Lebewesen vor, egal ob Bakterien, Pflanzen, Fische oder Säugetiere einschließlich des Menschen. [108] Alle Zellen des menschlichen Körpers können diesen Stoff selbst herstellen. [117] Im Gegensatz zu den Behauptungen mancher Ernährungsmediziner enthalten sogar Pflanzenöle etwas Cholesterin, das als so genanntes gebundenes Cholesterin von der üblichen Analytik nicht miterfasst wird. [124] Deshalb kommt Cholesterin praktisch in allen Lebensmitteln vor, egal ob tierisch oder pflanzlich.

Es gibt wohl kaum ein Spurenelement oder Vitamin, dem wichtigere und vielfältigere Aufgaben als dem Cholesterin zufallen. Und gerade weil das Cholesterin so lebenswichtig ist, verlässt sich der Körper nicht auf eine Zulieferung von außen durch die Nahrung. Er muss und kann diesen Stoff selbst herstellen. Die tägliche Eigenproduktion schwankt bei einem gesunden Menschen zwischen ein und anderthalb Gramm, je nachdem, wie viel gerade benötigt wird. Die Hauptproduktionsstellen sind Leber und Dünndarm. Von dort geht das Cholesterin ins Blut, wo es sofort an Transporteiweiße, die so genannten Lipoproteine, gebunden wird. Mit ihrer Hilfe gelangt das Cholesterin an die Stellen des Körpers, an denen es benötigt wird. Nur ca. 5 Prozent des Cholesterins zirkulieren in unserem Blut, der Rest erfüllt in den Zellen seine lebenserhaltenden Aufgaben. [102, 117, 123]

Unsere tägliche Nahrung enthält im Durchschnitt ein halbes bis ein Gramm Cholesterin, das jedoch nur zu 30–60 Prozent im Dünndarm aufgenommen wird. [117] Wird cholesterinreiche Nahrung angeboten, so produziert der Körper entsprechend weniger. Mit diesem Selbstregulations-Mechanismus sorgt er dafür, dass der Cholesterinspiegel im Blut ernährungsunabhängig immer auf einem individuell gesunden stabilen Niveau bleibt. [102] Kürzlich staunte die medizinische Fachwelt über einen alten Herren, der nachweislich mindestens 15 Jahre lang jeden Tag zwei Dutzend Eier vertilgt hatte. Zur allgemeinen Verwunderung lag sein Cholesterinspiegel ziemlich niedrig, nämlich unter 200 mg % (mg pro 100 ml Blut). [118] Entsprechende Versuche mit jungen Männern ergaben, dass auch ein hoher Eierverzehr keinen Einfluss auf »das Cholesterin« hat. [119] Ähnliches weiß man vom Rindertalg, der nach gängiger Lesart pures Gift fürs Herz sein müsste: gesättigte Fettsäuren und massenweise Cholesterin. Entgegen der Erwartung ändert Rindertalg das Gesamtcholesterin aber nicht oder senkt es sogar. [125, 139, 140]

Alle Diätratschläge zur Senkung des Cholesterinspiegels nutzen daher nichts. Professor Hans Glatzel vom Max-Planck-Institut für Ernährung hatte bereits 1978 »den Eindruck, als sei der Organismus bestrebt, ein individuelles Cholesterinniveau beizubehalten und in der Lage, den cholesterinsenkenden bzw. -steigernden Effekt einer Kostform weitgehend zu kompensieren.« Auffällig ist, dass nach dem Übergang von fettreicher auf fettarme Kost »das Cholesterinniveau zunächst steil absinkt, im Laufe von Wochen und Monaten trotz gleich bleibender Kost aber langsam wieder ansteigt und sich schließlich auf ein Niveau einstellt, das nur wenig unter dem Niveau vor der Kostumstellung liegt.« [103]

Glatzel sollte Recht behalten. So ergab kürzlich eine vom Bundesministerium für Forschung und Technologie finanzierte Studie, dass es keinen Zusammenhang zwischen Nahrungscholesterin und Cholesterinspiegel im Blut gibt. [672] Heute kennt man einen Teil der Rückkopplungsmechanismen, die den Cholesterinspiegel des Körpers auf einem bestimmten Wert halten. [102, 164, 173] Sie lassen Diäten von vornherein aussichtslos erscheinen. Allmählich müssen auch die Mediziner einsehen, dass ihre Ernährungsratschläge weitgehend nutzlos waren, selbst dann, wenn sie von großangelegten Umerziehungskampagnen begleitet wurden. Der Cholesterinspiegel im Blut ließ sich gerademal um 1 bis 4 Prozent senken. [142, 162] Bereits der Messfehler liegt um etliches höher. Er beträgt etwa 30 mg % nach oben oder unten. [131] Zusätzlich unterliegt unser Cholesterinspiegel erheblichen jahreszeitlichen Schwankungen. Im Herbst steigt er um durchschnittlich 20 Prozent an, um im Winter wieder zu sinken. [133]

Tab. 3: Erfolg cholesterinsenkender Maßnahmen in verschiedenen Ländern [162]

Studie*)	Probanden	Art	Dauer	Cholesterin-senkung
Großbritannien (UK Heart-DPP)	1278	Diät	5-6 Jahre	– 0,9 %
Europa (WHO)	1898	Diät	4 Jahre	– 4,0 %
USA (MRFIT)	6424	Diät	6 Jahre	– 2,0 %
Großbritannien (Diet&RT)	982	Diät	2 Jahre	– 3,5 %
Finnland (Nord-Karelien)	2535	Umerziehung	10 Jahre	– 2,0 %
USA (Stanford)	490	Umerziehung	5,5 Jahre	– 0,6 %
Großbritannien (UK Heart-DPP)	5373	Diät & Umerz.	5-6 Jahre	+ 1,0 %
Europa (WHO)	824	Diät & Umerz.	4 Jahre	– 2,1 %
Schweden (Göteborg)	1473	Diät & Umerz.	10 Jahre	– 0,2 %

*) Die Begriffe in Klammern sind die Namen der jeweiligen Studie

Deshalb ist ein pauschaler »Richtwert« von 200 mg % Cholesterin im Blut der bare Unsinn. Jeder Mensch hat, wie gesagt, seinen eigenen Cholesterinwert, den der Körper beizubehalten versucht. Und dieser Wert variiert je nach Alter, Jahreszeit, Hunger, Stress, Geschlecht, körperlicher Aktivität, Tageszeit, Klima, Hormon- und Gesundheitszustand.

Der Internist Professor Hans-Jürgen Holtmeier referierte dazu vor dem Bundesgesundheitsamt: »Die heute postulierte Obergrenze von 200 mg % Serumcholesterin für Erwachsene ist wissenschaftlich unbegründet. Eine solche Grenze gibt es nach der Gaußschen Glockenkurve überhaupt nicht.« (siehe Abb. 1). So ist es absolut normal, wenn eine 55-jährige Frau einen Cholesterinwert von 260 aufweist. Holtmeier ist sogar der Ansicht, dass Gesunde einen Serumcholesterinspiegel unterhalb 300 mg % gar nicht beachten sollten. [105] Der gesunde Erwachsene hat einen durchschnittlichen Pegel von etwa 250 mg % mit starken Abweichungen nach unten und oben. Dies haben betriebsärztliche Untersuchungen an gesunden Arbeitnehmern ergeben. [167]

Viel mehr Augenmerk sollte auf die Risiken niedriger Cholesterinspiegel gelegt werden. Die Medizin hat diese Frage weitgehend vernachlässigt, was bei der immensen biologischen Bedeutung des Cholesterins befremdet. Zunächst fällt bei medizinischen Studien auf, dass der angeblich so vorteilhafte niedrige Cholesterinspiegel mit einer erhöhten Krebsrate einhergeht. [134, 177-181, 224] Auch andere gesundheitliche Probleme stehen mit niedrigen Cholesterinwerten in Verbindung: insbesondere geistige Behinderungen, Leberkrankheiten, Blutarmut und AIDS. Es fällt auf, dass immer Organe mit hohem Cholesterinbedarf betroffen sind. [121, 132, 141]

Untersuchungen in diversen Krankenhäusern ergaben, dass die Überlebenschance der Patienten mit dem Cholesterin im Blut zusammenhängt. Hatten Kranke Werte unter 150 mg % Cholesterin, so verstarben zwei von drei, während bei erhöhten Cholesterinwerten die meisten wieder gesund wurden. [121] Auch in einem französischen Altersheim bestätigte eine Studie, dass alte Menschen mit viel Cholesterin im Blut länger lebten als solche mit besonders »günstigen« Werten. [122] Bei all diesen Untersuchungen

Abb. 1: Normalverteilung von Cholesterin bei gesunden Arbeitnehmern [167]

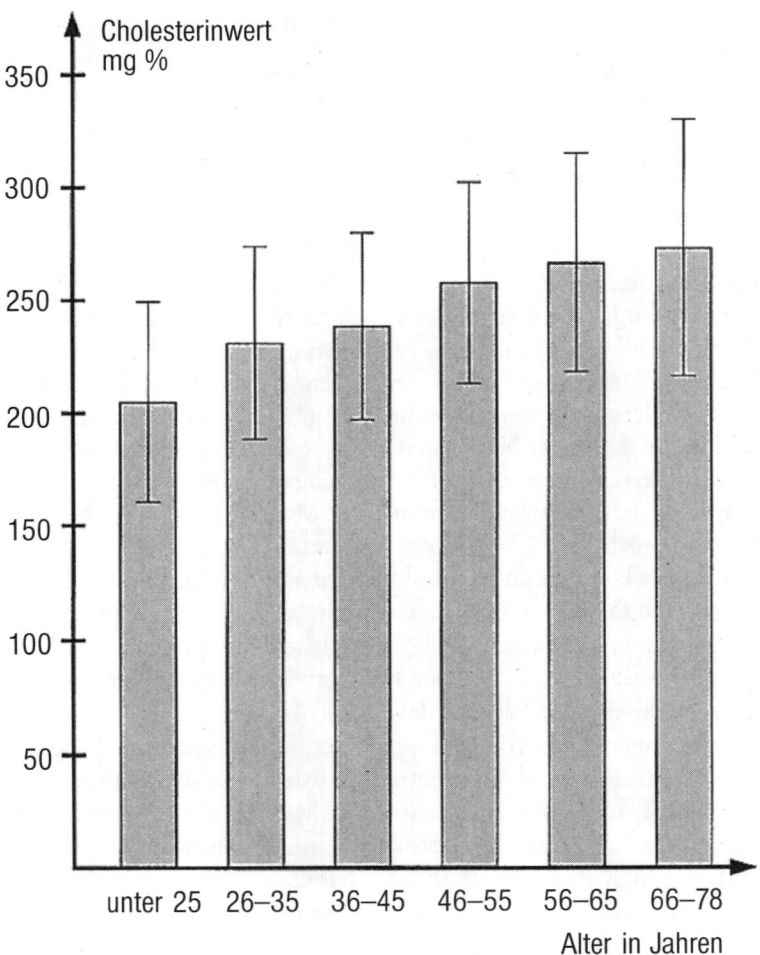

handelt es sich, genau wie bei den Studien, die das Cholesterin verurteilen, um reine Korrelationen, das heißt, es muss kein ursächlicher Zusammenhang bestehen. So vermag auch niemand bisher zu sagen, ob der niedrige Cholesterinspiegel eine Ursache oder die Folge dieser Erkrankungen ist.

Tricks im Dienste der Wissenschaft

Die Verteufelung des Cholesterins ist der Erfolg einer einzigartigen Verunsicherungs-Kampagne, die in der Geschichte der Medizin ihresgleichen sucht. Begonnen hat alles im zaristischen Russland vor über 80 Jahren. Die so genannte »russische Schule« verfütterte damals große Mengen Eigelb und Hirn an Kaninchen, die daraufhin Veränderungen an den Arterien zeigten, die der menschlichen Arteriosklerose glichen. [120] Nur: Kaninchen sind Pflanzenfresser und können in freier Natur niemals an solche absonderlichen Mengen Cholesterin geraten. Außerdem reagieren sie bis zu 3.000fach empfindlicher auf Cholesterin als der Mensch. Man hat die Tiere also regelrecht mit Cholesterin vergiftet. [105]

Professor Hans Kaunitz, Pathologe an der Columbia-Universität in New York, fasst die Fütterungsversuche an Tieren mit Cholesterin so zusammen: »Keine unter normalen Bedingungen lebende Tiergattung einschließlich der Primaten entwickelte Gefäßveränderungen, die der Arteriosklerose des Menschen glichen. Wenn manche Tiergattungen mit völlig unphysiologischen cholesterinreichen Diäten gefüttert werden, so entwickeln sie Gewebsveränderungen, einschließlich solchen in den Arterien. Manche dieser Veränderungen mögen ... denen des Menschen ähnlich sein, was bei der limitierten Fähigkeit einer Arterie auf Schädigungen zu reagieren, nicht verwunderlich ist. Das Gesamtbild ist jedoch bei Tieren so verschieden, ... daß die ›experimentelle Arteriosklerose‹ kausale Schlüsse bezüglich der menschlichen kaum zuläßt.« [100]

Weil aber auf Teufel komm raus untersucht werden sollte, wie Arteriosklerose entsteht und zu behandeln ist, lösten findige Mediziner dieses Problem auf perfide Weise: So müssen seither Hunde auf den Operationstisch, denen man die Herzgefäße enger näht, damit ein künstlicher Infarkt entsteht. [220, 221] Oder man führte Sonden in die Herzen der Tiere ein, die mechanisch oder elektrisch die Gefäßwände schädigen, um so ein der Arteriosklerose ähnliches Krankheitsbild zu erzeugen. [219, 221] Das Ergebnis ist ein qualvolles Verenden der Tiere für Versuche mit fragwürdiger Aussagekraft. Doch das sind nicht die einzigen Versuchskaninchen: Tausende von Menschen in aller Herren Länder sind für die verschiedensten Forschungsprojekte zum Thema Fettverzehr und Herzerkrankungen untersucht, befragt, angezapft und beobachtet worden. Keine dieser Studien konnte bisher beweisen, dass ein erhöhtes Serumcholesterin Ursache für Arteriosklerose und Herzinfarkt ist.

Es mag sein, dass sich ab einem Cholesterinwert von etwa 300 mg% das Risiko für einen Herzinfarkt erhöht, aber auch das ist eine reine Korrelation! Ein ursächlicher Zusammenhang lässt sich damit ebenso wenig begründen wie zwischen den sinkenden Storchbeständen und dem Rückgang der Geburtenrate. Professor Hans Kaunitz vermutete sogar, dass Cholesterin ein Schutzfaktor gegen Herzinfarkt sei und vom Körper deshalb vorsorglich erhöht werde. [143] Man würde den Menschen mit einer Cholesterin-Senkung also einen Bärendienst erweisen.

Neben den Fütterungsversuchen an Kaninchen gelten Untersuchungen über den Zusammenhang zwischen Fettverzehr und Herzinfarkt in den verschiedensten Staaten dieser Welt als Kardinalbeweis für einen ursächlichen Zusammenhang. Sieht man etwas genauer hin, erkennt man schnell den Trick: Menschen in Entwicklungsländern haben stets weniger Fett zu essen und erleiden weniger Herzinfarkte als die Bewohner der meisten Industrieländer, weil sie vorher an etwas anderem sterben. Das beweist aber noch rein gar nichts. Denn Entwicklungsländer unterscheiden sich in vielerlei Hinsicht von unseren satten Industriegesellschaften. Die gleiche Korrelation ergibt sich auch mit der Zahl der Autos, dem verkauften Dosenfutter für Hunde oder dem Besitz von Fernsehgeräten. [126] Dass Fernsehgucken den Cholesterinspiegel massiv nach oben treibt, ist übrigens sogar wissenschaftlich belegt. Je länger Kinder vor der Glotze sitzen, desto höher ist ihr Cholesterin. Dabei übertraf Fernsehen ganz klar die vermuteten Risikofaktoren

»Ernährung«, »sitzende Lebensweise« oder »familiäre Vorbelastung«. [127]

Im Übrigen sind die Zahlen, die bei hohen Cholesterinwerten eine Zunahme von Herzinfarkten beweisen sollen, wenig vertrauenswürdig. Es handelt sich um so genannte Totenscheinstatistiken. Infarkt ist eine beliebte Verlegenheitsdiagnose. Hinzu kommt, dass je nach diagnostischen Möglichkeiten andere Krankheiten zur koronaren Herzkrankheit umdefiniert werden, die bisher nicht dazu gezählt wurden. [128] Dies geschah nicht nur in den USA, sondern auch in Deutschland. Nach der Vereinigung Deutschlands trat in den neuen Bundesländern ein dramatischer Anstieg der Infarkte auf. [144] Der Grund: Der Westen ordnete beim Ausstellen der Totenscheine viel mehr Todesursachen pauschal dem Herzinfarkt zu als der Osten. Nach der Wende musste der Osten die West-Klassifizierung übernehmen. Glatzel verwies schon vor mehr als 20 Jahren darauf, dass sich die Zahl der Herzerkrankungen seit 1920 insgesamt kaum geändert hat. Das, was heute als koronare Herzerkrankung bezeichnet wird, hieß früher nur anders: nämlich chronische Herzmuskelkrankheit. [103]

Die Datenbasis: Totenscheinlyrik

Diagnosen auf Totenscheinen sind das wesentliche Beweismittel für den Anstieg der Infarkte. Ihr wissenschaftlicher Informationsgehalt gleicht geblümtem Toilettenpapier. Professor Glatzel spottet: »Niemand weiß, wie viele Tote ... genau untersucht worden sind, wie viele Totenscheine der Arzt aus Mangel an Zeit oder Unlust an Formularen unvollständig oder unrichtig ausgefüllt hat ...«. [103]
Glatzel zitiert ein deutsches Gesundheitsamt zum Thema Statistiken mit den Worten: »Wie es damit bei unserer Todesursachenstatistik steht, weiß jeder, der sich auch nur flüchtig damit befaßt. Für die Analyse der Todesursachen in ganzer Breite hat sie heute keine große Bedeutung mehr.« [103] In den USA wur-

den einmal die Totenscheine daraufhin abgeklopft, inwieweit sie überhaupt auf brauchbaren oder glaubwürdigen Diagnosen beruhen. Im Ergebnis befürchtet man, dass etwa ein bis zwei von drei Diagnosen falsch sind: Der Totenschein »kann als Informationsquelle für die Todesursache ein nichtssagendes Dokument sein«. [182] Die angebliche Zunahme von koronaren Herzkrankheiten sei weniger eindrucksvoll, als behauptet wird. [130]

Selbst die Herausgeber des Mediziner-Fachblattes *New England Journal of Medicine* halten den »Herzinfarkt« für eine bequeme Verlegenheitsdiagnose: »Diagnosen ändern sich mit dem medizinischen Wissen, aber auch mit der Mode. Vor 150 Jahren stand in den Sterberegistern in New England (USA) oft niemand, der an einer Herzkrankheit gestorben war. Die Todesfälle dieser Art verbargen sich hinter der Bezeichnung Wassersucht, Asthma, Bettlägerigkeit oder hohes Alter.« [130]

Glatzel: »Die Ärzte einer amerikanischen Universitätsklinik hatten den Mut, zuzugeben, ihre klinische Diagnose Myokardinfarkt habe in weniger als der Hälfte der Fälle mit dem Sektionsbefund übereingestimmt, und im gleichen Sinne haben sich andere Kliniker ausgesprochen.« [103] Mal sehen, wann sich hierzulande diese Einsicht durchsetzt.

Wie bringt man es zustande, dass dem flüchtigen Leser medizinischer Fachblätter diese Zusammenhänge verborgen bleiben? Das versuchte 1992 der schwedische Wissenschaftler Uffe Ravnskov zu klären. [109] Er prüfte, wie oft positive und wie oft negative Befunde von der Fachwelt zitiert wurden. Grundlage war der »Science Citation Index«. Dieser dient der Befriedigung der Eitelkeit unserer Wissenschaftler. Denn über den sozialen Rang unter den Kollegen entscheidet, wie oft die eigenen Studien von anderen zitiert wurden. Wen man nicht mag, straft man durch Nichterwähnung im Quellenverzeichnis. Das mühselige Auszählen obliegt einem Computer, der weltweit alle wichtigen Fachzeitschriften darauf analysiert, wie oft welcher Forscher von seinen Kollegen zitiert wird.

Ravnskov kommt zu folgenden Resultaten: Studien, die die Cholesterinverteufelung unterstützen, wurden sechsmal häufiger zitiert als kritische. Studien, die nicht ins Bild passten, »wurden nach 1970 nicht mehr zitiert, obwohl ihre Anzahl etwa gleich groß war, wie die der Befürworter«. Alle Studien, egal ob von Befürwortern oder Gegnern, ergaben gleichermaßen, dass die Senkung des Serumcholesterins die Zahl der Herzinfarkte kaum und die Lebenserwartung gar nicht beeinflusste. [109]

Wie dann die Ergebnisse gescheiterter Studien dennoch für das medizinische Fachpublikum »aufbereitet« werden, zeigt die berühmte Nord-Karelien-Studie, die als Kardinalbeweis in die Medizingeschichte einging. Finnland gehört zu den Ländern mit den höchsten Raten an koronaren Herzkrankheiten. Seine Provinz Nord-Karelien ist weltweit Spitzenreiter. Als Risikofaktoren gelten dort Rauchen, hohes Cholesterin und Bluthochdruck. Und diesen Risiken wurde in Nord-Karelien mit einer großen Kampagne zu Leibe gerückt. Als Vergleichsgruppe diente die ebenfalls vom Herzinfarkt betroffene Nachbarprovinz Kuopio. [254]

Im Laufe der Jahre beobachtete man in Nord-Karelien tatsächlich weniger Herzinfarkt-Tote. Der Triumph wurde gebührend gefeiert. Der Öffentlichkeit verschwieg man jedoch das Ergebnis der Vergleichsgruppe aus Kuopio. Die Menschen dort rauchten, aßen und tranken unbekümmert wie zuvor. Ihr Cholesterinspiegel blieb wo er war. Die Zahl der Herzkreislauf-Toten sank dort aber noch stärker als in Nord-Karelien. Die Selbstkasteiung der Nord-Karelier dürfte demnach überflüssig, wenn nicht gar schädlich gewesen sein. [214]

Oxycholesterin – der wahre Schurke

Erst mit einem unbeabsichtigten Kunstgriff war es Medizinern gelungen, den vermeintlichen Zusammenhang zwischen Cholesterin und Herzinfarkt zu konstruieren. Die Fütterungsversuche wurden gar nicht mit reinem, sondern oxidiertem Cholesterin durchgeführt. Der kleine Unterschied ist gravierend.

Während es mit reinem Cholesterin so gut wie unmöglich ist, die typischen Veränderungen der Arterien zu erzielen, gelingt dies mit Cholesterin, das einige Zeit direkt der Luft ausgesetzt war, umso leichter. [146] Bei solchen Experimenten wird das Cholesterin in einem Lösungsmittel auf das Futter der Versuchstiere aufgesprüht und danach das Lösungsmittel verdampft. Gerade dies ist eine ideale Methode zur Bildung von Oxycholesterinen. [218] Offenbar war dies den Experten nicht geläufig, obwohl diese Veränderung seit der Jahrhundertwende in der Fachliteratur dokumentiert ist. [193]

Der Schweizer Professor H. Mohler ist nach Auswertung der vorliegenden Tierversuche überzeugt, dass »auch oxidiertes Cholesterin an die Tiere abgegeben wurde«, also fälschlicherweise die schädliche Variante des Cholesterins. [145] Oxycholesterin löst bei regelmäßiger Zufütterung von geringen Mengen all jene Veränderungen aus, die zu Arteriosklerose und Herzinfarkt führen; ein Effekt, der im Tierversuch genauso funktioniert wie an menschlichen Zellen. [184, 185, 191, 217]

Es gibt genügend Belege dafür, dass Oxycholesterin aus der Nahrung unverändert ins Blut strömt und damit in alle Zellen des Körpers gelangen kann. [191] So findet man es in vielen menschlichen Geweben wie Arterien, Blut oder Leber wieder. [185]

Professor Fred Kummerow von der Universität Illinois hält heute die Oxycholesterin-Hypothese, für »eine der wichtigsten Vorstellungen, die die Entwicklung der Arteriosklerose erklären«. [184] Bei Lichte besehen hat diese Erkenntnis weit reichende Folgen. Denn bei der industriellen Verarbeitung von Lebensmitteln, wie etwa der Herstellung oder Lagerung von Eipulver, Milchpulver, Sprühfetten oder vorgeraspeltem Parmesan wird ein Teil des natürlichen Cholesterins in Oxycholesterin umgewandelt. [146, 185, 187, 189] Vor allem dann, wenn bei der Sprühtrocknung mit Luft gearbeitet wird. Zahlreiche Fertigprodukte wie Puddingpulver, Mikrowellenmenüs, Mayonnaisen, Nudeln oder Eiskrem enthalten heute statt frischer Eier getrocknetes Eipulver, weil das leichter zu verarbeiten und außerdem billiger ist. Die Oxycholesterin-Gehalte, die in manch einem Produkt nachgewiesen wurden, lagen höher als die Mengen, die in vielen Tierversuchen arteriosklerotische Veränderungen auslösten. [185]

Woher kommt eigentlich der Wert von 200 mg %, auf den Ärzte und Patienten starren wie das Kaninchen auf die Schlange? Der Wert beruht auf der Ansicht, dass unter 160 mg % Gesamtcholesterin koronare Herzkrankheiten seltener vorkommen, aber ab 220 mg % das Krankheitsrisiko linear ansteigen soll. [105] Ginge es nach diesen Empfehlungen, so wären z. B. bei den 50-59-Jährigen 84 Prozent der Männer und 93 Prozent der Frauen behandlungsbedürftig. [170] Das würde einen Großteil unserer Bevölkerung zu Patienten machen, zum Vorteil von Ärzten, Pharmafirmen und Diätwirtschaft.

Wäre es da nicht ehrlicher, zuzugeben, dass es, so lange die Wissenschaft noch so wenig über die Zusammenhänge zwischen Fettverzehr, Cholesterin und Herzerkrankungen weiß, sinnvoller wäre, keine Ernährungsratschläge zu geben, um die Bevölkerung nicht weiter zu verunsichern? Schließlich können auch die Ängste, die dadurch erzeugt werden, zu ernsthaften Erkrankungen führen. Inzwischen diagnostizieren die Mediziner zunehmend »Herzphobien«. [172] Sie äußern sich in der Überzeugung der Patienten, herzkrank zu sein, in wiederkehrenden Anfällen von Herzrasen, verbunden mit der panischen Angst, sterben zu müssen.

Schon vor Jahren gestand der Heidelberger Internist Professor Schettler ein: »Was hier unter dem Siegel ›Wissenschaft‹ zum Zwecke eindeutiger Werbung veröffentlicht und verteilt wird, ist grotesk. So lange Verkaufsorganisationen bestimmen, was wissenschaftlich relevant ist, braucht man sich über die Verunsicherung von Ärzten und Patienten sowie der gesamten Öffentlichkeit nicht zu wundern.« [107] Sogar Ancel Keys, der Schöpfer der Fett-Arteriosklerose-Herzinfarkt-Theorie gab 1970 zurückhaltend zu, dass »keine signifikanten Zusammenhänge zwischen der Ernährung und dem Cholesterinblutwert einerseits und dem Auftreten von koronaren Herzerkrankungen andererseits gefunden wurden«. [135] Und die *Süddeutsche Zeitung* schrieb am 7./8. März 1987 zur Glaubwürdigkeit dieser Wissenschaft: »Die Margarineindustrie muß sich heute nachsagen lassen, sie habe weite Teile der etablierten Ernährungswissenschaft schlicht gekauft.«

Abgrund Cholesterinsenkung

Es ist ärgerlich, dass all diese Tatsachen und Erkenntnisse von den meisten deutschsprachigen Ärzten, Ernährungswissenschaftlern und Diätetikern bis heute ignoriert werden. So startete 1990 das *Deutsche Ärzteblatt* eine »Nationale Cholesterin-Initiative«. In dieser wird kurioserweise festgestellt: »Bei der überwiegenden Zahl der Bürger sind Fettstoffwechselstörungen durch Faktoren der Lebensweise, insbesondere eine fett- und cholesterinreiche Ernährung bedingt und werden erst im Erwachsenenalter manifest. ... Cholesterinwerte über 180 mg/dl vor dem 30. Lebensjahr und über 200 mg/dl nach dem 30. Lebensjahr bedürfen der ärztlichen Aufmerksamkeit.« Und: »... deutliche Erhöhungen ... erfordern sehr oft eine zusätzliche medikamentöse Therapie«. [170]

Hier wird nun endgültig klar, woher der Wind weht, denn die Cholesterinangst ist längst nicht nur ein lukratives Geschäft für die Margarineindustrie, sondern auch für Pharmafirmen, die ihre Lipidsenker an den vermeintlichen Patienten bringen wollen. Und dabei gehen sie recht clever vor. So ergab zum Beispiel eine Untersuchung über einen Lipidsenker, die so genannte Helsinki-Studie mit über 4.000 Teilnehmern, dass von den Behandelten sechs am Herzinfarkt starben, in der beinahe gleich großen Gruppe der Nichtbehandelten gerade mal acht Patienten. [171] Alles in allem ein zweifelhaftes, im Sprachgebrauch der Mediziner »nicht signifikantes Ergebnis«. Nicht jedoch für die Industrie, die, wie Professor Holtmeier bemerkt, zu der erstaunlichen Aussage kam, dass es dank dieses Lipidsenkers 34 Prozent weniger Herzinfarkte gegeben habe. [105]

»Die unkritische Verschreibung von Lipidsenkern durch Ärzte der BRD hat 1990«, so Holtmeier, »zu einem Umsatz der Pharmaindustrie von 621,9 Millionen DM an einigen wenigen Lipidsenkern geführt ...«. [105] Auffallend ist, dass diese Lipidsenker vor allem Personen verordnet werden, die 60 Jahre und älter sind, eine Altersstufe, in welcher die Höhe des Cholesterinspiegels nicht einmal mehr statistisch mit dem Infarktrisiko korreliert. [138, 190]

Zeigen die bisher durchgeführten Studien mit solchen Medikamenten wenigstens, dass die Einnahme dieser Pillen unser Leben verlängert oder die Krankheit lebenswerter macht? Wohl kaum: Menschen, die Lipidsenker einnehmen, können dafür – so legen groß angelegte Versuche an Patienten nahe – an wesentlich schlimmeren Erkrankungen wie Krebs oder Entzündungen der Bauchspeicheldrüse sterben. [134, 147] Präparate auf Fibrat-Basis, die den Markt beherrschen, haben sich im Tierversuch als leberschädigend erwiesen. [194, 668] Als Nebenwirkungen werden Kopfschmerzen, Schwindel, Essstörungen, Impotenz, Gallensteine und Nierenversagen genannt. [190, 194] Über Clofibrat, ein häufig verordnetes Mittel, das chemisch nahe mit verbreiteten Pflanzenschutzmitteln verwandt ist, berichtet ein pharmakologisches Standardwerk, dass »Mäuse und Ratten durch die Gabe hoher Dosen Clofibrat häufiger gut- und bösartige Lebertumore bekamen«. [194] »Eine von der Weltgesundheitsorganisation vorgenommene Massenerprobung der cholesterinsenkenden Effekte von Clofibrat« heißt es im *Arzneimittel-Telegramm*, einem Informationsdienst für Ärzte, »endete mit der Erkenntnis der Nutzlosigkeit des Lipidsenkers«. [705, 700] Auch bei anderen Lipidsenkern wird von der Fachwelt der fragliche Therapieerfolg bemängelt. [190] Das hat sich inzwischen bei den niedergelassenen Ärzten herumgesprochen. Der Absatz von Lipidsenkern ist deutlich zurückgegangen. [223]

Dass Cholesterinsenker offenbar auch Auswirkungen auf die Psyche haben, ist nicht verwunderlich, denn Cholesterin beeinflusst unser Seelenleben. Zu niedrige Cholesterinwerte im Blut machen depressiv und aggressiv, die Selbstmordrate steigt mit sinkenden Cholesterinpegeln. [111, 176] Besonders Frauen sollten mit der Einnahme dieser Medikamente vorsichtig sein. Eine Untersuchung an Frauen während der Menstruation brachte folgendes Ergebnis: Frauen, die an ihren »Tagen« wenig Fett zu sich nahmen, fühlten sich gereizt, niedergeschlagen und zogen sich zurück. [112] Ihnen fehlte der Nervenbalsam – also Fett –, der seelische Belastungen mindert.

Heute vermutet man, dass Fette und Cholesterin eine wichtige Funktion für das seelische Gleichgewicht haben. Und man hat schon herausgefunden, wie das funktionieren könnte: Tierversuche zeigen, dass ein niedriger Cholesterinspiegel im Blut offenbar den Gehalt an Serotonin im Gehirn senkt. [176] Serotonin ist ein Botenstoff, der unsere Stimmungslage beeinflusst. Viel Serotonin macht ausgeglichen, ein Mangel macht depressiv bzw. verhindert, dass aggressives Verhalten unterdrückt wird. Eine gewaltsame Senkung des Cholesterinspiegels begünstigt offenbar aggressive und selbstzerstörerische Verhaltensweisen.

Die Kampagne der Pharmaindustrie scheint hier bei der Ärzteschaft auf fruchtbaren und unkritischen Boden gefallen zu sein. Doch die Zahl der Verschreibungkritiker wächst zusehends. So fordern einige Mediziner schon ein Moratorium für Cholesterinsenker. [113] Und selbst im *Deutschen Ärzteblatt* kann man folgende Kritik an der Schulmedizin lesen: »Wir wollen hier keinesfalls gegen Präventionsmaßnahmen Stellung nehmen, sofern diese sinnvoll, überzeugend und jenseits privater oder wirtschaftlicher Interessengruppen sind. Mit Sorge sehen wir jedoch die zunehmende Verordnung von Lipidsenkern. Eindeutig ist dies die Konsequenz überzogener und undifferenzierter Therapieempfehlungen.« Resümee: ».. . bis heute ist der Nutzen einer Cholesterinsenkung nicht einwandfrei belegt. Eine Abnahme der Mortalität konnte weder mit einer cholesterinsenkenden Diät noch mit Lipidsenkern erreicht werden.« [114]

Doch bis diese Erkenntnisse in den Arztpraxen angekommen sind, werden Jahre vergehen. Jahre, in denen Millionen Patienten ihr Blut sinnlosen Untersuchungen opfern; Jahre, in denen sich Laborärzte mit den teuren HDL/LDL-Bestimmungen eine goldene Nase verdienen und Jahre, die die Krankenkassen und damit die Allgemeinheit Millionen kosten.

Freispruch für einen Unschuldigen

Alles in allem bleibt die unglaubliche Cholesteringeschichte ein gutes Beispiel dafür, wie mit der Angst der Menschen vor Krankheit und Tod Geschäfte gemacht werden. Wer zählt die Milliarden, die von Pharma- und Margarineindustrie in den letzten Jahren erwirtschaftet wurden? Erwirtschaftet auf dem Rücken der Menschen, die sich mit Diäten, Lipidsenkern und Ängsten um ihre Lebensfreude und womöglich gar um ihre Gesundheit brachten?

Die Mängel der Cholesterintheorie sind so augenfällig, dass sie auch für einen schwerbeschäftigten Mediziner oder Ernährungswissenschaftler wenn schon nicht auf den ersten, so doch spätestens auf den zweiten Blick erkennbar gewesen wären. Egal wo man hinschaut: Nichts passt in der gängigen Theorie zusammen. Die Franzosen konsumieren ziemlich viel tierisches Fett und haben mit am wenigsten koronare Herzkrankheiten. [159] In Japan kam es in den letzten Jahren zu einem Anstieg der Cholesterinwerte. Gleichzeitig sank die Infarktrate. [160] Die wohl größte Gesundheitsstudie wurde unlängst in China unternommen. Dabei fand man keinerlei Zusammenhang zwischen Herzerkrankungen und dem Verzehr tierischer Lebensmittel. Im Gegenteil: Völlig unerwartet erwies sich der Weizen als wichtigster Risikofaktor aus der Küche. [156] Aber auch das sind wieder nur Korrelationen.

Auch ein Blick in die Küche des Mittelmeers hätte geholfen, die Augen zu öffnen. Alle Kulturen ringsherum schätzen seit Jahrtausenden ihr Olivenöl. Nicht nur in der Türkei oder in Griechenland schwimmen die Speisen im Öl. Ausgerechnet diese fette Küche ist gesund fürs Herz. [192, 197] Unseren Experten scheint entgangen zu sein, dass das Olivenöl eigentlich jeglichen Ernährungsempfehlungen spottet: Ihm fehlen gerade die mehrfach ungesättigten Fettsäuren, die doch die einzig anerkannte Versicherung gegen den Herzinfarkt sein sollen. [158] Noch vor fünf Jahren warnten die Experten vor den einfach ungesättigten Fettsäuren des Olivenöls. Und weil nach der Theorie einzig und allein die Fettsäuren über das Infarktrisiko entscheiden, wurden die bislang ungesunden Fettsäuren im Olivenöl einfach für gesund erklärt! Pech gehabt, wer sich in der Vergangenheit auf das Urteil der Experten verlassen hatte.

Aber wer weiß, vielleicht schützen auch die einfach ungesättigten Fettsäuren gar nicht das Herz? Plausibler erscheint ein ganz anderer Faktor: Olivenöl enthält Oleuropein. Es gehört zur Stoffklasse der Iridoide, die auch in vielen Heilkräutern vorkommen, wie in Baldrian, Augentrost oder Enzian. Bereits 1972 hatte Professor V. Petkov aus Sofia herausgefunden, dass bereits die geringe Menge von 10 Milligramm Oleuropein pro Kilogramm Körpergewicht den Blutdruck von Versuchshunden um 60 Prozent senkte! Die Substanz fördert die Durchblutung des Herzens, erweitert die Herzkranzgefäße, beseitigt Herzrhythmusstörungen und wirkt zudem krampflösend. [175]

Oleuropein ist eine sehr reaktive Substanz, die sich in eine ganze Palette weiterer Wirkstoffe wie Ligstrosid, Verbascosid oder Dihydroxyphenylethanol (DPE) umwandeln lässt. Letzteres gilt mittlerweile ebenfalls als Kandidat für die positiven Effekte des Olivenöls. [186] Dennoch wurde dieser erfolgversprechende Weg nicht weiter beschritten. Wahrscheinlich beruht das Desinteresse darauf, dass sich die Wirkstoffe der Olive nicht in der üblichen Weise kommerziell nutzen lassen: Oleuropein- oder DPE-Tabletten wären allenfalls ein Konkurrent für den boomenden Markt teurer Herzmittel. Außerdem finden sich diese Stoffe genau genommen in jeder Flasche guten Olivenöls.

Aber weniger die Pharmaindustrie, eine ganz andere Interessengruppe muss diese Erkenntnisse fürchten: die Fettwirtschaft. Denn Begleitstoffe wie Oleuropein finden sich nur in traditionell hergestellten, nicht aber in raffinierten Ölen. Die Fettwirtschaft, egal ob sie Pflanzenöle oder Margarine verkauft, ist auf raffinierte Öle angewiesen. Ohne Raffination keine Margarine – auch nicht im Reformhaus oder Bioladen. Dabei werden zwangsläufig praktisch alle Begleitstoffe entfernt. Sollten sich diese Begleitstoffe als entscheidende Modulatoren der Fettwirkung erweisen, trifft es die Fettwirtschaft am Lebensnerv. Wer also diesen Markt behalten will, tut gut daran, das medizinische Publikum mit Fettsäure-Hypothesen abzulenken. Andererseits ist nicht auszuschließen, dass in diesen Ländern einfach eine andere Ursache, ein anderer Auslöser dieser Erkrankungen fehlt: Diätmargarine stößt im Mittelmeerraum auf wenig Gegenliebe. Vielleicht sind gerade deshalb die Herzen dort so gesund?

Kiefernspäne fürs Fettnäpfchen

Unsere Margarineindustrie hat inzwischen ihre Hausaufgaben gemacht und mischt, um die Kundschaft bei der Stange zu halten, allerlei » Gesundes« in den Becher. Vom Olivenöl, Vitaminen, Joghurtkulturen bis zum neuesten Produkt der Branche: Margarine mit Sterinen. Was, Sie kennen das noch nicht? Dann lassen Sie sich die Erfolgsstory einer Selbstmedikation erzählen, die dank intensiver (und eigentlich verbotener) Gesundheitswerbung immer mehr Patienten findet, die noch dazu bereit sind, für die Teilnahme an dieser wahrscheinlich größten Testreihe eines Arzneimittels nicht nur das Risiko, sondern auch noch die Kosten zu tragen: Es war einmal ein großer Lebensmittelkonzern, der machte sich Sorgen um das Image seiner Margarinen. »Was tun?«, fragten sich die besorgten Herrscher über die Umsatzmilliarden und lauschten ins Land. Immer lauter tönte der Ruf ihrer Untertanen, die hohen Herren mögen zur Abwechslung mal was »Gesundes« ins Essen mischen. Und schon rieten die fleißigen Zwerge in ihren sieben Versuchsküchen hinter den sieben Bergen zu den neuen Wunderstoffen Campesterin, ß-Sitosterin und Stigmasterin. Denn die hemmen, so orakelte die alte Hexe an ihrem Spinnrad, die Aufnahme von Cholesterin im Darm. Dadurch, so kicherte sie, »könnten theoretisch 20 Prozent der Infarkte bei deinen Untertanen vermieden werden.« Darauf tat der Herold auf Geheiß der Obrigkeit die frohe Botschaft überall im Land den braven Bürgern kund. [232]

Hier endet unser Märchen und wird von der Realtität eingeholt. Denn vergleichbare Produkte sind in Finnland (Benecol) und USA (Take Control) bereits auf dem Markt. Benecol von der Raisio-Gruppe wurde gar als größter Beitrag der finnischen Wälder zum gelungenen Frühstück seit der Erfindung des Holzbrettchens gewürdigt. [251] Der Grund: Rohstoff für die Gewinnung der pflanzlichen Sterole sind Kiefernspäne – um es vornehm auszudrücken. Genauer betrachtet, handelt es sich um zähflüssiges übelriechendes Tallöl, ein Abfallprodukt der skandinavischen Papierindustrie. Bisher wurde es für Asphalt, Lacke und Leime verwendet, jetzt soll es die Margarine gesundheitlich aufwerten. [163]

Diese Margarinen sollen tatsächlich in der Lage sein, den als ungünstig geltenden LDL-Cholesterinspiegel zu senken: 10 Prozent und mehr wurden in klinischen Studien erreicht. [222] Leider blieben dabei das »gute« HDL-Cholesterin und die Triglyceride unverändert. Das ist mehr als verdächtig. Denn der Cholesterinspiegel unterliegt im Körper der Homöostase. Er lässt sich nicht durch eine geringere Zufuhr manipulieren, da er »fehlendes« Cholesterin selbst fabriziert. Sollte es tatsächlich zu einer Senkung des LDL-Cholesterins kommen, dann steckt vermutlich ein ganz anderer Mechanismus dahinter. Denn ein solcher Effekt setzt nach derzeitigem Kenntnisstand eine Wirkung auf die Leber und ihre Cholesterinsynthese voraus. Ob das wirklich so gesund ist?

Die endgültige Antwort, ob die Kunden tatsächlich seltener am Herzinfarkt sterben und länger leben, werden wir erst kennen, wenn Hunderttausende über viele Jahre das Produkt gekauft und verspeist haben. Angesichts der fehlenden Erfolge bisheriger cholesterinsenkender Diäten darf an den Unternehmens-Prognosen in Sachen Infarkt gezweifelt werden. Nicht aber an den Umsatzerwartungen.

Auch deutsche Unternehmen wollen dabei sein, wenn der Rubel rollt. Hier setzt man auf Extrakte aus Sojabohnen. Eigentlich ist Sojaöl der wichtigste Grundstoff für Margarine, wozu sollen da extra Sojaextrakte gut sein? Bei der Raffination werden Begleitstoffe wie die Sterine entfernt, weil sie später den technischen Ablauf der Margarineherstellung stören. Ob diese Stoffe dem Menschen möglicherweise nützen, hatte bislang niemanden interessiert. Nun werden die einstigen »Abfälle« werbewirksam wieder zugesetzt: als teure funktionale Additive für den gesundheitlichen »Zusatznutzen«.

Die Manager können sich dennoch entspannt zurücklehnen, denn der Rubel rollt: Die Margarine wird seit dem Sommer 2000 für rund 6,– (in Worten: sechs) DM für ein halbes Pfund an den um sein Herz bangenden Verbraucher gebracht. Der muss, um in den zweifelhaften Genuss des cholesterinsenkenden Effektes zu kommen, regelmäßig zum Fettnäpfchen greifen. Denn nach dem Absetzen ist die Wirkung auch schon wieder verflogen. Unter Marketinggesichtspunkten eine äußerst nützliche Eigenschaft.

Hoffentlich spricht sich nicht so schnell herum, dass das edle ß-Sitosterin viel billiger zu haben ist: Umweltschützer beklagen dessen hohe Gehalte im Trinkwasser. Es gelangt dorthin über die Ausscheidungen von Menschen, die Medikamente zur Senkung der Blutfette einnehmen und über die Abwässer der Papierindustrie. [174]

Probiotika – der Griff ins Klo

Können Sie sich noch daran erinnern, wie das Milchregal im Supermarkt vor wenigen Jahren ausgesehen hat? Da gab es Frischmilch, Butter, süße und saure Sahne, Buttermilch, Kefir, Sauermilch und Natur- und Fruchtjoghurts der verschiedensten Marken. Auf den ersten Blick scheint sich nichts verändert zu haben – nur, dass heute bis zu einem Viertel der Produkte die viel versprechende Aufschrift »probiotisch« ziert. Fast jede Molkerei, die etwas auf sich hält, hat einen probiotischen Drink, Quark, Joghurt oder Eisbecher im Angebot. Darin enthalten: formidable Bakterien, die, erst einmal in unserem Gedärm angekommen, unserer Gesundheit auf die Sprünge helfen sollen. Inzwischen haben die Super-Backis auch ihr Domizil in Wurst, Babynahrung und Katzenfutter gefunden und sollen bald in Tampons zur Verbesserung der Scheidenflora dienen. [195] Obgleich es neue Produkte sonst recht schwer haben, sich im Supermarkt zu behaupten, von tausend neuen Ideen verschwinden bis auf ein paar Dutzend übers Jahr fast alle wieder, entwickelten sich die Probiotika von Anfang an zum Shootingstar an der Ladenkasse.

Kein Wunder – werden sie doch mit einem Marketingaufwand an den Konsumenten gebracht, den selbst die Fachpresse als »massiv« bezeichnet. Die drei größten Hersteller probiotischer Milchprodukte in Deutschland, Danone, Nestlé und Müller Milch, gaben allein 1998 gut 50 Millionen Mark für Werbung aus. [196] Geld, das gut angelegt war, betrug der europaweite Markt für pro- und präbiotische Milchprodukte ein Jahr später immerhin schon 2,5 Milliarden Euro. [198] Schon der Start war glänzend. 1995 bekam der LC1-Joghurt von Nestlé, das erste probiotische Lebensmittel in

Europa, auf der Messe »Food Ingredients Europe« prompt den Titel »Innovativstes Produkt des Jahres« verliehen. [227] Und seither steigen die Umsätze nicht nur bei Nestlé. Aber genug ist anscheinend nicht genug. Die Unternehmensberater Frost und Sullivan empfehlen den Herstellern weiter in Kampagnen zu investieren, denn: »Bis das gesamte Potential ausgeschöpft werden kann, ist bei den potentiellen Konsumenten noch mehr Überzeugungsarbeit zu leisten.«

Legal, illegal, ganz egal

Überzeugungsarbeit, die mit den Ängsten der Konsumenten arbeitet. Vor allem mit der Angst um die Gesundheit. Schließlich sollen die neuen Lebensmittel nicht nur die Darmflora günstig beeinflussen, sondern auch das Immunsystem stärken und Krankheiten vorbeugen. »Besser als ein Verdauungsspaziergang«, der »tägliche Beitrag zu Ihrer Gesundheit« oder »fördert Ihre Abwehrkräfte«. Wer möchte bei solchen Versprechungen noch nein sagen? Versprechungen, die explizit verboten sind: § 18 des Lebensmittelgesetzes (LMBG) untersagt jegliche gesundheitsbezogene Werbung gegenüber dem Kunden. Demnach darf kein Hersteller sein Produkt mit Aussagen bewerben, »die sich auf die Beseitigung, Linderung oder Verhütung von Krankheiten beziehen«. Wie gesagt: eigentlich. Da mittlerweile zahlreiche Produkte von veritablen Lebensmittelkonzernen mit Gesundheitsversprechen beworben werden, scheint die Lebensmittelüberwachung und ihre zuständigen Ministerien angesichts der Umsatzmilliarden in die Knie zu gehen.

Clevere Rechtsexperten bereiten das Terrain. Fachzeitschriften lancieren rechtzeitig Aufsätze, die den Sinn des Gesetzes und die bisherige Rechtspraxis infrage stellen. So vertreten die Anwälte Stefan Hermle und Klaus Krämer die Auffassung, dass nur »die Werbung mit einer klar definierten Krankheit ... gemäß § 18 LMBG verboten« ist. Es müsse »eine Darstellung der – nachgewiesenen – gesundheitlichen Vorteile erlaubt sein, die spezifisch medizinische Fachbegriffe umgeht«. Die Industrie wolle hier einseitige Essgewohnheiten ausgleichen und aufgrund dieser löblichen Tat »darf § 18 nicht (mehr) Anwendung finden, wenn ein probiotischer Joghurt damit beworben wird, daß er die Verdauungsorgane unterstützt ...«. [199] Und da niemand weiß, was denn eine »Unterstützung der Verdauungsorgane« genau sein soll, kann auch niemand das Gegenteil beweisen.

Glückliches Amerika

Eine Tatsache ist in der Geschichte der Probiotika wirklich erstaunlich: Während Japaner und Europäer geradezu verrückt nach den neuen Keimen sind, blieben die ansonsten gesundheitsbewussten Amerikaner ziemlich cool. Das mag damit zusammenhängen, das fermentierte Milchprodukte wie Joghurt erst vor etwa 25 Jahren in den Regalen der US-Supermärkte auftauchten und die amerikanischen Molkereien bei ihren Produktlinien sehr konservativ sind. Vor allem aber sind Amerikaner viel vorsichtiger, wenn es um jedwede Art von Keimen geht.

Es mag aber auch eine Rolle spielen, dass nicht nur aus Sicht der amerikanischen Verbraucherverbände die Gesundheitsversprechen der Probiotika nicht belegt sind. [201] Wissenschaftler vergleichen dort die Probiotika mit dem legendären »Schlangenöl«, das zu Gründerzeiten der Vereinigten Staaten von Scharlatanen als Allheilmittel teuer verkauft wurde. »Amerikaner erinnern sich an diese Geschichte, zudem werden sie von einer Flut von Diäten und Nahrungsergänzungsmitteln überschwemmt«, so der Biologe Ronald M. Atlas. In einer Zusammenschau bewertete er die wissenschaftliche Literatur über Probiotika und kam zu dem vernichtenden Urteil, dass »die meisten Studien ohne Kontrolle durchgeführt wurden und deshalb nicht reproduzierbar sind.« [202]

Die Folgen der kritischen Haltung werden für jedermann ersichtlich, wenn man sich die Internetseiten etwa von Danone näher betrachtet. Diese – weil weltweit gelesen – enthalten nach dem Gesundheitsversprechen von Actimel ein Sternchen. In der Fußnote wird darauf hingewiesen, dass »diese Aussagen vom amerikanischen Gesundheitsministerium nicht bewertet wurden« und dass »dieses Produkt nicht dazu bestimmt ist, Krankheiten zu behandeln, zu heilen, zu diagnostizieren oder gar zu verhindern«. [203] Ja wie, was soll man denn als Verbraucher nun glauben?

Tatsache ist, dass Nestlé, Danone und Co. sich in Deutschland mit ihren probiotischen Produkten zumindest in einer Grauzone bewegen. Hätten probiotische Nahrungsmittel tatsächlich die reklamierten Effekte, dann wären sie apothekenpflichtige Arzneimittel und würden automatisch unter das Arzneimittelgesetz fallen. Das Problem hierbei: Arzneimittel brauchen einen Wirkungsnachweis und genau den scheuen die Hersteller. Die Industrie investiert da lieber in Werbekampagnen, die ein Vielfaches einer soliden klinischen Prüfung kosten. Der rechtsfreie Raum lockt – und der Erfolg in den Supermarktregalen gibt ihnen Recht. Überflüssig zu sagen, dass jahrzehntelang gesundheitsbezogene Werbeversprechen durch mittelständische Hersteller unnachsichtig von der Lebensmittelüberwachung verfolgt wurden. Nun sind die Gesetzeswächter alle auf Tauchstation.

Noch nie wurde in den letzten Jahrzehnten von der Lebensmittelwirtschaft so viel Gewinn mit einer Produktgruppe abgeschöpft wie mit »Functional Food«. »Der verheißene Gesundheitsschutz ist das Hintertürchen zum Markt, in dem die Lebensmittelindustrie endlich wieder ordentliche Geschäfte machen möchte«, sagen inzwischen selbst so »gestandene« industriefreundliche Experten wie Professor Volker Pudel, Expräsident der Deutschen Gesellschaft für Ernährung (DGE). [227] Damit der Rubel rollt, überbieten sich Fachleute in Spekulationen über günstige Wirkungen der Mikroben auf Leib und Seele. Und obwohl die Forscher heute die molekularbiologische Ausrüstung in der Hand hätten, um Licht ins Dunkel unserer Därme zu bringen, schafften sie es nicht einmal, die Zusammensetzung einer »normalen« menschlichen Darmflora zu definieren, geschweige denn gute von schlechten Bakterien zu unterscheiden.

Millionen Fliegen können nicht irren!

Was die Forschung nicht leistete, schafften spielend die Frauenzeitschriften und Gesundheitsmagazine. Nichts liegt den Blättchen mehr am Herzen, als die Interessen ihrer Anzeigenkunden. Und schon war der Zeitgeist reif für eine Art biologischer Schädlingsbekämpfung im eigenen Darm. Eine narzisstische Gesellschaft, verunsichert durch die steten Kassandrarufe über eine ungesunde Mangelernährung durch Kantinen, Imbissbuden und Fast Food, war schnell bereit, das Angebot einer Gesundheitspflege von innen durch fleißige Bakterien anzunehmen. Und außerdem musste man nun nicht mehr fade Rohkost, blähende Körnerbrötchen oder fettarme Wurst essen.

Welche Kriterien muss eine Bakterie überhaupt erfüllen, um sich probiotisch nennen zu dürfen? Eine verbindliche Definition fehlt. Klar ist nur, dass nicht jeder hergelaufene Feld-Wald-und-Wiesen-Keim dazu zählt. Sonst könnte ja jeder bayerische Bergbauer mit seiner Joghurtkultur auf der Fensterbank Geschäfte machen. Nein – die Geschichte der Probiotika hört sich ganz anders an – quasi ein modernes Märchen. Über vier Jahre lang suchten 35 Wissenschaftler am Nestlé Forschungszentrum aus 4.000 verschiedenen Bakterien die richtigen Stämme. [241] Die Winzlinge mussten vor allem in der Lage sein, das Säurebad im Magen zu überstehen. Das gelingt den üblichen Joghurtkulturen wie Streptococcus thermophilus und dem Lactobacillus bulgaricus nur selten. Zusätzlich sollten sie auch Stehvermögen haben und sich an Darmzellen anheften können. Denn sonst werden sie gleich wieder von den dort bereits lebenden Kollegen weggekegelt.

Seither wird dem Käufer für sein Geld was geboten: Über eine Milliarde probiotischer Keime namens Bifodobakterium etc. tummeln sich in jedem Joghurtbecher. Nun pflegen sich profane Joghurtbakterien nicht an der Darmwand anzuheften, weil sie von frischer Milch leben und nicht von Verdautem. Andererseits können die vornehmen Probiotischen noch nicht einmal Milch dicklegen, eigentlich die Hauptaufgabe für ein Milchsäurebakterium. [887] Deshalb muss man die begehrten Bazillen in den anderweitig gesäuerten Joghurt einrühren. Vielleicht ahnen Sie jetzt, woher die probiotischen Kulturen stammen, die sich in den Falten unserer Gedärme ansiedeln sollen? Es sind nichts anderes als Darmbakterien – meist menschlichen Ursprungs. Hier bewahrheitet sich der alte Spruch »Fresst Sch … Millionen Fliegen können sich nicht irren«.

Keime aus Kot, aus Vaginalabstrichen oder solchen, die irgendwann einmal aus irgendwelchen Patienten isoliert wurden. Keime, die nach dem Lebensmittelmikrobiologen Prof. Michael Teuber ganz neue Arten darstellen. Keime, an die inzwischen auch Gentechnologen Hand anlegen, die aus Schweinekot oder Mäusedärmen stammen. [204, 875] Bakterienstämme, deren Arten nicht klar definiert sind und die ohne Skrupel inzwischen sogar an Säuglingen getestet werden. »In diesem Zusammenhang sollte man darauf hinweisen, dass Bifidobakterien auch pathogen sein können«, mahnt der Schweizer Wissenschaftler an. Manche Bifidobakterien können Karies und sogar Gehirnhautentzündungen verursachen. [205]

Ewig leben mit Joghurt

Was steckt denn nun eigentlich hinter den Probiotika außer Werbemillionen? Um das zu erklären, müssen wir das Rad der Zeit zurückdrehen, ins Jahr 1908. Damals stellte im angesehenen Pariser Pasteur-Institut der junge russische Zoologe Ilja (Elias) Metschnikoff die Theorie auf, die Langlebigkeit der südosteuropäischen Bevölkerung hinge von gesäuerten Milchprodukten ab. Denn dort gehören Kefir, Joghurt etc. pp. zur täglichen und üppig genossenen Nahrung. Wie jeder gewissenhafte Wissenschaftler forderte er, seine These genau zu überprüfen: »Wenn es richtig sein sollte, daß unser vorzeitiges und unglückliches Altwerden durch Vergiftungen der Gewebe (vor allem durch die im Dickdarm lebenden zahllosen Mikroben) bedingt wird, dann ist es klar, daß alle Agenzien, welche die Fäulnis im Darm aufhalten, dadurch den Alterungsprozess hinausschieben und erleichtern. ... Aber in so einer wichtigen Frage muß die Theorie durch direkte Beobachtungen geprüft werden.«[206]

Metschnikoffs Spekulation vom faulenden Darminhalt, den der Joghurt entgiftet, blieb ein Gedankengebäude. Es brachte ihm zwar den Nobelpreis ein und fand auch sehr rasch Anhänger in aller Herren Länder. Allein: die Theorie kam nie auf den Prüfstand. Das lag auch daran, dass es hunderte verschiedene Milchsäurebakterien gibt. Jede Molkerei, jede Bauernfamilie schwörte schließlich auf ihre eigenen Stämme zum Dicklegen der Milch. Welchen Keim sollte man da auf das Schild heben? Und wie sollte man die vielen Arten und Unterarten der winzig kleinen Keime unterscheiden? Das war ohne molekularbiologisches Werkzeug zur damaligen Zeit unmöglich. Unter den Mikroskopen fielen den Forschern jedoch besonders die langen Stäbchen eines Bakteriums auf. Flugs behauptete man, der längliche Riese unter den vielen unscheinbaren Milchsäurebakterien sei für die »guten« Wirkungen des Joghurts verantwortlich. Alsbald wurde dieser auffällige Keim als Lactobacillus bulgaricus bezeichnet und zur Messlatte für die Qualität von Joghurt ernannt. Noch heute muss er in Frankreich und der Schweiz in jedem Joghurt vorhanden sein.

Auch in Deutschland stellten die Molkereien bis vor einigen Jahren ihren Joghurt mittels »bulgaricus« her. Das Verhängnis ereilte ihn, als sich der Kundengeschmack änderte. Da der Keim einen recht säuerlichen Joghurt erzeugt, deutsche Zungen aber auf »Joghurt mild« stehen, musste er draußen bleiben. Da hilft ihm auch kein noch so altes Gesundheitsimage. Und die neuen »Milden« verkaufen sich gut, dürfen sie sich doch vollmundig »Bioghurts« nennen.

Die Theorie von Metschnikoff hat noch einen weiteren Schönheitsfehler: Es wurde nie geklärt, welche Darmbakterien für die besagten »Vergiftungen« verantwortlich sein sollten, die angeblich das Leben derer verkürzen, die Joghurt verschmähen. Der

Inhalt unserer Eingeweide scheint die Forscher nicht interessiert zu haben. Noch in den frühen achtziger Jahren war es an deutschen medizinischen Fakultäten äußerst schwierig, einen Betreuer für so ein delikates Promotionsthema wie die »Darmflora« zu finden. Wer mochte auch schon seine Nase in solch anrüchige Materie setzen? So wurde Metschnikoffs Joghurt-Idee in aller Stille beerdigt.

Vor lauter Nebenwirkungen wird die wichtigste Frage leicht vergessen: Nutzen Bifidobakterium & Co. überhaupt? Vor allem: Sorgen sie für eine gesündere Darmflora? Soweit Untersuchungen seitens der Hersteller selbst vorliegen, heißt die Antwort nein. Das bestätigt eine französische Studie und sogar eine Firmenschrift, die Nestlé an Ärzte verteilte. Demnach verdrängen die probiotischen Bakterien vor allem die »guten« körpereigenen Bifidobakterien. Nach dem Absetzen erholt sich die Darmflora nur noch teilweise, die Zahl der körpereigenen Bifidobakterien ist nach den »Fütterungsversuchen« an Freiwilligen weitaus niedriger als vor dem Verzehr der Produkte. [207, 208]

Das Essen probiotischer Produkte kann also die Darmflora beeinträchtigen. Für Mikrobiologen kommt das wenig überraschend. Schließlich haben die meisten Bakterien keine Lust, sich mit irgendwelchen Erregern anzulegen. Sie streiten sich lieber am Futternapf mit ihrer nächsten Verwandtschaft herum, die Appetit auf die gleichen delikaten Darminhaltsstoffe hat. Deshalb verdrängen die aggressiven Neuankömmlinge die angestammte Bifidoflora aus ihren Nischen – ohne sich jedoch selbst ansiedeln zu können.

Tatsächlich fehlt es nicht an Hinweisen auf eine krank machende Wirkung der probiotischen Produkte. »Probiotische Joghurts können lebensgefährlich sein«, rauschte es Anfang 2000 durch den deutschen Blätterwald. [209] Anlass war ein Ärztekongress im britischen Birmingham, auf dem der Wiener Immunspezialist Dr. Wolfgang Graninger seine Ergebnisse präsentierte. Danach können Probiotika bei immungeschwächten Patienten lebensgefährliche

Erkrankungen wie Hirnhautentzündungen, Lungenentzündungen und Blutvergiftungen auslösen. [210]

Vorgestellt wurde während des Kongresses auch der Fall einer betagten Diabetikerin, die vom Genuss probiotische Milchprodukte einen Leberabzess bekam und nur durch eine Operation gerettet werden konnte. [211] Für die Chefärztin des Wiener Hanusch-Krankenhauses Dr. Elisabeth Pittermann war das zu viel: Sie strich probiotische Produkte vom Speiseplan ihrer Patienten. Schon vorher hatte die Bio-Molkerei Scheitz in Andechs ihre probiotische Linie ob der ungenügenden Datenlage vom Markt genommen. Wer verkauft schon gerne seinen Kunden Lebensmittel, die Keime enthalten, die bisher von den Hygienikern als Hinweis auf eine fäkale Verunreinigung gewertet wurden?

Deutsche Ernährungsexperten scheinen da weniger zimperlich zu sein: »Diese Milchsäurebakterien können überall auftreten. Sie sind Bestandteil unserer Umwelt und nicht nur von probiotischen Produkten«, so Professor Jürgen Schrezenmeir von der Bundesanstalt für Milchwirtschaft in Kiel. Der Experte scheint vergessen zu haben, dass die probiotischen Bakterien speziell daraufhin selektiert wurden, sich an Schleimhäuten festzusetzen. Es ist sogar mehr als wahrscheinlich, dass sie bei einem geschwächten Immunsystem zum Problem werden können.

Kriegserprobte Keime

Aus welchen abstrusen Quellen »gesunde Darmkeime« isoliert werden, offenbart sich manchmal erst, wenn die Experten zusammentreffen. So beklagt Professor Betke beim Rundgespräch der Kommission für Ökologie seinen Ärger mit einem probiotischen Escherichia coli-Keim, der 1917 in einem Lazarett in der verseuchten Dobrudscha von einem Soldaten isoliert wurde. Ihn brachte Professor Alfred Nissle, der als Sanitätsoffizier auf dem Balkan diente, zurück in die Heimat. [252] »Dieser Keim existiert seit dieser Zeit, hat lange geschlafen und hat jetzt

in der Welle der sog. Probiotika als ›Mutaflor‹ für die Regulierung der Darmflora eine Renaissance erlebt. Ob er dafür tatsächlich nutzreich ist, läßt sich kaum belegen.« [206]
Belegen lassen sich jedoch die Nebenwirkungen, die für Medikamente wie »Mutaflor« im Beipackzettel angegeben werden müssen. Vorsicht ist geboten bei Problemen mit der Galle, Leber und Bauchspeicheldrüse sowie bei fieberhaften Erkrankungen. Ebenso davon abgeraten wird bei Schwangerschaft, geschwächtem Immunsystem, Allergien und Einnahme von anderen Medikamenten. Viele Ärzte halten Probiotika generell für überflüssig, da die körpereigene Mikroflora eine ausgesprochene Kolonisierungsresistenz zeigt, das heißt, selbst nach Durchfallerkrankungen und Antibiotikatherapien stellt sich das ureigene Milieu relativ schnell wieder ein – egal ob der Patient Probiotika nimmt oder nicht. Die noch übrig gebliebenen Keime nutzen ihren Heimvorteil und schützen ihren Wirt vor jedem Neuankömmling. [212]
Womöglich sind weniger die Keime an sich wirksam, sondern deren Stoffwechselprodukte, die Bakteriozine. [215] Schließlich enthalten die Medikamente reichlich tote Keime, die gewöhnlich vor ihrem unrühmlichen Ende antibiotisch wirksame Stoffe produzieren. Womöglich enthalten auch probiotische Joghurts statt lebender Keime ebenfalls derartige Bacteriocine. [380] Deshalb ist es durchaus denkbar, dass sie in der Lage sein könnten, beispielsweise einen Durchfall zu stoppen. [888] Träfe diese Wirkung zu, dann wären die Joghurts eindeutig als antibiotisches Medikament und nicht mehr als Lebensmitttel einzustufen. Wie der Zufall so spielt, fehlen geeignete Untersuchungen, die diese Frage klären könnten – oder man vergaß sie zu publizieren.
So geht die bunte Palette an Bazillen samt ihren Bakteriozinen ganz ohne Beipackzettel oder Warnhinweis täglich millionenfach über die Ladentheke: Lactobacillus johnsonii, Lactobacillus casei actimel, Bifidobacterium longum 536, Lactobacillus casei Shirota oder Lactobacillus casei Golding und Gorbach. Im Gegensatz zu probiotischen Medikamenten sollen diese Produkte von jedermann, vom Säugling bis zum Greis, von

> Kranken wie Gesunden Tag für Tag und möglichst ein Leben lang eingenommen werden. Wäre da nicht ein Warnhinweis viel dringlicher?

Bereits vor mehr als 100 Jahren wurde beobachtet, dass Bakterien aus dem Verdauungstrakt durch die Darmschleimhaut in den Körper gelangen, wo sie sich in Leber, Milz und Niere festsetzen. Eine solche Wanderung von Mikroben findet zwar normalerweise nur in geringem Maße statt und die wenigen Bakterien, die ihren Standort wechseln, werden vom Immunsystem vernichtet. Nimmt man Antibiotika, dann bringen sie das mikrobielle Gleichgewicht im Darm durcheinander. Nach ihrem Absetzen kann es zu einem übermäßigen bakteriellen Wachstum kommen, was auch mit vermehrten Bakterienwanderungen einhergeht. [871]

Auch immunsuppressive Stoffe, Entzündungen der Darmschleimhaut, Eiweißmangelernährung, Diabetes, Allergien und Stress fördern diese so genannte Translokation. [246, 247] Besonders bei Personen mit geschwächtem Immunsystem könnten die einwandernden Mikroben zum Problem werden. Insofern erscheint die aggressive Vermarktung von probiotischer Säuglingsmilch besonders bedenklich, da beim Säugling die Darmwand noch durchlässig für Bakterien ist. Schließlich sollte nicht vergessen werden, dass Stoffe, die dazu da sind, das Immunsystem zu stimulieren, auch Allergien fördern könnten. [239]

Übrigens: Die Idee mit den Probiotika stammt nicht von Nestlé, sondern aus der Schweine- und Kälbermast. Wenn man die Keime neugeborenen Tieren ohne etablierte Darmflora verabreicht, können sie sich im Darm von Ferkeln und Kälbern ansiedeln und durch die Bildung antibiotisch wirksamer Stoffe vor Ort dazu beitragen, den Arzneimittel-Einsatz zu vermindern. Zugleich setzte man auf eine bessere Mastwirkung: Erstens steigern geringe Mengen an Antibiotika die Mastleistung, zweitens helfen die probiotischen Keime aus Ballaststoffen Extra-Kalorien zu gewinnen. [225] Probiotika also bestenfalls nur »Dickmacher«? Wer will sich schon eines Marktes berauben, der nur vom Glauben seiner Kundschaft lebt?

Und so gilt für Lebensmittelindustrie und Ernährungsexperten der bewährte Grundsatz: Schweigen ist Gold.

Präbiotika – nur heiße Luft

Es scheint, als würde die Industrie selbst langsam Zweifel an ihren probiotischen Produkten beschleichen, mengt sie denen doch seit neuestem »Präbiotika« bei. Der Grund dafür ist einfach. Für einen Darm- oder Vaginalbewohner ist ein gekühlter Joghurt ein denkbar unwirtlicher Ort. Durch den Gehalt an Milchsäure gehen sie in aller Regel während der Lagerung im Kühlregal wieder ein. Deshalb wurden bei Warentests in der Vergangenheit vorwiegend tote Keime im Joghurt entdeckt. [873, 889] Damit die edlen Keime wenigstens was zum Fressen finden, bekommen sie eine spezielle Marschverpflegung mit auf den Weg: die Präbiotika. Als Präbiotika werden für uns Menschen unverdauliche Stoffe wie Oligofructosaccharide bezeichnet. [890] Das sind Kohlenhydrate aus Zichorienwurzeln, Topinambur, Zwiebeln oder Hülsenfrüchten, die gewöhnlich für die Blähungen verantwortlich sind, die diese Lebensmittel vielfach auslösen. [387] Sie sollen die Vermehrung und Stoffwechseltätigkeit der Bifidobakterien anregen. Solche Kombinationen aus Prä- und Probiotika sind in Fachkreisen unter der Bezeichnung »Synbiotika« bekannt.

Um der Kundschaft die peinliche Geschichte mit den abgestorbenen Bazillen im Joghurt zu ersparen, ersannen die Marketingabteilungen ein freundlicheres Szenario: Sie berufen sich darauf, dass beim gestillten Säugling das Wachstum der Bifidoflora durch die speziellen Oligosaccharide der Muttermilch gefördert wird. Da aber der Lebensmittelindustrie die richtigen Oligosaccharide nicht zur Verfügung stehen, greift man auf ähnliche Stoffe zurück, und versichert der längst der Mutterbrust entwöhnten Kundschaft, auch bei ihr würde die Pseudosäuglingsnahrung den Verdauungstrakt »reinigen«, die »innere Energie« erhöhen und die »natürlichen Abwehrkräfte« stärken.

Bisher konnte nur ein einziger Effekt wissenschaftlich bestätigt werden. Und der wird von den Anbietern wohlweislich verschwiegen.

115

Da all diese Substanzen den Dickdarm unverdaut erreichen und die Präbiotika dort von den Darmbakterien zu Gasen verstoffwechselt werden, leiden die Teilnehmer der Studien verstärkt unter Blähungen, Völlegefühl, Darmgeräuschen und Durchfall. [874] Angesichts der vielen Unsicherheiten, der Nebenwirkungen und paradoxen Effekte fordert Professor Michael Teuber von der Eidgenössischen Technischen Hochschule in Zürich deshalb »zunächst diese grundlegenden Erkenntnisse zu erarbeiten und zwar unabhänging davon, ob man sie auf der Lebensmittelpackung anpreisen kann. Es ist zu erwarten, daß dann einige der ›probiotischen‹ Effekte stillschweigend beerdigt werden.« [205]

Die Darmflora – ein fleißiger Untermieter

Was weiß man überhaupt über die Bazillenschar in unserem Gedärm? Herzlich wenig – denn welcher Ernährungsexperte stochert schon gerne in anderer Leute Verdauung? Das, was wir wissen, ist aber bereits geeignet, unserem stolzen Selbstbild von der Krone der Schöpfung einen Knacks zu versetzen. Moderne Wissenschaftler sehen uns weniger als Individuen, denn als wandelnde Ökosysteme auf dem Erdenrund. Die Zahlen geben ihnen Recht: Besteht der Mensch doch aus über 100 Trillionen Zellen, wovon allerdings nur 10 Prozent zum Körper selbst gehören. Der Rest – immerhin noch 90 Trillionen – sind Mikroben, die in und auf uns leben. Sie sind auf der Haut zu finden, in der Nase und vor allem auf der ganzen Länge des Verdauungstrakts – vom Mund bis zum Po. [701, 872]
Fest steht, dass diese Mikroben mit uns eine Lebensgemeinschaft, eine Symbiose bilden. Die kleinen »Untermieter« haben sich den Menschen als Wirt ausgesucht und finden bei ihm Schutz und Nahrung. [231] Als »Entgelt« für Kost und Logis produzieren sie zahlreiche für den Menschen wichtige Stoffe. So werden eine Reihe von Vitaminen im Darm gebildet, von denen einige vom Körper aufgenommen werden können, wie die Vitamine K und Folsäure. Auch Eiweißbausteine, die der menschliche Körper selbst nicht herstellen kann, so genannte »essentielle Aminosäuren«, liefern sie dem Besitzer frei Haus. [102, 233, 235, 236]

Daneben beeinflussen die Mikroben mit biologisch aktiven Aminen den Fett- und Kohlenhydratstoffwechsel [228], mit Muramylpeptiden regulieren sie unseren Schlaf. [797] Inzwischen weiß man auch, dass die Darmbakterien sich aus dem Nahrungsbrei so genannte Phytoöstrogene aussuchen, sie umbauen und als Krebsschutzstoffe an den Körper weitergeben. [237] Die Hinweise, dass eine quicklebendige Darmflora wichtiger ist als viele der angeblich so lebenswichtigen Nährstoffe, mehren sich: Kürzlich wurde festgestellt, dass eine gut »durchtrainierte« Darmflora wirksam die Ausschüttung von Stresshormonen vermindert. [238] Demnach hat die Darmflora auch einen erheblichen Einfluss auf die Stimmung und das Wohlbefinden des Menschen.

Die Darmflora – ein Steckbrief [205, 231, 387, 872]

Unsere Darmflora lässt sich sowohl als lebendiges Organ bezeichnen, aber auch als echtes Ökosystem.

▷ Jeder Mensch hat seine eigene individuelle Flora.
▷ Die Ernährung des Säuglings entscheidet über ihre spätere Zusammensetzung.
▷ Sie wiegt über ein Kilogramm.
▷ Im Darm leben etwa neunmal mehr Mikroorganismen als unser Körper Zellen hat.
▷ Ein Drittel unseres Stuhls besteht aus Mikroben.
▷ 400 bis 600 verschiedene Bakterienarten besiedeln unseren Darm.
▷ Die Darmflora verbraucht etwa 30 Prozent der verzehrten Kalorien.
▷ Auf Stress reagiert sie sehr empfindlich. Sie kann sich dann in wenigen Stunden in ihrer Zusammensetzung völlig verändern.
▷ Sie liefert Vitamine, Aminosäuren, Wachstumsfaktoren und Hormone.
▷ Sie hält Krankheitserreger fern.

Steuerzentrale Darm

Für unsere Ernährungsmedizin ist der Darm nach wie vor eine Black Box, der je nach Marktlage neue Eigenschaften angedichtet werden. Da ist es wohltuend, dass sich in anderen Ländern Wissenschaftler anschicken, den Menschen nicht nur »aufs Maul zu schauen«, um herauszufinden, was sie essen, sondern auch in Kot und Urin, um endlich zu erfahren, was der Körper wirklich mit den Speisen treibt, was er verwertet und was er ungenutzt übrig lässt.

Vor allem die Forschungen von Professor Herman Adlercreutz von der Uniklinik in Helsinki lüfteten in den letzten Jahren eines der Geheimnisse: Überall dort, wo Sauerteig-Roggenbrot verzehrt wird, ist Brustkrebs seltener. [242] Inzwischen wissen wir warum: Verborgen in den Ballaststoffen des Roggens befinden sich Substanzen, die unsere Darmflora in hormonähnliche Verbindungen, Lignane genannt, umwandelt. [245] »Die Bildung von Lignanen«, schränkt Professor Adlercreutz allerdings ein, »erfordert eine intakte Darmflora«. [237]

Lignane steuern indirekt unseren Hormonhaushalt. Sind genug Lignane vorhanden, bildet unser Körper ein Eiweiß namens SHBG (ausgeschrieben heißt es sexualhormonbindendes Globulin). Das SHBG reguliert die Verfügbarkeit der körpereigenen Sexualhormone. Über diesen Umweg kann die Entstehung von hormonabhängigen Krebsarten wie Brustkrebs verzögert werden. Diese schützende Wirkung können die Darmbakterien aber anscheinend nur ausüben, wenn ihnen etwas »gescheites«, sprich ein nach altbewährter Art gebackenes Brot kredenzt wird. Mit Vollkornbroten aus Backmischungen (s. S. 180 ff.) oder Ballaststoffpräparaten wie Weizenkleie funktioniert es nicht. [237, 243, 245]

Auf die Verarbeitung kommt es an

Bis heute wurden 15 Lignane und Isoflavone im menschlichen Urin nachgewiesen. Nach einer Mahlzeit mit Roggenvollkorn, Beeren, Früchten oder Sojabohnen scheiden wir sie – bei intakter Darmflora – in hoher Konzentration aus. [237] Aber nicht alle sind gleich wichtig. Eine Studie an britischen Patientinnen ergab, dass nur zwei der untersuchten Phytoöstrogene mit einem Schutz vor Brustkrebs korrelierten. Kurioserweise kommen beide gar nicht im Essen vor. Der Grund: Erst die Darmflora wandelt die Substanzen in ihre Wirkform um. [707] Mutmaßlich bedarf eine erfolgreiche Umwandlung noch gewisser Vorarbeiten in der Küche: Denn bevor die Stoffe von der Darmflora »bearbeitet« werden können, müssen sie erst einmal aus den Lebensmitteln freigesetzt werden. Auch diesem Zwecke dient die tradierte Lebensmittelverarbeitung, insbesondere die Fermentation wie die traditionelle Sauerteigbereitung. Deshalb ist es nicht sinnvoll, dem Rat der Ernährungsexperten zu folgen, möglichst viel Vollkorn zu essen, da dies viele Phytoöstrogene enthält. Es kommt auf die Verarbeitung an.

Auch in Japan ist Brustkrebs selten, obwohl dort kein Roggen angebaut wird. Adlercreutz fand nun im Urin von Japanern Stoffe, die den Lignanen in unserem Sauerteigbrot sehr ähnlich sind. [244] Sie heißen Isoflavone und stammen aus der dort heimischen Sojabohne. Ihre Wirkung auf das SHBG ist genau die gleiche. Inzwischen erweisen sich diese Stoffe auch bei anderen Zivilisationserkrankungen wie Diabetes oder Arthritis als potente Regulatoren. [240] Unser Darm eine Steuerzentrale? Das leuchtet unmittelbar ein, wenn man bedenkt, dass für die Koordination der Verdauung ca. 10^9–10^{10} Nervenzellen im Darm eingesetzt werden – so viele wie im gesamten Großhirn! [870]

Wenn Dreck fit hält

Die Hauptaufgabe der Darmbakterien liegt jedoch in der Aufrechterhaltung eines intakten Immunsystems. [387] Das zeigen Menschen, die in einer extremen Umgebung leben, wie etwa Arktisforscher oder Raumfahrer. Sie brauchen extrem haltbare Nahrung, das heißt ihr Essen muss steril und damit frei von Mikroorganismen sein. Die Folgen einer solchen Ernährungsweise sind mittlerweile hinreichend genau beschrieben: Nach etwa zwei Wochen beginnt die Darmflora abzusterben, mit der Konsequenz, dass diese Menschen anfälliger gegen Krankheiten werden. Dies geht so lange gut, wie sie in der keimfreien Umgebung des ewigen Eises oder im Weltall bleiben. Kommen sie aber wieder mit anderen Menschen in Kontakt, etwa mit der Ablösung für die Arktisstation, brechen Krankheiten wie Grippe oder Lungenentzündung aus. [228, 229]

Auch viele Tierversuche belegen diesen »mikrobiellen Schock«. Wenn man Labortiere keimfrei aufzieht, verkümmert ihre Abwehr: Das Lymphsystem kann sich nicht entwickeln, im Blut sind viel zu wenig weiße Blutkörperchen, der Thymus schrumpft. [872] Ein paar harmlose Mikroben von gesunden Versuchstieren (mit intakter Darmflora) genügen, um bei den keimfrei aufgezogenen Tieren schwere bis tödliche Infektionskrankheiten auszulösen. [230] Verabreicht man solchen Tieren vorher eine Reinkultur von einem typischen Darmbewohner wie Escherichia coli, der sich in ihrem Darm ansiedelt, sind die Tiere schon recht gut geschützt. Wie vielfältig müssen da die Reize für unser Immunsystem sein, nachdem jeder Mensch 400 bis 600 verschiedene Arten von Mikroben beherbergt?

Die Darmflora kämpft ihrerseits auch aktiv mit kurzkettigen Fettsäuren und antibiotisch wirksamen Stoffen (Bakteriozine) gegen Krankheitserreger. Gleichzeitig besiedelt sie die Darmwand so dicht, dass Eindringlinge keinen Schlupfwinkel mehr vorfinden, in dem sie sich festsetzen könnten. Sie bilden einen undurchdringlichen Kordon auf der Darmwand. [387] Manche Darmbewohner halten sich mit Saugnäpfen an ihr fest, andere sind mit ihr sogar verwachsen. [231] Und wieder anderen gewährt der Darm in speziellen Taschen, den Lieberkühnschen Krypten, Unterschlupf, in denen sich die hilfreichen Heinzelmännchen unserer Verdauung ungestört entwickeln können. [387]

Unser körpereigenes Immunsystem kann nur richtig arbeiten, wenn die Darmflora regelmäßig durch Krankheitserreger trainiert wird. Die regelmäßige Zufuhr geringer Mengen an Keimen ist viel

wichtiger, als die meisten Menschen denken. Übertreibt man die Hygiene oder werden aus Bequemlichkeit vor allem sterile Produkte gegessen wie Fertiggerichte, dann erlahmt auch das Immunsystem. [230, 249] Deshalb braucht unsere Darmflora nicht »falsche Freunde« aus dem Joghurtbecher, sondern das Training durch die stete Gabe der unterschiedlichsten »ungesunden« Zeitgenossen. Natürlich kommt eine moderne Gesellschaft nicht ohne Hygiene aus. Aber sie muss immer einen Kompromiss suchen zwischen der notwendigen »Sauberkeit« und den dosierten Herausforderungen für unser Immunsystem. Ein Beispiel: Der Erreger der Kinderlähmung ist bei Naturvölkern weit verbreitet. Für sie ist das Virus völlig harmlos. Wir Europäer lernten die Kinderlähmung erst seit der Jahrhundertwende fürchten, seit sich die Hygiene deutlich verbessert hat. Sie wurde daher zur typischen Zivilisationsseuche. Heute wird die Bevölkerung dagegen geimpft. [230]
Auch Naturvölker haben ihre »Impf«-Verfahren. Sie sehen dort nur etwas anders aus. Wenn sich Männer bei rituellen Kämpfen schwere Schnittwunden beifügen, wenn Frauen sich für ihr »Schönheitsideal« am ganzen Körper narbige Muster einstechen, dann vereitern diese Wunden in aller Regel. Dabei entsteht Immunität. Das ist der biologische Sinn dieser für uns abstoßenden Praktiken. Denken Sie einmal daran, wenn Ihre Kinder mit einem aufgeschlagenen und womöglich eitrigen Knie nach Hause kommen. Und fallen Sie nicht gleich in Ohnmacht, wenn Ihre Kleinen in einem unbeobachteten Moment auch mal »Dreck« gegessen haben. Das hält gesünder als ein ganzer Kübel probiotisches Schlabberzeug oder die Multivitaminplörre aus dem Supermarkt.
Wir brauchen die unspezifische Immunisierung über unsere Darmflora. In der Fachsprache heißt sie »Paramunisierung«. [250] Sollte es nicht gelingen, auf diesem ebenso einfachen wie wirksamen Weg das Immunsystem der Menschen zu stärken, dann können auch Antibiotika und Impfungen nicht mehr helfen. Der allmähliche Verlust der Paramunität lässt sich in unserer Gesellschaft unschwer beobachten: Da nehmen trotz einer immer perfekteren Hygiene bei der Lebensmittelherstellung Darmkrankheiten wie Salmonellosen oder Campylobacter-Infektionen zu, ebenso die Virushepatitis

oder EHEC, gleichzeitig breiten sich Infektionen mit opportunistischen Keimen aus, also mit Erregern, die eigentlich gar keine sind und nur einem geschwächten Immunsystem gefährlich werden können. [230, 248]

Der Schutz, den Antibiotika oder Impfungen gewähren, wird vielfach überschätzt. Je mehr Antibiotika wir schlucken, desto leichter werden wir wieder krank. [387] Nicht selten werden Antibiotika bei grippalen Infekten verschrieben, die von Viren verursacht werden. Antibiotika wirken aber nur gegen bakterielle Erreger, nicht aber gegen Viren. Selbst dann, wenn eine bakterielle Infektion erfolgreich unterdrückt wird, leidet unsere Darmflora als erstes, und damit steigt langfristig wiederum unsere Infektanfälligkeit. Antibiotika sind im Notfall unentbehrlich, ihr Einsatz bei Allerweltsinfekten jedoch ein Gesundheitsrisiko. Ähnlich begrenzt sind die Möglichkeiten des Impfens. Angesichts der ungeheuren Vielfalt von Keimen, die ihre Angriffsstrategien stets ein wenig ändern, ist es gar nicht möglich, die Menschen vorsorglich und gezielt gegen alle denkbaren Erreger zu immunisieren.

Allergien: Lebendige Erde statt probiotischer Joghurts

Die Keime sorgen nicht nur für ein stetes Training des Immunsystems gegen Krankheitserreger, manche von ihnen beugen auch Allergien vor: Bis vor wenigen Jahren waren Öffentlichkeit wie Umweltmediziner überzeugt, dass vor allem Gifte schuld an Asthma und juckenden Hautausschlägen seien. Als der eiserne Vorhang fiel, bot sich endlich die Chance, den Umweltgift-Verdacht zu überprüfen. Die ehemals sozialistischen Staaten, die mancherorts im Umweltdreck zu ersticken drohten, ließen große Probleme mit Asthma, Heuschnupfen und Neurodermitis erwarten. Aber es kam ganz anders: Schwer belastete Regionen wie Bitterfeld überraschten durch niedrigere Allergieraten als die Städte im Westen mit ihrer Luftreinhaltung. [876–878, 886]

Seit langem weiß man, dass die Allergien mit dem Wohlstand zunehmen – und das weltweit. Bereits im 19. Jahrhundert war aufgefallen, dass die »gebildeten Stände« viel häufiger unter Heuschnupfen litten als Feldarbeiter beim Heumachen. Schon damals dämmerte es aufmerksamen Beobachtern, dass nicht die Verschmutzung das Problem sein könnte, sondern die Sauberkeit. [876] Genau das wird heute als »Schmuddel-Theorie« formuliert: Ein Immunsystem, das durch übertriebene Hygiene »arbeitslos« wurde, sucht sich neue Trainingspartner – es reagiert mit Allergien. [879, 880, 882]

Die größte Bedrohung für die Menschheit sind seit jeher Parasiten wie Bandwürmer, Leberegel oder Trichinen. Die Hygiene hat diese Gefahr in unserer Kultur so nachhaltig gebannt, dass sich die meisten dieses Risikos nicht mehr bewusst sind. Die typischen Antikörper gegen Allergene sind genau die Gleichen wie gegen Parasiten. Insofern »ersetzen« die Allergien dem Immunsystem die Würmer. [883, 884]

Für die Schmuddel-Theorie spricht auch, dass Kinderkrankheiten und Kinderreichtum das Allergie-Risiko deutlich senken. [885] Je mehr Geschwister, desto größer die Chance auch wirklich alle Kinderkrankheiten mitzumachen. So wie die Zahl der Geschwister in Westeuropa seit 200 Jahren abnimmt, nehmen die Allergien zu. In den sozialistischen Staaten wurde der Nachwuchs in Kindertagesstätten betreut, was die geringe Allergierate im Osten erklärt. Kindergärten sind ideale Drehscheiben für Keime aller Art.

Insofern müsste Impfen ebenfalls vor Allergien schützen, denn hierzu werden stark geschwächte Keime zusammen mit einem Booster, einer Art Verstärker, wie Quecksilber verabreicht. Für einzelne Impfstoffe trifft das tatsächlich zu. Eine Tuberkulose-Impfung senkte das Allergierisiko von japanischen Kindern sogar um mehr als die Hälfte. Schon 1920 wurden Asthmatiker mit Tuberkulose-Impfstoff behandelt. Dieser Impfstoff wird aus Mykobakterien gewonnen. Und genau diese Gruppe von Mikroben vermindert gezielt die Allergiebereitschaft des Körpers. [879, 881]

Im Gegensatz zum Erreger der Tuberkulose sind die meisten Mykobakterien harmlos. Gewöhnlich bauen sie im Erdreich untergepflügtes Material ab. In einer Zeit als die Menschen ihr Gemüse noch weniger pingelig putzten, aßen sie mit jeder Mahlzeit auch ein paar unvermeidliche Erdkeime. Gründliches Reinigen von Gemüse und Salat vermindert ihre Zufuhr radikal, ebenso der Anbau in erdelosen Treibhauskulturen mit einer Nährlösung auf Steinwolle.

In den westlichen Industriestaaten kommt die Bevölkerung kaum noch mit Mykobakterien in Berührung. Anders in Entwicklungsländern: dort enthält sogar das Trinkwasser Unmengen dieser Bakterien. Die Allergierate ist entsprechend niedrig. [879]

Brauchen wir jetzt Bandwürmer statt Vitaminpillen und Sand im Feldsalat statt Functional Food? Ist dies endlich der ersehnte Freibrief für all jene Betriebe, die es einfach nicht übers Herz bringen, Vergammeltes auch wirklich wegzuwerfen? Sicher nicht. Aber es ist ein deutlicher Hinweis darauf, dass das Bodenleben für unsere Gesundheit viel wichtiger ist, als den meisten von uns lieb ist. Wirklich neu ist diese Erkenntnis aber nicht. Bereits die Begründer des biologischen Landbaus forderten eine »lebendige Erde« und legten sehr viel Wert auf die Beschaffenheit der Krume. Denken Sie einfach daran, wenn Sie sich wieder über die dreckigen Schuhe ärgern, mit denen Ihre Gören über den Teppichboden gerannt sind. Die dabei ringsum verteilten Mykobakterien sind für die Gesundheit Ihrer Lieben wichtiger als die teuren probiotischen Joghurts – auch wenn es Ihre putzbegeisterte Nachbarin beim nächsten Kaffeekränzchen ganz anders sieht.

Die Evolution hat bewirkt, dass wir in Symbiose leben müssen, dass wir die Hilfe anderer Lebewesen benötigen, um gesund bleiben zu können. Wenn wir essen, ernähren wir auch unsere Darmflora. Sie beansprucht den dritten Teil aller Speisen. Wer legt ihren »Nährstoffbedarf« fest? Welcher Ernährungsberater weiß, wie man jene Lebewesen pflegt, von deren Hilfe unsere Gesundheit viel abhängiger ist als von Präparaten, die uns zur »Stärkung des Immunsystems« angeraten werden? Und es sind offenbar gerade die Bakterien im »Dreck«, die unseren Körper vor Allergien sowie Infekten schützen können. Bakterien, die nicht zum Geschäftemachen taugen, weil sie kostenlos bei jedem Spaziergang an den Schuhsohlen kleben.

3 Der Vollwert-Flop

Vollwertkost – die geniale Idee

Im Gegensatz zu den komplizierten Nährwertempfehlungen ist die Vollwerternährung bewusst einfach gehalten: »Laßt unsere Nahrung so natürlich wie möglich«. [300] Schließlich haben die Lebewesen eine Evolution mit einer naturbelassenen Nahrung durchlaufen. Ohne Kalorienzählerei, ohne Angst vor Vitamin- und Mineralstoff-Mängeln. Vollwertkost enthält auch all die Vitalstoffe, die noch nicht entdeckt sind oder deren Notwendigkeit noch nicht »anerkannt« wurde. Sie ist durch ihren pragmatischen Ansatz leichter zu verstehen und gilt als »ganzheitlich«.

Kein Zweifel: Die Vertreter der Vollwertkost haben das zentrale Problem der üblichen Ernährungslehre erkannt. Dazu Dr. med. Max-Otto Bruker, der Nestor der Vollwertköstler: »Die alte Ernährungslehre ist schuld an den ernährungsbedingten Zivilisationskrankheiten. Vor etwa hundert Jahren wußte man zum Glück noch nichts von den Kalorien sowie dem Eiweiß, Fett und den Kohlenhydraten. Die Menschen waren gesund, weil sie nur das essen konnten, was der Bauer erzeugte. Dann entwickelte sich eine Ernährungslehre. Man ging dazu über, alle Nahrungsmittel chemisch auf ihre einzelnen Bestandteile zu untersuchen. (...) Eine solche rein chemische Betrachtungsweise ist schuld daran, daß es zu dem heutigen katastrophalen Gesundheitsverfall gekommen ist.« [301]

»Laßt unsere Nahrung so natürlich wie möglich« bedeutet aber auch einen Verzicht auf jegliche vermeidbare Verarbeitung. Kein Tier präpariert seine Nahrung, kocht sein Gemüse oder bäckt Brötchen – und bleibt prompt gesund. Laut Bruker entstehen »durch die industrielle Bearbeitung ursprünglicher Lebensmittel minderwertige Nahrungsmittel, die nicht mehr die notwendigen Vitalstoffe in ausreichender Menge und im richtigen Verhältnis enthalten«. [301]

Bruker: »Gesund durch richtige Ernährung«

»Krank wird man durch falsche Ernährung. Man hört unentwegt, daß die Menschen einfach durch zu viel Essen krank würden. Gegen diese Annahme spricht allein die einfache Überlegung, daß Menschen schon immer gern gegessen haben. Dazu haben wir von der Natur den Hunger und den Appetit bekommen. (...) Nein, die Menschen haben schon immer gerne ihre Urtriebe Hunger, Durst und Sexualität gestillt. Dies ist keine neue Entdeckung und kann deshalb auch nicht an Krankheiten schuld sein. Der Unterschied gegen früher ist lediglich der, daß es heute möglich ist, durch industrielle Verarbeitung Nährstoffkonzentrate herzustellen, die es bisher nie gab. Sie sind schuld an den Krankheiten, nicht die Menge des Essens.« [301]

Der Erfolg der Vollwertidee sorgte für Zersplitterung. Die einzelnen Schulen liefern sich hinter den Kulissen heftige Gefechte über Nebensächlichkeiten. Der Vater des Vollwertgedankens Professor Werner Kollath (1892-1970) favorisierte ursprünglich Getreide und Milch, denn außer diesen beiden gäbe es »wohl nichts, was für sich allein auf die Dauer die Erhaltung von Leben und Gesundheit herbeizuführen vermag«. [300] Bruker hingegen hält gerade unsere Milch für eine Quelle vielen Übels und legt das Schwergewicht auf Getreide und Rohkost. Ansonsten ist sein Konzept betont ganzheitlich: Nicht alles ist der falschen Ernährung anzukreiden, daneben gibt es auch umweltbedingte und lebensbedingte Krankheiten.
Die Vollwerternährung nach Professor Claus Leitzmann vom Institut für Ernährungswissenschaften der Universität Gießen berücksichtigt außerdem ökologische und sozialpolitische Aspekte. Sie befriedigt das Umweltgewissen, das soziale Gewissen sowie den Wunsch nach einer preiswerten Gesundheit für alle. Er empfiehlt deshalb, die Hälfte der Nahrungsmenge als »unerhitzte Frischkost« zu verzehren, dafür weniger Fleisch, weil unser Vieh mit wertvol-

lem Getreide gemästet wird, während die Dritte Welt hungert. Leitzmann empfiehlt Biokost, um die Umwelt zu schonen. Zusatzstoffe sollten möglichst vermieden werden, ebenso bestrahlte und genmanipulierte Nahrung. Leitzmann: »Mit der Vollwert-Ernährung sollen hohe Lebensqualität – besonders Gesundheit – Schonung der Umwelt und soziale Gerechtigkeit weltweit gefördert werden.« [303] Der Zeitgeist ist wunschlos glücklich!

---

von Koerber, Männle, Leitzmann: »Vollwert-Ernährung«

»Unerhitzte Frischkost bietet gegenüber erhitzter Kost zahlreiche Vorteile. Mit unerhitzter Frischkost werden alle in den Lebensmitteln enthaltenen essentiellen und gesundheitsfördernden Inhaltsstoffe in ursprünglich vorhandener Menge zugeführt, da sie nicht durch Hitzeeinwirkung oder Auslaugen ins Kochwasser vermindert werden. Dies gilt auch für die sekundären Pflanzenstoffe, die teilweise flüchtig, hitzelabil oder oxidationsempfindlich sind. (...) Potentielle Gefährdungen durch bestimmte unerwünschte, infolge unterbliebener Erhitzung nicht zerstörte sekundäre Pflanzenstoffe sind bei üblichen Verzehrsmengen – abgesehen von rohen Hülsenfrüchten – nicht zu erwarten.« [303]

Vollwerternährung soll vor ernährungsbedingten Krankheiten schützen. Damit könnten Unsummen an Behandlungskosten eingespart werden. Derzeit kursiert eine Zahl von jährlich 107 Milliarden DM. [304] Tatsächlich gibt es nicht wenige Menschen, denen diese Art der Ernährung nachhaltig Linderung bei chronischen Leiden verschafft hat. Glaubt man Dr. Bruker, so hat er viele Patienten therapiert, die von Arzt zu Arzt gelaufen sind und von Klinik zu Klinik geschickt wurden. Aus der Hauspostille seiner Gesellschaft für Gesundheitsberatung lächelt uns seit Jahren ein anderes »Frischkornkind des Monats« entgegen, das sich dank Körnerkost und fleischfreier Rohkostplatten sichtbar seiner properen Gesundheit erfreut. [305] Das behaupten zumindest die Eltern.

Die ersten Zweifel

Genau genommen hätte sich eine Ernährung mit solchen gesundheitlichen Vorteilen ausbreiten müssen wie ein Lauffeuer. Auch die Speisenfolge wirkt recht appetitlich: frische Köstlichkeiten von Mutter Natur, knackiges Gemüse und kerniges Getreide. Tatsächlich sind es aber eher kranke Menschen, die Vollwerternährung über lange Zeit konsequent praktizieren. Die Müsli-Erlasse haben an den Schulen nicht den erhofften Erfolg gebracht. Bäcker klagen, dass ihre Vollkornbrötchen anfangs zwar bereitwillig gekauft wurden, der Absatz aber nach einigen Monaten absackt und auch mit Werbung nicht mehr gesteigert werden kann (s. S. 186 ff.).

Mit zunehmender Aufklärung über bewusste Ernährung, nach zahllosen Vollwertbackkursen, nach Vorträgen, Broschüren und bunten Kochbüchern, Gesundheitssendungen in Funk und Fernsehen kaufen immer weniger Menschen so genannte vollwertige Lebensmittel wie Körnerbrötchen, Getreidebratlinge, Vollwertnudeln und Rohkost. Die Vollwertwelle läuft aus. Dies deckt sich mit dem Tatbestand, dass vielen überzeugten Müsliessern der ersten Stunde die »Körner« inzwischen widerstehen. Der ursprüngliche Appetit schlug in Aversion um. All das deutet nicht auf mangelnden Willen zur »bewussten« Ernährung oder fehlende Aufklärung hin, sondern auf einen Webfehler im Konzept.

Basis der Vollwertberatung sind diverse Tabellen, die dem Interessierten zur leichteren Orientierung ausgehändigt werden. Aus ihnen kann ein jeder statt der Kalorien den Vollwert seiner Lebensmittel ablesen und Empfehlungen zum Verzehr ableiten. Sie gilt den Vollwertköstlern als Maßstab ihrer Nahrungswahl. Werfen wir doch mal einen Blick auf die Stammmutter all dieser Werke, der Kollath-Tabelle (Tabelle 3 aus der »Ordnung unserer Nahrung«, in der uns vorliegenden Ausgabe auf Seite 51/52) [300]:

Kollath teilt die Nahrung in Wertstufen ein. Er unterscheidet zwei Gruppen, die *vollwertigen Lebensmittel* und die *teilwertigen Nah-*

rungsmittel, denen das »Lebendige« durch Erhitzung ausgetrieben wurde. Bei den Lebensmitteln kennt er drei Verarbeitungsstufen: »natürlich«, »mechanisch verändert« und »fermentativ verändert«. Ebenso bei den Nahrungsmitteln. Dort heißen die Wertstufen »erhitzt«, »konserviert« und »präpariert«. Präparate wie z. B. Zucker sind das Schlechteste.

Die sechs Wertstufen der Kollath-Tabelle [300]

vollwertig	Beispiel	teilwertig	Beispiel
1. natürlich	Weizen	4. erhitzt	Kompott
2. mechanisch verändert	Vollmehl	5. konserviert	Marmelade
3. fermentativ verändert	Most	6. präpariert	Zucker

Was bei dieser Einteilung überrascht, ist die Vorstellung Kollaths, man könne damit die gängigen Verfahren der Lebensmittelverarbeitung hinreichend erfassen. Bereits beim Bier hätte er mit der Zuordnung ins Schleudern kommen müssen. Er entschied sich für das fermentativ veränderte Lebensmittel. Aber Bier wird nicht nur fermentiert (Gärung), sondern zunächst gekeimt (Mälzen), dann erhitzt (Darren) und schließlich ausgekocht (Würzekochen). Insofern ließe es sich auch als Präparat einordnen. Kollaths Einteilung ist also pure Willkür.

Ein anderes Beispiel ist der Käse. Er wird seit Urzeiten etwa so hergestellt: Man lässt das Milcheiweiß mit Lab oder Säure gerinnen. Dann wird die gallertartige Masse zerkleinert, wobei ein Teil der Molke austritt. Schließlich wird die Masse abgepresst und der Käse gereift. Kollath zählt Käse einmal zu den fermentativ veränderten Produkten, obwohl es sich um denaturiertes Eiweiß handelt und somit eigentlich »teilwertig« sein müsste. Ein andermal zählt er ihn zu den erhitzten Produkten, obwohl der Käse nie wirklich erhitzt wurde, allenfalls die Milch, die zur Käseherstellung dient. Dann aber wiederum müsste die Molke ebenfalls als »erhitzt« gewertet werden. Bei Kollath ist sie jedoch nur »mechanisch verändert«.

Beispiele aus der Kollath-Tabelle [300]

Brot: Kollath zählt *Vollkornbrot* zu den erhitzten Produkten, nicht aber zu den fermentierten. Weißbrot dagegen zu den »konservierten« Speisen, obwohl *Weißbrot* viel schneller verdirbt als Vollkornbrot.

Getreideflocken als »gequetschte Vollkornprodukte« firmieren unter der Rubrik »fermentativ verändert«. Meint Kollath damit die Oxidation durch Luftsauerstoff? Das aber hat mit einer Fermentation rein gar nichts zu tun.

Pflanzenkäse (Tofu) ist angeblich ein fermentativ verändertes Lebensmittel, obwohl man dafür das Sojaeiweiß mit ätzenden Magnesiumsalzen und durch Hitzebehandlung denaturiert. Tofu hätte konsequenterweise als Präparat eingeordnet werden müssen.

Oliven hält Kollath für »natürliche Samen«, die seiner Meinung nach roh gegessen werden können. Frisch gepflückte Oliven sind absolut ungenießbare Früchte. Sie müssen entbittert werden, bis sie schmecken.

Honig zählt Kollath überraschenderweise zu den »natürlichen Früchten«. Warum hat er ihn nicht in seine Rubrik »tierische Präparate« eingereiht? Honig ist schließlich ein haltbares Zuckerkonzentrat (!), eingesammelt von kleinen Tieren – und keine Honigmelone.

Muscheln steckt Kollath in die Rubrik des »mechanisch veränderten« Lebensmittels. Warum Muscheln mechanisch verändert sein sollen, bleibt sein Geheimnis. Sollte er allerdings das Öffnen der Schalen gemeint haben, so müsste er konsequenterweise auch die Nüsse in diese Spalte einordnen. Tut er aber nicht.

Fischrogen stuft er als »natürlich« ein. Kollath ahnte wohl nicht, dass der schnellverderbliche Rogen (z. B. Kaviar) stets haltbar gemacht werden muss.

Schabefleisch (Hackfleisch) ist bei Kollath ein fermentiertes Produkt statt ein mechanisch verändertes. Oder dachte er dabei etwa an die Lebenstätigkeit der Salmonellen? Die tatsächlich fermentierte *Rohwurst* passt übrigens nur unter die Rubrik »Tier-Konserven«.

Die strenge Unterscheidung in »*Tierische Präparate*« und »*Milchpräparate*« mag man noch hinnehmen. Aber warum er *Luft* zur Kategorie der »natürlichen Getränke« (Rülpser?) zählt, wird uns wohl verborgen bleiben.

Die Idee mit den Wertstufen je nach Verarbeitungsgrad hat natürlich etwas Bestechendes. Aber ist es wirklich möglich, dass seit Jahrzehnten keiner unserer Vollwertexperten diesen Unsinn bemerkt hat, obwohl sie alle ihre wissenschaftliche Reputation betonen? Haben diese Kaiser wirklich keine Kleider? Auch der Versuch von Mitarbeitern der Universität Gießen, diese Tabelle zu überarbeiten und zu aktualisieren, schlug fehl [303]:

Beispiele aus der Gießener Tabelle [303]

Jodiertes Meer- und Kochsalz ist »sehr empfehlenswert« in der Rubrik »mäßig verarbeitet«, simples *Meer- bzw. Kochsalz* ohne diesen chemischen Zusatzstoff steht jedoch unter »stark verarbeitet«. Die konsequente Empfehlung: »nur selten verzehren«. *Pommes* gelten als »übertrieben verarbeitete Lebensmittel«, während *Knödelmischungen* eine Stufe empfehlenswerter sind. Es bleibt unerfindlich, warum nach allen Regeln der Kunst pulverisierte Kartoffeln vollwertiger sein sollen, als lediglich geschnittene und fritierte Stäbchen. Wäre nur die starke Erhitzung im Fett das Problem, dürften *Bratlingsmischungen* nicht um eine Wertstufe besser beurteilt werden.

Auch Kollaths *Oliven* tauchen wieder in der Spalte mit den praktisch unverarbeiteten Lebensmitteln auf.

Dann unterscheidet die Tabelle zwischen *Käse mit und ohne Zusatzstoffe*. Bei der Herstellung von Käse werden praktisch immer Zusatzstoffe verwendet, die aber nicht immer deklariert werden müssen. So z. B. die Zugabe von Calciumchlorid oder die Konservierungsstoffe im Lab.

Dann werden Produkte empfohlen, die entweder stark verarbeitet oder so nicht herstellbar sind: »*Ungehärtete Pflanzenmargarinen mit hohem Anteil an Kaltpressöl*«. Zunächst werden die Öle für ungehärtete Margarinen allesamt durchgreifend raffiniert. *Raffinierte Öle* werden in der Tabelle jedoch schlechter eingestuft als die daraus hergestellte Margarine. Nach der Raffination bringt man die Öle (außer Palmkernfett) durch physikalische und chemische Verfahren zum Erstarren. Dabei werden in aller Regel Waschmittel bzw. Lösungsmittel eingesetzt, die mit einer erneuten Raffination wieder entfernt werden müssen. In dem Fett ist danach praktisch nichts mehr »naturbelassen«. Prädikat in Gießen: »sehr empfehlenswert«.

Bier und Wein werden als »stark verarbeitet« abqualifiziert, denn laut Spaltenüberschrift sind sie »vor allem konserviert«. Im selben Atemzug wird *Tafelwasser* genannt. Tafelwasser ist eine Art »synthetisches« Mineralwasser, hergestellt aus technisch reinem Trinkwasser (z. B. durch Umkehrosmose), versetzt mit diversen Salzen. Dieses Imitat hätte, wendet man die Maßstäbe der Gießener an, auf den Index gehört. Hinsichtlich der beanstandeten Konservierung unterscheidet es sich nicht vom »*Natürlichen Mineralwasser*«, das wiederum als »sehr empfehlenswert« gilt.

Würde man die Tabelle noch unter ökologischen und sozialen Kriterien bewerten, die auch mit eingeflossen sein sollen, wäre das Urteil keinen Deut besser. Nicht wenige Diplom-Oecotrophologen und Ernährungsberater haben sich auf diese Bewertung verlassen. Gab es unter ihnen wirklich niemanden, der diese Widersprüche erkannt hat? Hat sich wirklich niemand für die Herstellung jener Lebensmittel interessiert, die er tagtäglich isst, anderen empfiehlt und sogar »wissenschaftlich« bewertet?

Krank durch Vollwertkost?

»Der Bundesbürger glaubt aber – unter den Sirenenklängen von Ernährungsberatern, unter dem Eindruck all dessen, was da in Illustrierten, auf dem Büchermarkt, auch im Fernsehen angepriesen wird – er glaubt etwas für seine Gesundheit tun zu müssen. Er ernährt sich natur-gemäß, er ernährt sich vollwertig. Die Folgen sind schlimm, sind teilweise katastrophal.«[306] Wer sagt das? Der Medizinprofessor Karl Pirlet, ehemaliger Ordinarius der Universität Frankfurt. Und dann holt der Pensionär eine nicht enden wollende Sammlung von Fällen hervor, die er ärztlich betreut hat, und denen er durch das Absetzen der Vollwertkost ihre Gesundheit zurückgeben konnte. Doch das ist genau das gegenteilige Bild, wie wir es von seinem ärztlichen Kollegen Dr. Bruker kennen gelernt haben.

Hören wir ihm trotzdem einmal zu: »Eine Journalistin war zu einem Interview bei mir. Wie sich im Gespräch herausstellte, eine diplomierte Oecotrophologin. ... Sie heiratete, wurde schwanger und wollte jetzt nach Vollwertvorschrift alles 100%ig machen. ›Mich hat's zerrissen‹ – erzählte sie. Es kam zum Abort (Fehlgeburt). Wieder schwanger, wieder 100%ig nach Vorschrift. ›Es hat mich zerrissen‹ – berichtete sie. Wieder Abort. Und dann eröffnete sie mir: Ich bin wieder schwanger, aber jetzt geht es mir hervorragend. Ich esse das, was mir schmeckt und was mir bekommt: leichtes Brot, etwas Obst und Salat, zarten Fisch, auch mal ein Stück Kuchen.«[306]

Für Professor Pirlet sind die Auswirkungen einer konsequenten Vollwerternährung klar: »Nach Jahren, eventuell erst nach 10 bis 20 Jahren, kommt dann der gesundheitliche Zusammenbruch. Oft ein überraschend früh einsetzender Alterungsprozess, etwa am arteriellen System, am Gelenksystem. Völlig verfahrene Zustände. Ich erlebe sie Tag für Tag in meiner Praxis. Natürlich will dann niemand wahrhaben, daß die doch so gesunde Ernährungsweise der vergangenen Jahre verantwortlich sein soll, für das jetzt in Erscheinung tretende gesundheitliche Fiasko.«[306]

Und: »Erschüttert hat mich die letzte Begegnung mit einem Ordinarius für Innere Medizin und Kardiologie. Früher ein schlanker, drahtiger Asket, Befürworter einer naturbelassenen Kost. Mitte der 50er Jahre hatte ich oft mit ihm über das Für und Wider dieser Kost diskutieren können. 1965 dann ... traf ich ihn in Bad Nauheim wieder, auf einer Bank in der Sonne sitzend, auffallend stark gealtert. Und an dem zerbrechlich wirkenden Körper ein mächtig aufgetriebener Leib. Was sagte er mir: Herr Pirlet, das Altwerden ist furchtbar: Sie haben recht, es geht jetzt nicht mehr mit den Körnern.« »Was junge Oecotrophologen noch einigermaßen verkraften können«, gibt Pirlet zu bedenken, »das ist eben für ältere Menschen nicht unbedingt das Richtige.« [306]

Wer weiß denn nun, wie's richtig ist? Kollath oder Pirlet? Die Antwort liegt auf der Hand: Was dem einen nützt, kann dem anderen schaden. Das ist überhaupt nichts Neues. Nur, es wollen die meisten Ernährungsexperten nicht wahrhaben. Alle, egal ob Kalorienzähler oder Vollwertköstler, missionieren die gesamte Bevölkerung unterschiedslos mit ihren pauschalen Ernährungsregeln. Die Frage lautet: Wem schadet es – wem nutzt es? Und vor allem: Wann kann es schaden?

Zunächst: Was Professor Pirlet mit drastischen Worten schildert, können wir aus eigener Beobachtung, aus vielen Gesprächen mit Vollwertköstlern, Gesundheitsberatern und Studenten der Oecotrophologie – egal welcher Couleur – im Grundsatz bestätigen. Sie essen Dinge, die sie nicht mögen, der Gesundheit zuliebe, und glauben, wenn sie damit scheitern, nicht vollwertig genug vorgegangen zu sein, »gesündigt« zu haben. Nicht selten haben ihnen Rohkost und Vollkorn anfangs geholfen. Erst Monate später stellt sich Widerwillen ein. Die so vollwertige Kost verursacht Beschwerden.

Als ein Beweis der gesundheitlichen Vorteile der Vollwertkost gilt das langsamere Ansteigen des Blutzuckers nach einer Mahlzeit, die flachere Blutzuckerkurve. Zucker, Stärke (sie ist aus Traubenzucker aufgebaut) und Weißmehl (besteht überwiegend aus Stärke) lassen den Blutzucker hochschnellen, weil er ohne große »Verdauungsarbeit« vom Darm ins Blut gelangt. Essen wir hingegen das volle, rohe Korn, so steigt die Blutzuckerkurve viel langsamer an, weil die Ballaststoffe die Aufnahme der Stärke aus dem Darm ins Blut stark behindern. Soweit die Theorie. [308]

134

In der Praxis ist die obige Überlegung ohne Bedeutung. Korrekt gesäuertes und gebackenes Vollkornbrot hat – entgegen der land-läufigen Vorstellung – keine andere Wirkung auf den Blutzucker als Weißbrot (s. Abb. 2). Aber wer bitte isst schon trocken Brot? Viel wichtiger sind die mitverzehrten Lebensmittel wie das Fett auf der Butterstulle. Denn das Fett und nicht das Vollkorn entscheidet über den Blutzuckerspiegel und die Insulinausschüttung.[307] Und plötzlich sieht alles ganz anders aus.

Abb. 2: Anstieg des Blutzuckers nach Brotverzehr [307]

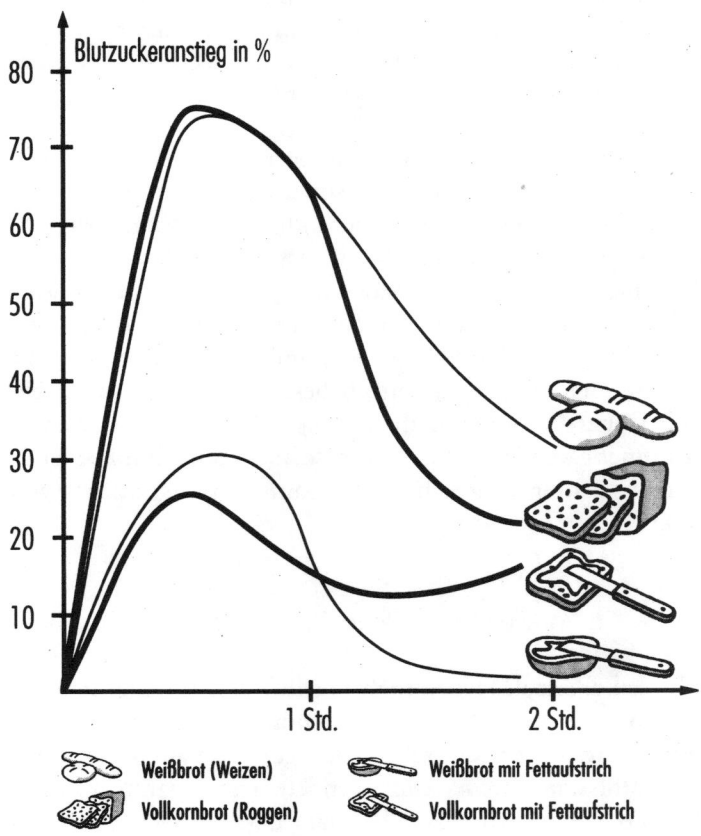

Damit sind die schönen theoretischen Überlegungen für die Katz. Wenden wir uns deshalb wieder den Erfahrungen von Professor Pirlet zu: Seiner Ansicht nach machen »nicht die naturbelassenen Nahrungsmittel an sich die Krankheit, sondern deren bakterielle Zersetzung im Darm«. [306] Das bewirkt nach vielen Jahren eine Schädigung der Darmwand, deren Reparaturfähigkeit eines Tages erschöpft ist. Zusätzlich wird so auch noch eine Schädigung des Immunsystems provoziert. [309] »Ich halte die Selbstvergiftung vom Darm, die intestinale Autintoxikation, für eine Krankheitsursache allererster Ordnung«. [306] Diese Selbstvergiftung mache die positiven Effekte einer gehaltvollen naturbelassenen Nahrung wieder zunichte. Ein Circulus vitiosus. »Meine Mitarbeiter und ich haben dann in den 70er Jahren ... nach den Gärungsprodukten gesucht. Wir stießen auf das toxische Methanol und auf die Gärungsalkohole Butanol und Propanol, auf die so genannten Fuselöle oder Fuselalkohole.« [306]

Zu diesen unerwünschten Stoffen gehören auch die stinkenden Verbindungen Skatol, Indol, Phenol sowie Cresol und natürlich Ammoniak, ein Endprodukt unvollständig verdauter Eiweiße. [309] Sie werden vor allem dann gebildet, wenn zu ballaststoffhaltige Kost Blähungen auslöst. In der neueren so genannten »postmodernen Vollwertprosa« wird der Vorgang umgedichtet in ein Risiko, das mit Faserkost bekämpft werden könne: »Sind aber reichliche Ballaststoffe vorhanden, dann saugen diese den Ammoniak auf, der somit die Darmwand nicht mehr schädigen kann.« [308] Die Vorstellung von einer gärenden faserigen Masse, die das ihr entströmende gasförmige Ammoniak gleich wieder »aufsaugt«, ist doch etwas abenteuerlich.

Vollwertkost – eine Sackgasse

Die Vollwertkost ist als Dauerernährung für den Gesunden gescheitert. Gegen eine therapeutische Anwendung über kürzere Zeiträume unter ärztlicher Aufsicht ist dagegen nach unserem bisherigen Kenntnisstand nichts einzuwenden. Dann kann sie sogar nützlich und wertvoll sein, wie die Erfahrungen der Vergangenheit gezeigt haben. Danach ist allerdings wieder eine bekömmliche Gemischtkost ratsam.

Natürlich muss das Scheitern der Vollwerternährung Ursachen haben. Zunächst: Die Zusammensetzung unserer Nahrung ist viel komplexer, als es die ernährungswissenschaftlichen Theorien eingestehen wollen. Weder die »essentiellen« Nährstoffe noch der »Vollwert« entscheiden allein darüber, ob etwas für den Menschen gut, d.h. physiologisch ist. In der Biologie sind die Ursachen für das Scheitern der Vollwertkost in ihren Grundzügen längst erforscht. Bisher wurden die Ergebnisse aber nicht auf die Ernährung des Menschen übertragen. Das wollen wir versuchen. Mehr davon im nächsten Kapitel.

4 Die Lehre vom Fressen und Gefressenwerden

Der Mensch ist bekanntlich nicht das, was er isst, sondern das, was er verdaut. Die Biologie kennt die Gründe für schlechte Verdaulichkeit längst: Kein Lebewesen, sei es Pflanze oder Tier, wird gern gefressen. Bei Gefahr können Tiere davonlaufen, Pflanzen jedoch nicht. Sie müssen sich also auf andere Weise vor einer hungrigen Umwelt schützen. Und sie wehren sich mit ausgetüftelten Abwehrstoffen gegen alles und jedes, egal ob Mikroben, Motten, Mäuse oder Menschen.

Ausgerüstet mit Bitterstoffen vertreiben Pflanzen Schädlinge und Fraßfeinde, mit Alarmstoffen führen sie Insekten an der Nase bzw. Antenne herum, mit nachgebauten Hormonen regulieren sie die Fruchtbarkeit naschhafter Säuger, mit »gefälschten« Aminosäuren blockieren sie den Aufbau von Eiweiß im Körper des Angreifers und bewaffnet mit Enzymstoppern behindern sie unsere Verdauung. So muss sich der Hungrige an anderen Pflanzenarten gütlich tun. Und weil auch sie etwas gegen Fraßfeinde unternehmen, ist auch ihre Verdaulichkeit für den Menschen eingeschränkt und ihre Bekömmlichkeit vermindert. Dieses Konzept, das in der Biologie seit Jahrzehnten bekannt ist und als Selbstverständlichkeit betrachtet wird, möchten wir im Folgenden vorstellen [311-318]:

Wie schützen sich Pflanzen vor ihren Feinden? Wie kommt es bei Krankheits- oder Schädlingsbefall zur Heilung? Warum sind sie nicht längst ein Raub der vielen Schädlinge, der Läuse, der Käfer und Heuschrecken geworden? Oder von Pflanzenseuchen dahingerafft worden? Egal was passierte, am Schluss haben es die Pflanzen immer wieder geschafft. Sie überlebten, und die Erde blieb grün wie eh und je.

Beim Menschen ist der Fall klar: Wenn er krank wird, d.h. wenn dem Immunsystem nicht die unauffällige Entsorgung der Erreger gelingt, dann bricht die Krankheit aus, es wird ein Arzneimittel eingenommen oder der Arzt gerufen. Und genau so funktioniert es auf dem Feld. Zunächst einmal verfügt die Pflanze wie alle anderen Lebewesen auch über eine Krankheitsabwehr, sprich eine Art

»Immunsystem«. Nur funktioniert es etwas anders als das der Säugetiere. Zum pflanzlichen Abwehrsystem gehören Dornen, Gifte nach Art der Tollkirsche, und harte Blätter mit Silikateinlagerungen wie beim Getreide. Für Mikroben undurchdringliche Wachsüberzüge umhüllen nicht nur empfindliche Früchte, sondern ganze Pflanzen.

Schädlinge und Krankheitserreger sind Lebewesen, denen es gelungen ist, die Abwehr des Wirtes zu überlisten und sich auf seine Kosten zu vermehren. Alle anderen konnten aufgrund der effizienten Abwehr nicht »landen«. So ist es auch beim Menschen. Unser Abwehrsystem ist ständig aktiv, die meisten Mikroben werden schon im Vorfeld abgefangen und ausgeschieden. Diejenigen, die tiefer ins Innere des Körper dringen, werden dort von hochspezialisierten Zellen identifiziert und »aufgefressen«. Wird der Mensch richtig krank und muss er das Bett hüten, so benötigt er die Ruhezeit, um eine neue spezielle Abwehr aufzubauen, die sich gezielt gegen den neuen Erreger wendet. Genauso komplex regulieren auch Pflanzen ihre Abwehr. Im Gegensatz zum Menschen sind Pflanzen aber nicht nur Krankheitserregern ausgesetzt, sondern auch Fraßfeinden wie Heuschrecken, Mäusen oder Menschen.

Pflanzen müssen genau wie die Tiere eindringende Erreger abwehren. Bis heute kennt man etwa 20.000 Abwehrstoffe, obwohl nur ein Bruchteil der Pflanzen (etwa 5 Prozent) daraufhin untersucht worden ist. Und von diesen Stoffen konnte bisher wiederum nur ein Bruchteil analysiert werden. [312] Der Grund, warum diese Abwehr bisher übersehen wurde: die Konzentrationen der meisten Stoffe reichen nicht aus, um Schädlinge zu töten, und ihre volle Wirkung entfalten sie erst als Mixtur. Das macht Sinn, denn wenn ein Fraßfeind mit einem einzigen Stoff angegriffen wird, so wird er versuchen, ein Enzymsystem zu dessen Entgiftung zu entwickeln. Handelt es sich aber um Dutzende von Stoffen, so wird der Entgiftungsaufwand so groß, dass er sich nicht mehr lohnt.

Doch auch die Pflanze muss haushalten. Sie kann nicht Tausende von Abwehrstoffen gegen alles und jedes bereithalten. Schließlich will sie ja auch noch wachsen und sich vermehren. Jede Pflanze muss sich »überlegen«, wie viel von ihren Haushaltsmitteln sie für Rüstungszwecke abzweigen kann. Deshalb sorgt sie zunächst für einen gewissen Rundumschutz (die präformierten Abwehrstoffe), wartet aber ansonsten ab, von welcher Seite der Angriff erfolgt. Im Bedarfsfall muss allerdings schnell gehandelt werden. Dann beginnt der Wettlauf mit dem Angreifer, der sich seinerseits so schnell wie möglich breit macht, um der spezifischen Abwehr zuvorzukommen. Derartige, im Verteidigungsfall gebildeten Abwehrstoffe heißen Phytoalexine.

Pilze gehören zu den Hauptfeinden der Pflanzen. Gegen sie halten viele Pflanzen Chitinasen parat. [372] Das sind Enzyme, die Chitin, das Stützgewebe von Schimmelpilzen, zersetzen können. Diesen Tatbestand nutzt man im biologischen Landbau. Sprüht man auf die Pflanzen Chitinpulver, so bilden sie in Erwartung eines Befalls durch Schimmelpilze mehr Chitinasen. Das erhöht die Resistenz.

Zur Selbstverteidigung der Pflanzen gehört auch die Selbstzerstörung. Angegriffene Zellen sterben schnellstmöglich ab, um den Erregern den »Brückenkopf« zu nehmen. Diese Erkenntnis wird bereits von Chemieunternehmen mit Hilfe der Gentechnik umgesetzt. Der Chemiegigant Hoechst lässt sich gerade einen gentechnischen »Turbolader« patentieren, mit dessen Hilfe die Selbstzerstörung der befallenen Zellen so optimiert wird, dass der Angreifer keine Chance hat, sich zu etablieren. [323] Diese »Selbstschussanlage mit Turbolader« ist ein intelligentes modernes Konzept im Pflanzenschutz. Ob es der Weisheit letzter Schluss ist, sei dahingestellt.

Wie sich Pflanzen wehren: die Kartoffel

Es liegt auf der Hand, dass sich auch unsere Nahrungspflanzen zu wehren wissen. Denn sie alle stammen von Wildpflanzen ab, die nur überleben konnten, wenn sie den hungrigen Mägen der Säuger etwas entgegenzusetzen hatten. Wir Menschen haben jedoch durch Züchtung die Widerstandsfähigkeit unserer Nutzpflanzen eingeschränkt, so dass da und dort Lücken in den Verteidigungslinien entstanden, die wir für unsere Ernährung nutzten. Deshalb erscheint es ratsam, die Abwehr anhand der Wildform einer Nahrungspflanze zu beobachten. Nehmen wir die Wildkartoffel. Sie verfügt über ein intaktes Abwehrsystem, sonst gäbe es sie nicht mehr. Und an ihr wurde von den Völkern der Anden nicht viel herumgezüchtet.

Wie sich Kartoffeln gegen Insekten verteidigen

Beobachten wir, wie sich ein Insekt auf einer Kartoffelstaude zu Tisch begibt. Das Opfer versucht sich von seiner unappetitlichsten Seite zu zeigen. Aus der Perspektive der winzigen Blattlaus betrachtet bietet sich ein gefährlicher Landeplatz: Die Blattoberfläche ist dicht mit verschiedenartigen Haaren übersät, die fast so lang sind wie ihre Beine. Aus einer Haarsorte fließt zudem ständig ein klebriger Saft. [311]

In der Flüssigkeit befindet sich der Alarmstoff ß-Farnesen. ß-Farnesen wird gewöhnlich von Blattläusen bei großer Gefahr ausgesandt, um ihre Artgenossen zu warnen. Die Kartoffelpflanze stellt dieses Alarm-Pheromon selbst her, um ihren Fraßfeinden von vornherein Angst einzujagen. [320] Die Läuse haben diesen faulen Trick inzwischen aber durchschaut und können den falschen Alarm der Kartoffel vom echten ihrer Artgenossen unterscheiden. [321]

Mit der zweiten Sorte Härchen verteidigt sich die Kartoffel noch wirksamer gegen den hungrigen Gast. Brechen sie ab, tritt eine Flüssigkeit aus, die nach Art der Sekundenkleber in kürzester Zeit erstarrt, die Laus festklebt oder ihr bei vorwitzigen Bissen die Mundwerkzeuge verschließt. [311]

Natürlich kann man lernfähige und komplizierte Lebewesen wie Blattläuse nicht mit ein paar falschen Signalen und ein bisschen Sekundenkleber leimen. Genau genommen repräsentiert das winzige Insekt die Leistung eines Großcomputers und einer ziemlich großen chemischen Fabrik. Noch dazu verfügt es über eine Entwicklungsabteilung, die Veränderungen des Marktes, sprich der Umwelt, entsprechend wahrnimmt und darauf reagieren kann. Und das alles in einem Stecknadelkopf. Insofern müssen sich die Pflanzen schon einiges einfallen lassen, wollen sie ihre Gastfreundschaft nicht überstrapazieren lassen. Eine besonders pfiffige

Abwehr besteht darin, das eigentliche Ziel der saugenden Winzlinge, nämlich die Gewinnung von Nährstoffen, zu vereiteln. Die Pflanzenzelle enthält Enzyme (Polyphenoloxidasen), die im Falle ihrer Zerstörung die Verdauungsenzyme der Insekten unbrauchbar machen und so das pflanzliche Eiweiß blockieren.[319, 322] Dies wirkt wahrscheinlich auch gegen die Verdauung des Menschen.

Die speziellen Tricks der Kartoffel gegen die Viren

Wenn so eine Laus ein Äderchen des Blattes ansticht, um den Saft herauszusaugen, gefährdet sie die Pflanze noch auf ganz andere Weise. Da sich Läuse gewöhnlich nicht die Zähne putzen, gelangen mit dem Biss Krankheitserreger in den Saftstrom der Pflanze. Die ganze Abwehrchemie auf der Blattoberfläche nutzt nun nichts mehr. Für die Krankheitserreger ist das eine ganz tolle Sache. Sie benötigen sowieso ein Vehikel, um sich von Pflanze zu Pflanze fortbewegen zu können. Mit dem Läuse-Taxi kommen Bakterien, Viren und Pilzkrankheiten von Feld zu Feld und über die Beißwerkzeuge der Insekten gleich mitten ins Geschehen.

Deshalb muss sich die Pflanze im Falle eines Insektenbisses auch gegen die Mikroben verteidigen. Zu diesem Zweck verfertigt sie Enzyme, die von den Verdauungssäften des Insekts nicht zerlegt werden können. Das Insekt saugt sie ein. Dabei lösen die Enyzme die Hüllen der Viren auf und töten sie auf diese Art im Bauch der Läuse ab.[319] Man kann diese Enzyme noch in den Ausscheidungen der Läuse nachweisen. Auf diesem Wege gelangen antivirale Wirkstoffe übrigens auch auf unser Frühstücksbrötchen. Denn der so geschätzte Tannenhonig ist nichts anderes als von Bienen aufgeleckter und aus ihrer Honigblase wieder hervorgewürgter »Läuseschiss«.

In ähnlicher Weise weiß sich die Kartoffel auch gegen andere Angreifer zu wehren. Bei Befall mit Spinnmilben reicht ihr der Schutz durch die Härchen nicht mehr aus. Sie ruft den Arzt. Mit einem Lockstoff, dem Pheromon, zieht sie die entsprechenden Raubmilben an. [319] Damit das Ganze funktioniert, muss sich die Kartoffel genau überlegen, wann sie um Hilfe bittet. Ist der Tisch für die Raubmilben nicht stets mit dem richtigen Krabbeltier gedeckt, werden sie sich über kurz oder lang anderweitig orientieren. Deshalb darf die Pflanze diesen Alarmruf nur senden, wenn es sich erkennbar um delikate Spinnmilben handelt. Der Trick ist ziemlich raffiniert: Die Pflanze stellt ein Vorprodukt des Pheromons her, das erst durch den Speichel der Spinnmilbe fertiggestellt und ausgesandt wird. [319] Mit ihrem Biss besiegelt die Milbe also ihr eigenes Schicksal, vorausgesetzt das Signal wird von einer hungrigen Raubmilbe wahrgenommen.

Um die anderen Kartoffeln auf dem Acker rechtzeitig vor einem bevorstehenden Angriff zu warnen, sendet die befallene Pflanze ein Warnsignal aus. Ein solcher Warnstoff ist Methyljasmonat. [319] Befindet sich Methyljasmonat in der Luft, beginnen die übrigen Kartoffeln vorsorglich mit der Produktion von Abwehrstoffen, vor allem Verdauungsblockern, den so genannten Proteinase-Inhibitoren. Sie wirken nicht nur in Insektendärmen, sondern auch gegen die Verdauungsenzyme der Säugetiere.

Wie sich die Kartoffel gegen Säugetiere wehrt

Es liegt nahe, dass die Kartoffel nicht nur den Dreh raus hat, wie man Läuse vergrätzt, sondern auch, wie man großen und starken Tieren wie hungrigen Ratten, Menschen oder Wildschweinen den Appetit verdirbt. Die Liste der Abwehrstoffe gegen sie ist lang: Saponine, Alkaloide, Phenole, Sesquiterpenoide, Sexualhormone, Polyphenoloxidasen, Proteinase-Inhibitoren, etc. [324,325] Zwei davon seien beispielhaft herausgegriffen, die Proteinase-Inhibitoren und das Alkaloid Solanin.

Proteinase-Inhibitoren werden von vielen Pflanzen – nicht nur von der Kartoffel – produziert und gehören zu den effektivsten Abwehrstoffen. Es sind winzige Eiweißpartikel, die mit unseren Verdauungsenzymen eine untrennbare Verbindung eingehen. Der Effekt: Das Eiweiß kann nicht mehr verdaut werden. Die Nahrung ist wertlos, wenn nicht sogar ungenießbar. Der Körper antwortet mit einer vermehrten Enzymproduktion. Aber irgendwann lohnt sich das auch nicht mehr. Interessant ist, dass die Pflanzen gegen die unterschiedlichen Fraßfeinde spezifische Enzymstopper produzieren. Diese Stopper sind übrigens gegen so ziemlich alle Einflüsse stabil, nicht wenige überstehen sogar den Kochtopf unbeschadet. [326]

Gewöhnlich beginnt die Kartoffel erst im Falle einer Bisswunde mit der Massenproduktion von Enzymstoppern. Sobald sie eine Verletzung spürt, befiehlt sie allen Zellen, sich ungenießbar zu machen. Ein Signalstoff dafür ist das Systemin, ein kurzes Eiweißkettchen, das sehr schnell in der Pflanze transportiert wird und in unvorstellbar kleiner Menge wirkt. 40 Femtomol reichen aus, um die Schutzreaktion auszulösen. [319] Die Einheit »Femto« umschreibt dabei eine aberwitzig kleine »Größenordnung«: Ein Milliardstel von einem Millionstel. Übertragen auf die Entfernung von der Erde zum Mond entsprechen die 40 Femtomol etwa 0,015 Millimeter. Hier sieht man, in welchen Konzentrationen die tatsächlich wichtigen Stoffe vorkommen.

Das Systemin löst also die Bildung von Proteinase-Inhibitoren in der ganzen Pflanze aus. Nach einigen Stunden besteht über ein Prozent des Eiweißes aus solchen Enzymstoppern. [328] Am Rande ein kleines Gedankenexperiment: Was passiert wohl, wenn man die Pflanze jetzt auf ihren Eiweißgehalt hin analysiert? Nun, man stellt eine Erhöhung der Eiweißwertigkeit fest, weil die Enzymstopper sehr hochwertige Eiweiße sind. Das pflanzliche Eiweiß müsste einen besseren Nährwert haben. Doch praktisch ist, wie so oft, das Gegenteil wahr. Tatsächlich sinkt der Nährwert, weil das Eiweiß nicht mehr verdaulich ist. Die Pflanze verfolgt mit uns das gleiche Konzept wie mit den Läusen, bei denen das Futter bereits im Mund ungenießbar wird.

Das allein reicht aber gewöhnlich nicht, um die Abwehr rohkosttrainierter Wildtiere oder Insekten auszuschalten. Deshalb produziert die Kartoffel sicherheitshalber auch noch etwas Gift: Solanin ist eins ihrer Alkaloide, andere heißen Chaconin oder Solamarin. [327, 329] Sie sind für Insekten tödlich, mutmaßlich stören sie die Bildung ihres Häutungshormons. [311] Lediglich der Kartoffelkäfer hat den Dreh raus, die Alkaloide unserer Kulturkartoffeln zu entgiften.

Die Giftigkeit von Solanin für Säugetiere wie Menschen lässt sich bereits an seiner chemischen Struktur erahnen. Es ähnelt dem Cholesterin, kann also überall dort stören, wo Cholesterin gebraucht wird. Daher kommt auch seine hohe Nervengiftigkeit und die Schädlichkeit für Zellmembranen. Beim Menschen kann Solanin gewöhnlich nur den Verdauungstrakt in Mitleidenschaft ziehen (Bauchweh, Krämpfe, Durchfälle etc.), aber in Gegenwart von Saponinen, die ebenfalls als Abwehrstoffe in der Kartoffel vorkommen können, gelangt es auch in den Blutstrom. Bereits 3 Milligramm Solanin pro Kilo Körpergewicht haben sich beim Menschen als tödlich erwiesen. Das entspricht der Giftigkeit von Strychnin. [331]

Aus der Literatur sind zahlreiche Vergiftungsfälle beim Menschen, überwiegend durch fahrlässige Verwendung grüner Knollen, bekannt. [330, 331] Übrigens kann die Kartoffel auch bei unsachgemäßer Verarbeitung erhebliche Solaninmengen anreichern: Bleiben geschälte Kartoffeln längere Zeit liegen, so produzieren sie dieses Alkaloid zum Schutz gegen Fäulniserreger. [329] Darauf wurden die manchmal ziemlich hohen Gehalte in Kartoffelchips zurückgeführt. [330]

Die Kartoffel bei den Naturvölkern

Wäre jedwede Nahrung, so wie sie uns Mutter Natur offeriert, immer gesund für den Menschen, dann müssten so genannte Naturvölker, die sich ja unseren Vorstellungen nach im Einklang mit der Natur ernähren, möglichst Naturbelassenes verzehren. Werfen wir deshalb einen Blick in die Küche jener Andenvölker, die die Kartoffel in Kultur genommen haben: Das verbreitetste Kartoffelgericht ist die »tunta« oder »chuno blanco«. Zur Herstellung werden die Knollen im Gebirge auf dem Erdboden ausgebreitet und über Nacht durchgefroren, damit die Zellen platzen. Dann wird auf den »Erdäpfeln« herumgetrampelt, um die Schale zu zerstören. Noch gefroren legt man sie in ein Brunnenbecken und lässt sie einige Wochen lang vom Wasser umspülen. Nach dem Auslaugen sind die Knollen schneeweiß. Man presst sie aus und trocknet sie unter der gleißenden Andensonne. Das Ergebnis dürfte sich von unserem Stärkepulver nicht mehr wesentlich unterscheiden. Wo bleiben da die Vitamine und die lebenswichtigen Mineralstoffe? Ihre Entfernung war offenbar das kleinere Übel gegenüber einer Alkaloidvergiftung. Das genannte Verfahren verringert den Solaningehalt immerhin um 97 Prozent. [332]

Nun mag man einwenden, die Menschen machten sich diese Arbeit nicht wegen der vermeintlichen Giftigkeit, sondern wegen des Geschmacks. Der Geschmack ist schließlich das, was wir im Gegensatz zur Giftigkeit im Mund wahrnehmen. Die entscheidende Frage ist, warum diese Alkaloide für den Menschen bitter, also unangenehm schmecken. Welcher biologische Sinn steht hinter dieser angeborenen Aversion? In der Tat sind viele Bitterstoffe häufig auch giftig wie z.B. das Strychnin der Brechnuss oder das Solanin der Kartoffel. [334] Es hat also seinen biologischen Grund, warum wir bittere Speisen zunächst ablehnen und sie erst, wie beim Bier oder Kaffee, nach einer gewissen Eingewöhnungszeit akzeptieren. Nur dann, wenn der Körper – entgegen seiner Erwartung – positive Erfahrungen mit solchen Lebensmitteln erworben hat, wirkt bitterer Geschmack anziehend. (Von den stimmungsbeeinflussenden Wirkstoffen dieser Genussmittel handelt Kapitel 6.)

Viele Küchentechniken so genannter Naturvölker sind ebenso ausgebuffte und arbeitsintensive Entgiftungsmethoden wie das angeführte Auslaugungs- und Gefriertrocknungsverfahren. Von Vollwert keine Spur. Eine simplere und sehr weit verbreitete Technik ist der gleichzeitige Verzehr von Tonerde. Stramme Mediziner hielten die Erdfresserei für eine behandlungsbedürftige Krankheit namens »Geophagie«, gemäßigtere sahen darin einen Hinweis auf einen subklinischen Mineralstoff-Mangel. Inzwischen weiß man, dass die Geophagie in erster Linie der Entfernung von Giften aus der Nahrung dient. Im Verdauungstrakt absorbieren die Tonerden allerlei unerwünschte Begleitstoffe aus dem Speisebrei. Die Indianervölker Amerikas verzehren Kartoffelarten, die sie übrigens nur während der Hungersnöte akzeptieren, mit speziellen Tonerden, um die bitteren Alkaloide zu entfernen. [332, 333]

Viele Völker verwenden spezifisch an das jeweilige Lebensmittel angepasste Tonerden, damit sie die entsprechenden Giftstoffe möglichst zielsicher abfangen können. Mutmaßlich gehen dabei auch viele Wertstoffe verloren. Aber das scheint für diese Menschen das kleinere Übel zu sein. Auf Sardinien wird Eichelbrot mit 5 bis 10 Prozent Tonerdezusatz hergestellt, um die antinutritiven Gerbsäuren abfangen zu können. Andere Tonerden dienen in der westafrikanischen Volksmedizin bei Durchfall zur Absorption von bakteriellen Giften. [332] Und unser Verzehr von medizinischer Kohle ist ja nichts anderes.

Auch die Aborigines verarbeiten ihre Nahrung mit erstaunlich vielfältigen Verfahren, die sich im Grunde kaum von unserer »gutbürgerlichen« Küche unterscheiden. Auch sie bereiten jede Pflanze, jede Saat, jede Wurzelart nach anderen Regeln zu, so wie wir Europäer ja auch unsere Rohstoffe ganz unterschiedlich »kochen«. Die Wurzelstöcke der wilden Pfeilwurz werden beispielsweise geschält, geraspelt, einen halben Tag lang eingeweicht, ausgelaugt, ausgepresst und 30 Minuten lang gebacken. [335]

Naturvölker haben ihre Nahrungspflanzen viel weniger züchterisch bearbeitet als wir, eben nur so weit, wie es ihre Pflanzenschutzmöglichkeiten zuließen. Sie brauchen die natürlichen Abwehrstoffe. Schließlich muss die Ernte unter allen Umständen vor Schädlingen geschützt werden. Sollten diese Stoffe auch dem Menschen ein klein wenig schaden, so ist das nicht so wichtig. Ihre Küche dient in erster Linie der Entgiftung, sie spottet unserer Vorstellung von einer »naturbelassenen« Ernährung.

Die Kartoffel in unserer Küche

Dass wir heute unsere Gemüse als frischen Salat zum Steak essen können, liegt daran, dass wir die für uns gefährlichen Abwehrstoffe weggezüchtet haben. Die züchterisch nicht bearbeiteten Wildkräuter verwenden wir zu Heilzwecken. Sie enthalten potente Arzneistoffe (eigentlich Abwehrstoffe), die zwar bei Krankheiten helfen, aber in der täglichen Nahrung eher unerwünscht sind.

Die meisten unserer modernen Kartoffelsorten enthalten wesentlich weniger Alkaloide als die Wildform. Da Solanin der Abwehrstoff gegen Insekten ist, bedeutet jede Verringerung des unerwünschten Solaningehaltes zugleich eine erhöhte Anfälligkeit gegenüber Schädlingen. Deshalb verwundert es nicht, dass bei der intensiven Resistenzzüchtung in den vergangenen Jahren wiederholt Kartoffelsorten vom Markt genommen werden mussten, weil ihre Gehalte an Solanin nicht mehr unbedenklich waren. [336] Dies geschah ohne großen Aufhebens in der Öffentlichkeit. Solaninarme Kartoffelsorten benötigen den Schutz durch den Menschen mittels geeigneter Kulturmaßnahmen. Ihre Knollen können von uns nach einmaligem Garen als vergleichsweise vitamin- und mineralstoffreiches Gemüse gegessen werden und nicht als ausgelaugtes Stärkekonzentrat wie in den Anden.

Das Solanin ist auch der Grund, warum wir unsere Kartoffeln schälen. In der Schale sind die Alkaloid-Gehalte besonders hoch, weil sie ein Abwehrorgan ist. Früher, als die Knollen noch von Hand geerntet wurden, warf man sie abends mit ihrer hauchdünnen Schale ins »Kartoffelfeuer« und aß sie so wie sie waren. Denn das giftige Insekten-Schutzschild ist in der Erde noch nicht vonnöten. Es wird erst gebildet, wenn die Kartoffeln ans Tageslicht kommen oder die Schale verletzt wird. [337] Wenn die Knollen etwas älter sind und die Schale etwas fester wird, gibt's deshalb Pellkartoffeln. Und nach einiger Zeit der Lagerung wenn ihre Schale schon grün schimmert, werden sie geschält und als Salzkartoffeln auf den Tisch gebracht.

Grüne Stellen, »Augen« und Keime enthalten das meiste Solanin. Sie werden in der Küche extra entfernt. Solanin lässt sich im Gegensatz zu vielen anderen Abwehrstoffen nicht durch Kochen zerstören, sondern es gelangt dabei ins Kochwasser. [337] Ist es Zufall, dass wir das Kochwasser bei Kartoffeln abgießen, obwohl wir es bei den meisten Gemüsen schätzen?

Bleiben wir noch einen Augenblick in der Küche. Geschnittene Kartoffeln werden bekanntlich braun. Ursache sind so genannte Polyphenoloxidasen. Die Kundschaft greift jedoch zu möglichst hellen Pommes, Chips oder Kartoffelbreipulver. Gleiches gilt für Trockenfrüchte, Äpfel oder Salat. Ein Zusatz von Antioxidantien wie Sulfit verhindert das Braunwerden. Wir haben die Polyphenoloxidasen ja bereits als Enzyme kennen gelernt, die verletzte Zellen für Fraßfeinde ungenießbar machen. [319] Das bedeutet natürlich auch für den Menschen einen verminderten Nährwert. Deshalb mögen wir keine braunen Äpfel oder abgestandenen Salate. Es könnte durchaus angezeigt sein, den einen oder anderen Zusatzstoff, der eine Bräunung verhindern soll, unter diesem Gesichtspunkt neu zu bewerten.

Wie sich die Tiere vor den Pflanzen schützen

Bisher haben wir diskutiert, was Pflanzen gegen Tiere unternehmen, ließen aber die Frage weitgehend unbeachtet, wie sich Tiere vor der Abwehr der Pflanzen schützen. Die Tiere müssen Wege finden, um sie trotzdem noch als Nahrungsquelle nutzen zu können. Die Pflanzenfresser haben entweder »aufgerüstet« oder sich spezialisiert.
Die letztere Strategie wählten viele Insekten mit ihrem winzigen Verdauungstrakt. Sie haben sich häufig auf eine einzige Nahrungsquelle »eingeschossen«, weil bei ihnen eine einzige Pflanze als Speisekammer lange vorhält. Das reduziert die erforderlichen Entgiftungssysteme auf ein Minimum. [328]
Im Grunde ist eine erfolgreiche Verdauung nur in Symbiose mit Mikroorganismen möglich, die ihrem Wirt die jeweils zur Entgiftung und zum Aufschluss erforderlichen Enzymsysteme zur Verfügung stellen. Mikroben sind wesentlich anpassungsfähiger als Tiere. Insekten müssen besonders auf die richtigen Mikroben achten, weil ihr winziger Darm nur begrenzte Entgiftungs- und Aufschlussleistungen vollbringen kann. In ihrem Darm haben sie eigene Kammern eingerichtet, so genannte Mycetocyten, in denen sie spezialisierte Bakterien beherbergen. Diese Spezialflora ist für viele Insekten überlebenswichtig, und sie muss vom Elterntier auf den Nachwuchs weitergegeben werden, damit er überleben kann. [302, 328]
Staatenbildende Insekten müssen für ihre dichte Bevölkerung eine regelrechte Lebensmittelindustrie aufbauen, um möglichst viele

Nahrungsquellen nutzen zu können. Bestimmte Termiten unterhalten Pilzgärten mit einem größeren Volumen als die des Verdauungstraktes von Elefanten. Blattschneiderameisen fermentieren in ausgedehnten unterirdischen Nestern gewaltige Mengen an Blättern und Blüten. Es liegt nahe, dass Insekten mit solchen »Fermentern« eine weitaus größere Zahl von Pflanzenarten nutzen können als jene Arten, die lediglich ein paar Bakterien in ihrem Darm beherbergen. [328] Unsere einheimischen Ameisen betreiben sogar eine eigene Viehzucht: Sie pflegen Blattlauskolonien, die sie »melken«, um an ihre süßen Ausscheidungen zu gelangen.

Große Tiere wie Rinder oder Elefanten müssen viele unterschiedliche Pflanzenarten fressen können, um ihren Hunger zu stillen. Umso aufwendiger gestaltet sich dann die Verdauung, und umso größer müssen die Fermentationskammern ausgelegt sein, damit genügend Mikroorganismen Platz finden, um all jene Enzyme in ausreichender Menge zur Verfügung zu stellen, die zum Nahrungs-Aufschluss benötigt werden. Wiederkäuer können mit ihren vier »Mägen« sogar verholzte Stengel aufschließen. Das Federvieh hat seinerseits zusätzlich einen Kropf, um die Körner aufzuweichen; ein Muskelmagen ersetzt ihnen das Gebiss.

Hasen haben im Gegensatz zu den großen Wiederkäuern Rind oder Hirsch eine andere Lösung gefunden: Sie fressen ihren Kot. Das ist eine besondere Art des Wiederkäuens ohne Pansen. Dadurch kann der Verdauungstrakt der Tiere klein bleiben.

Gift und Gegengift: Lebensmittelverarbeitung in freier Wildbahn

Neben der Fermentation, egal ob inner- oder außerhalb des Darms, können Tiere manchmal ganz putzige »Entgiftungstechniken« für ihre Speisen entwickeln. Eine recht eigenwillige Methode pflegt ein amerikanischer Würger. Eigentlich spießt er wie alle Würger seine Beute auf Dornen und Stacheln auf. Im Unterschied zu seinen europäischen Kollegen fängt er auch giftige Heuschrecken, die er so durchbohrt, dass sich das darin enthaltene Gift innerhalb von 48 Stunden abbauen kann. Dabei verfärbt sich das tote Insekt. Erst nach dem Farbumschlag tut sich der Würger an den jetzt für ihn genießbaren Fleischteilen gütlich. [338]

Oder nehmen wir die eingerollten Blätter, die man bei Spaziergängen häufiger beobachten kann. Diese Blätter enthalten Stoffe, die in Zusammenwirkung mit UV-Licht tödlich für Insekten sind, und zwar vor allem Cumarine und Furocumarine. [311] Aalt sich eine satte Raupe in der Sonne, bildet sich nach der Mahlzeit in ihrem Körper Gift. [339] Deshalb greifen schlaue Insekten im Schatten an und injizieren dem Blatt ein Hormon, das dafür sorgt, dass es sich einrollt. So ist das Insekt vor schädlicher Strahlung sicher und kann sich im Halbdunkel satt fressen. Auch das ist eine Form der Lebensmittelverarbeitung zur Abwehr lebensbedrohlicher Gifte. Das Johanniskraut hat seinerseits wiederum eine Gegenstrategie entwickelt. Seine Blätter sind für jene Wellenlänge durchlässig, die für die tödliche Giftbildung erforderlich ist. [339] Dann nützt dem Insekt auch das Einrollen nichts mehr.

Was für Insekten gilt, gilt auch für den Menschen. Nicht dass er unbedingt im Schatten essen sollte, nur weil auch in seinen Lebensmitteln Furocumarine vorkommen. [312, 340] Sellerie bildet beispielsweise gegen Pilzbefall Psoralen. Psoralen wird seit vielen Jahren als Arzneimittel gegen die Schuppenflechte verwendet. Daneben sind Cumarine auch als Rattengift und optische Aufheller in Textilien in Gebrauch. [342, 343] Immerhin nennt die Weltgesundheitsorganisation als eine Folge der Psoralen-Therapie Hautkrebs. [340] In einer Portion verpilzten Selleries wurden schon volle Arzneimitteldosen Psoralen gefunden. [341, 344] Nach Sellerieverzehr und anschließendem Sonnenbaden sind Hautausschläge dokumentiert. [345]

Wie wäre wohl der Zusatz eines solchen Medikaments zu bewerten? Bei Fleisch, Fisch und Eiern ist der Fall klar. Arzneimittelrückstände, wie sie dort in schöner skandalöser Wiederholung auftauchen, gefährden die Volksgesundheit. [355] Die Rohkost etwa auch? Nicht nur Sellerie, auch andere pflanzliche Lebensmittel wie Pastinaken oder Zitrusöle können von Natur aus Psoralene enthalten. [340] Da Psoralen ein Phytoalexin ist, das erst im Falle eines Angriffs gebildet wird, ist es sinnvoll, frische und keine angegammelte oder abgestandene Ware zur Speisenbereitung zu verwenden. Das ist zwar banal, aber nicht in allen Industrie-, Restaurant- und Privatküchen selbstverständlich.

Das Getreide – Kronzeuge der Vollwertkost

Bei der Kartoffel gibt es über den Vollwert keinen Disput. Roh will sie keiner essen. Wenden wir uns deshalb dem Getreide zu. Frische, das heißt rohe Körner sind unstreitig das Markenzeichen der Vollwertköstler. Je voller das Korn, je unverarbeiteter, desto gesünder die Nahrung. Deshalb predigen sie, dass jeder Haushalt eine Getreidemühle haben sollte, um sich täglich frisches, naturbelassenes Korn in der Küche mahlen zu können.

Wie das Getreide sein Überleben sichert

Überprüfen wir einmal das Konzept, das wir bei der Kartoffel entwickelt haben, an unserem Getreide. Beobachten wir einen Halm beim Versuch, sich einer naschhaften Raupe zu entledigen. Zunächst versucht das Blatt, mit harten Silikateinlagerungen die Beißwerkzeuge abzustumpfen, mit Chitinasen den Chitinpanzer zu knacken, mit Diphenolen das Tier zu vergiften. In jeder Getreidepflanze, in jedem Pflanzenteil wartet eine ganze Batterie von Schutzstoffen auf ihren Einsatz.

Die Raupe organisiert inzwischen ihre Verteidigung. Wenn Eulenraupen ein neues Blatt anfressen, behalten sie den ersten Bissen einige Minuten im »Mund«. Ihr Körper bildet nun besondere Entgiftungsenzyme, um bei der folgenden Mahlzeit die Blätter auch gut verdauen zu können. Diese Enzyme heißen Mischfunktionelle Oxidasen (MFO). Sie können viele Gifte chemisch so verändern, dass sie ihre Schädlichkeit verlieren und ausgeschieden werden können. Sie werden zusätzlich zu den Enzymsystemen des Darm-traktes gebildet, die bereits einen Schutz gegen die enorme Vielfalt von Pflanzengiften bieten.

Bei vielen Insekten werden die MFO innerhalb weniger Minuten nach dem Kontakt mit dem Gift aktiviert. Das ist übrigens der Grund, warum Insekten so schnell gegen Pestizide resistent werden. Auch der Mensch bildet MFO, um beispielsweise Arzneimittel ausscheiden zu können. [328] Dies verleitete Chemiker zu der Behauptung, dem Menschen würden Umweltgifte nichts ausmachen, weil er durch die natürlichen Abwehrstoffe auf Entgiftung trainiert sei. [356] Diese Entgiftungssysteme des Menschen haben aber gerade gegen Umweltgifte wie DDT oder Dioxin versagt. Deshalb können die MFO eben nicht die Umweltverschmutzung entschuldigen oder rechtfertigen.

Zurück zum Acker: Dort identifiziert die Getreidepflanze den Angreifer. Verletzt man ein Maisblatt mit einer Rasierklinge, so löst das nur die Bildung von Abwehrstoffen gegen Mikroben aus, die über die offene Wunde eindringen könnten – und natürlich Wundheilungsreaktionen. Aber woran erkennt der Mais einen Angreifer? An seinem Speichel. Daraufhin ruft die Pflanze nach einem Arzt. Sie sendet einen Lockruf in Form eines Pheromons, der von Schlupfwespen »gehört« wird. Ohne dieses Pheromon würde die Schlupfwespe die befallene Pflanze auf dem Acker gar nicht erkennen. Sie müsste sonst eifrig die Stengel oder Halme entlangklettern, bis sie mal zufällig auf etwas Essbares stößt. [346]

Hat die Schlupfwespe die befallene Pflanze entdeckt, beginnt die mühsame Suche nach der Raupe. Sie verfolgt mit ihren Antennen den Geruch des Raupenkotes. Hat sie den Schädling gefunden, sticht sie ihn an und legt ein Ei in seinen Körper. Zugleich lähmt sie die Raupe, so dass die frisch aus dem Ei geschlüpfte Wespenlarve ihr lebendiges Futteral von innen auffressen kann. Die Pflanze hat sich damit erfolgreich ihres Schädlings entledigt. [346]

Das Spiel funktioniert nur mit gut ausgebildeten Fachkräften, d.h. mit Schlupfwespen, die ihre Kinderstube in einer solchen Raupe auf der gleichen Pflanzenart verbrachten. Dies erklärt zwanglos manche Flops der biologischen Schädlingsbekämpfung. Herangezogen mit haltbarem Laborfutter wurden die armen Tiere auf die Konservierungsstoffe ihres Futters geprägt. Auf dem Acker ausgesetzt, waren sie völlig hilflos, weil sie die Steuergerüche der Pflanzen und der Raupen nicht kennen gelernt hatten. Da es jedoch sein kann, dass sich eines Tages andere Pflanzen und andere Schädlinge etablieren, gehen immer ein paar Schlupfwespen »fremd« und lernen neue Gerüche und damit Nahrungsquellen kennen. Dadurch ist im Falle einer Änderung des Ökosystems das Überleben der Schlupfwespenart gesichert. [346]

Getreide und Mensch

Wie kam der Mensch eigentlich auf die Idee, Körner zu essen? Getreide ist schließlich ein Gras, kaum genießbar, viel weniger ergiebig als Früchte, Knospen, Knollen und auch das Wild. Die Urformen des Getreides haben nicht viel gemein mit unseren heutigen Zuchtsorten, mit den satten Dickkopfweizen und den mastigen sechszeiligen Gersten. Es waren ein paar mickrige Halme mit ein paar verlorenen Körnern dran, gerade genug, um die Art zu erhalten.

Die übliche Vorstellung, dass kluge Urmenschen aus gesundheitlichen Gründen beschlossen, vollwertiges Fladenbrot zu backen, hat einige Ungereimtheiten. Hätte die Menschheit bewusst begonnen, Getreide anzubauen, hätte sie gleichzeitig folgende Techniken aus dem Nichts entwickeln müssen:

▷ spezielle Geräte zum Anbau von Grassamen, wie den Pflug, möglichst mit Ochsengespann – ein schier aussichtsloses Unterfangen bei minimalem Ertrag;

▷ ausgefeilte Erntetechniken mit Sicheln, Horden und Dreschflegeln (und das, obwohl sich Nüsse oder Eicheln viel einfacher ernten lassen?);

▷ müllerische Techniken (rohe Grassamen zu kauen ist nicht sehr vergnüglich und selbst bei Vollwertköstlern verpönt).

Das alles müsste gleichzeitig und binnen weniger Jahre entstanden sein. Denn sonst wäre die Gesellschaft verhungert oder hätte die Lust an dem erkennbar aussichtslosen Experiment verloren.

Der Getreideanbau begann erst vor gut 10.000 Jahren [347, 393], während das Feuer schon seit mindestens einer Million Jahre zur Speisenbereitung genutzt wird. [348] Seit 40.000 Jahren ist auch das Kochen üblich. [350] Insofern ist der Mensch entwicklungsgeschichtlich eher an seinen Herd angepasst als an die Körner. Das Feuer war der zweite große Durchbruch für die Menschheit nach der Entwicklung von Werkzeugen vor etwa zwei Millionen Jahren. [405] Denn erst die Hitze ermöglichte die bemerkenswerte Ausweitung des Speisezettels: Nun konnten viele Pflanzen entgiftet werden, die noch nicht auf die Idee gekommen waren, kochstabile Abwehrstoffe zu designen. [350] Dadurch war eine schnelle Zunahme der Bevölkerung möglich.

Viel leichter zugänglich als Getreide waren z. B. Nüsse, Kastanien oder Eicheln. Sie sind haltbar, nahrhaft und schnell zu sammeln. Zudem musste man sie mahlen, um die schädlichen Tannine herauswaschen zu können. Das erklärt die verblüffende Beobachtung mancher Archäologen, die zwar allerlei Mahlwerkzeuge vorfanden, aber keine Sicheln, wie man sie zur Getreideernte braucht. [349] Als das Getreide schließlich auf der Speisekarte unserer Vorfahren auftaucht, gab es längst Mühlen. [388] Eichenwälder gab es einst genau dort, wo später das Getreide in Kultur genommen wurde. [347]

Bleibt die Frage: Was veranlasste unsere Vorfahren, die effiziente Eichelernte mit einem Ertrag von etwa 70 Zentnern pro Hektar, die in einer 40-Stunden-Woche gesammelt werden können, gegen den mühsamen Grasanbau einzutauschen? Irgendwann war offenbar Schluss mit den Eichen, sei es durch eine klimatische Veränderung, sei es durch Abholzung, um Brennholz zum Waffenschmieden zu gewinnen oder durch Ziegenhaltung, die stets zum Waldsterben führt. [349]

Das Getreide wurde damals aus purer Not gegessen, als die wachsenden Menschenansammlungen das Wild dezimiert hatten und die Eicheln ausblieben. Der pure Hunger ließ die Menschen das essen, was übrig blieb, nachdem das Fleisch, die Knollen und die Beeren verzehrt waren. Prähistorische Funde zeigen, dass die Lebenserwartung der Jägervölker beim Übergang zur Körnerkost rapide sank. Sie hatten eine höhere Kindersterblichkeit, Knochenschäden durch Fehlernährung und mehr Todesfälle durch Gewalteinwirkung, sprich Krieg. [351, 403] Es dauerte Jahrhunderte, bis sich die Menschen von diesem Ernährungsschock wieder erholt hatten und ihre Anbau- und Verarbeitungstechniken so weit verbessert hatten, dass sie mit dieser Kost gesund bleiben konnten. [351] Wir sind die Nachfahren jener, die es überlebt haben, und insofern besser angepasst.

Der Grund, warum der Mensch aufs Getreide kam, ist also recht simpel. Er musste buchstäblich ins Gras beißen. Bis heute vermochte er sich offenbar nicht so recht an die rohen Körner zu gewöhnen. Deshalb gibt es den Bäcker. Nach Kollath verfüttert man das Beste vom Weizen ans Schwein: die Kleie. Deshalb empfiehlt er den Frischkornbrei. Er vergisst dabei, dass die Kleie nie roh verfüttert wurde. Zur Schweinehaltung gehört seit jeher die Futterküche, in der z.B. die Kleie vorher erhitzt wird. Warum machte man sich selbst beim Schweinefutter diese Mühe?

Die Abwehrstoffe im Getreide

Füttert man dem Schwein zu viel Getreide, insbesondere Roggen, kommt es zu Wachstumsstörungen [352] – im Gegensatz zum Rind, das mit seinen großen Fermentationskammern ohne weiteres mit den Körnern fertig wird. Inzwischen kennen wir eine ganze Reihe von Substanzen im Getreide, die die Verdauung vieler Tiere und natürlich auch des Menschen beeinträchtigen. An erster Stelle ist das Phytin zu nennen. Es bremst die Aufnahme von Mineralstoffen, Spurenelementen und mutmaßlich auch von Vitamin B_1. [353, 354, 357] Phytin macht Eiweiße unverdaulich und blockiert damit auch unsere Verdauungsenzyme. [353] Eigentlich ist Phytin der Energiespeicher, die Batterie der Saatkörner, der bei der Keimung verbraucht wird. Dabei entsteht aus dem Phytin übrigens das den B-Vitaminen zugeordnete Inosit. [165]

Eine zentrale Rolle spielen vor allem beim Weizen jene Stoffe, die die Fettverdauung des Körpers blockieren, speziell solche, die die Lipase der Bauchspeicheldrüse lahmlegen [358]. Dies erklärt die scheinbar positive Wirkung von rohem Weizenbrei

157

auf die Blutfette. [359] Tatsächlich dürfte es sich bereits um eine schädliche Reaktion handeln. Nicht umsonst haben unsere Vorfahren ihr Korn schon vor Jahrtausenden mit viel Schmalz oder Öl gekocht. Prähistorische Nahrungsfunde von Vollkornspeiseresten aus unserem mitteleuropäischen Kulturkreis enthalten gewöhnlich viel Fett, nicht selten im Verhältnis 1:1. [360] Auch heute noch laufen bei den Vollwertbäckern die Kuchen am besten, die mit viel Fett gebacken sind.

Weitere Stoffe, die bei unserem Nutzvieh das Wachstum hemmen oder Verdauungsstörungen verursachen, sind die Arabinoxylane und Alkylresorcine im Roggen, die Glucane und Enzym-Inhibitoren der Gerste und spezielle Pentosane und Lectine im Weizen. [326, 352, 361–363, 369–371] Sie alle sammeln sich in den wertvollsten Schichten des Kornes, im Keimling und in der Aleuronschicht unterhalb der Schale. Daneben sind die Schalen verholzt, mit Silikateinlagerungen verstärkt, und sie enthalten Tannine, die Eiweiße binden.

Die meisten Kulturen verarbeiten die einzelnen Getreidearten seit alters her auf typische und immer gleiche Weise. Gerste wird vorzugsweise zu Bier verbraut, Roggen als Vollkorn zu dunklem Sauerteigbrot verarbeitet, Weizen gemahlen, die Kleie ausgesiebt und zu hellem Hefebrot verbacken, Hafer entspelzt und als Flocken oder Brei gegessen. Dinkel wird unreif geerntet und zu Grünkern gedarrt. Es muss einen bestimmten Sinn haben, wenn das von so vielen Völkern, manchmal sogar über Jahrtausende, ähnlich praktiziert wurde. Das wollen wir am Brot untersuchen.

Unser täglich Brot: praktische Ernährungsökologie

Unter der bekannten Prämisse »lasst unsere Nahrung so natürlich wie möglich« ist unser Brot, weil gebacken, ein teilwertiges, »totes« Produkt. So ordnet es auch Kollath in seiner »Ordnung unserer Nahrung« ein. Demnach schänden Bäcker und Köche seit Jahrtausenden rund um den Erdball den Vollwert. Denn selbst die zivilisationsfernsten Völker erhitzen und verarbeiten ihre Nahrung, wie wir gesehen haben, und zwar ziemlich aufwendig.

Man mag sich nach dem Sinn des Lebensmittelhandwerks fragen. Es diene der Erhöhung der Haltbarkeit, lautet die übliche Antwort. Aber stimmt das wirklich? Der Bäcker wandelt haltbares Getreide in leicht verderbliches Brot um. Und das mit etwa 2 Prozent Verlust, denn so viel Mehl wird von der Hefe zu Kohlendioxid verstoffwechselt. Abgesehen davon ist der Energieverbrauch beim Backen beträchtlich. Die Bilanz wird noch absurder, wenn man bedenkt, dass in vergangenen Jahrhunderten keine Maschinen zur Verfügung standen und Arbeitskraft immer knapp war. Genau genommen würde jede Gesellschaft diese offenbar überschüssigen Ressourcen zum Waffenschmieden und Kriegführen genutzt haben. Die Lebensmittelverarbeitung muss also einen anderen Hintergrund haben. Und der ist heute in seinen Grundzügen entschlüsselt: Da der Mensch weder über einen Kropf noch über einen Pansen verfügt, erfand er den Gärbottich. Hier finden die gleichen Prozesse statt wie in den Wiederkäuermägen. Die Nahrung wird aufgeschlossen, sozusagen vorverdaut. Die Fermentation baut einige der Abwehrstoffe (Antinutritiva) ab. Bei einer klassischen 20-stündigen Sauerteigführung wird im Prinzip eine Keimung eingeleitet. Das Schrot quillt im Bottich viel schneller als das ganze Korn im Ackerboden, weil das Wasser nicht erst durch die Schale hindurchdringen muss. Die biochemischen Vorgänge sind vergleichbar. Die Fermentation leitet den Abbau des Phytins ein, damit der Gehalt an Wertstoffen ausgeschöpft werden kann. Auch das Backen unterstützt zunächst die Fermentation, denn es dauert geraume Zeit, bis es für die Lebensvorgänge im Brotlaib zu heiß wird. Bis dahin werden sie sogar beschleunigt.

Forschungsergebnisse aus aller Welt zeigen, dass das in vielen Saaten verbreitete Phytin gewöhnlich durch die bodenständigen Verarbeitungstechniken verringert wird, nicht aber unbedingt durch ihre modernen zeitsparenden Ersatzverfahren.[353,364-368] Beim heute in deutschen Bäckereien üblichen »Kunstsauer«, einer Mixtur aus Feinchemikalien (s. S. 180 ff.), unterbleibt der Abbau des Phytins. Solches »Brot« ist schwer verdaulich. Derartige Vollkornbrote taugen wohl als Abführmittel, nicht aber für eine vernünftige Ernährung. Weil der Körper dies über kurz oder lang merkt, hat die »Vollkornwelle« nicht den Erfolg gehabt, den Ideologien vorausgesagt hatten.

Den Schlüssel zum Verständnis liefert wieder die Fermentation. Dabei passiert noch viel mehr als nur der Abbau einiger unerwünschter Stoffe. Es entstehen beachtliche Mengen an antibiotisch wirksamen Phytoalexinen. Das muss so sein: Wenn Saatgut keimt, quillt es in nassem Erdreich. Eigentlich müsste es dabei verschimmeln. Der empfindliche Keimling bietet zahllosen Mikroorganismen ein gefundenes Fressen. Um nun einen Verderb zu verhindern, bildet das Korn Abwehrstoffe gegen unerwünschte Pilze und Bakterien. Heute sind eine ganze Serie solcher Substanzen im Getreide bekannt, wie Momilactone, Gramine, Hordatine, Benzoxazolinone, Oryzalexine, Triticene oder Chitinasen. [310, 372-378]

Bei der klassischen Sauerteigbereitung, die letztlich nichts anderes ist als eine Keimung, laufen diese Prozesse viel schneller ab. Gerade der Sauerteig regt die Bildung von Phytoalexinen an, da die intakten Zellverbände von Kleie und Schrot ja von Mikroorganismen »verdaut« werden. Da die Sauerteigmikroben in der Überzahl sind und sofort auf die Innenflächen des geschroteten oder gemahlenen Korns gelangen, gewinnen sie den Wettlauf gegen die Abwehrstoffe. Wirkungen auf unsere Darmflora liegen nahe (s. S. 118 ff.). Verzehren wir Vollkornbrot aus den handelsüblichen Vollkorn-Backmischungen oder Flockenmüsli, fehlt diese Fermentation.

Natürlich ist die Wirkung des Sauerteigs viel weitreichender: Auch die Milchsäurebakterien im Teig stehen im Wettbewerb mit Verderbniserregern. Auch sie produzieren antibiotisch wirksame Stoffe, so genannte Bakteriozine, mit denen sie ihre Konkurrenten aus dem Feld schlagen. [379-381] Bakteriozine werden inzwischen zur Lebensmittelkonservierung eingesetzt. [382, 383] Auch ist seit langem die antibiotische Wirkung vom Sauerteigbrot bekannt. Früher wurden Krankenzimmer zur Desinfektion mit Brotkrümeln ausgefegt.

Aber auch das Backen bzw. Kochen muss einen biologischen Sinn haben. Denn nirgendwo fanden wir Hinweise auf Völker, die rohe Weizen- oder Roggenbreie essen. Im Gegenteil, alle erhitzen ihr Korn, viele darren oder rösten es, andere kochen Brei und viele backen Fladen oder Brot. [384–386] Auch das Backen dient dem Abbau von Stoffen, die unsere Verdauung behindern. Zweifelsohne zerstört die Backhitze auch allerlei Wirkstoffe, wie einige Enzyme. Dennoch muss ein Nettonutzen für den Menschen bleiben. Dazu zählt unter anderem die Bildung von opiatwirksamen Stoffen in der Brotkruste, die die Stimmung des Essers aufhellen (s. S. 240). Das könnte erklären, warum man bei frischem Brot nicht aufhören kann zu essen.

Hier erhellt sich auch der biologische Ursprung der Müllerei. Beim Weizen haben sich praktisch alle Kulturen seit Jahrtausenden bemüht, helles Mehl zu gewinnen, wenn Überschüsse dies erlaubten. Werner Kollath berichtet, dass die alten Ägypter ihr Mehl nach dem Mahlen noch einmal durchsiebten. [385] Der Grieche Hippokrates, der vor 2.500 Jahren lebte, hielt Weißbrot für nahrhafter, und im alten Rom war Weißmehl eine Standardsorte. [387] In Frankreich wurde um das Jahr 1.500 verboten, die Kleie ein zweites Mal zu mahlen. [384] Roggen wurde stets als dunkles Mehl oder Schrot im Sinne der Vollwertkost genutzt. Warum unterschieden Müller und Bäcker so klar beim Verarbeiten zwischen den beiden verwandten Körnerarten? Offenbar enthalten Roggen- und Weizenkleie recht unterschiedliche Inhaltsstoffe.

Kein Korn gleicht dem anderen

Ist es Zufall, dass die meisten Menschen Flockenmüslis aus Weizen und Roggen nach einigen Monaten nicht mehr mögen, aber gerne Haferflocken essen? Auch früher wurde nur der Hafer zu Flocken verarbeitet. Sein Schalenanteil beträgt im Vergleich zu Roggen und Weizen weniger als die Hälfte. Dafür enthält Hafer relativ viel Fett. Hafer ist offenbar das einzige bei uns übliche Getreide, das auch mal roh gegessen wurde. Unsere handelsüblichen Haferflocken sind gewöhnlich hitzebehandelt, weil sie sonst bitter schmecken. In gekochter Form als Brei ist Hafer seit jeher die ideale Schonkost für den strapazierten Magen.

Gerste wiederum wird seit Jahrtausenden überwiegend in gerösteter Form gegessen oder zu Bier verbraut. [384, 386] Erstaunlich, dass sich so ein unwirtschaftliches und umständliches Verfahren durch praktisch alle Kulturen und über viele Jahrtausende erhalten hat. Durch die Keimung wird das Phytin abgebaut und damit werden viele gebundene Stoffe freigesetzt, was den ernährungsphysiologischen Wert steigert. Das Auskochen zerstört schädliche Eiweiße. [46] Zurück bleiben die ungenießbaren Schalen. Die Fermentation durch Hefe steuert weitere Stoffwechselprodukte bei. Welche sonstigen Effekte damit erzielt werden, lässt sich Kapitel 6 entnehmen.

Dinkel ist bei den »Gesundheitsbewussten« so beliebt, weil er als Vollkornprodukt immer noch etwas bekömmlicher ist als Weizen. Denn der Dinkel ist von festen Spelzen, den so genannten Vesen umschlossen, von denen er erst in der Mühle im so genannten Gerbgang befreit wird. Da die Körner auch noch nach der Reife von den Vesen geschützt werden, kommen sie auch mit etwas weniger Abwehrstoffen zurecht. Im Gegensatz zum Dinkel fallen beim nahe verwandten Weizen die Körner sehr leicht aus ihren Spelzen, so dass die Abwehr voll und ganz den Randschichten des Weizens obliegt.

Besonders ausgeprägt ist dieser Effekt beim Grünkern. Es handelt sich um unreif geerntten Dinkel. Zu diesem Zeitpunkt sind die Körner noch weich, die Schalen noch nicht verhärtet. Um die nachträgliche Bildung von Abwehrstoffen zu unterbinden, wird er gedarrt, also erhitzt. Das zerstört die Enzyme, die sofort nach der Ernte solche Schutzstoffe produzieren. Deshalb ist Grünkern bekömmlicher als Dinkel.

Übrigens blockiert Backpulver den Abbau von Phytin vollständig. [353] Vielleicht hat es doch seinen Grund, warum das Genussmittel Kuchen aus einem möglichst hellen Haushaltsmehl gefertigt wurde. Wohlgemerkt, dies ist kein Plädoyer für Weißmehlkuchen. Wir versuchen lediglich zu erklären, warum bestimmte Dinge so sind wie sie sind, warum bestimmte Lebensmittel über Jahrhunderte verblüffend ähnlich hergestellt wurden und warum sich Menschen oftmals nicht so verhalten, wie es der vorübergehende Erkenntnisstand der Wissenschaft glaubt, einfordern zu müssen.

Vollwertköstlers Flaggschiff – der Frischkornbrei

Wir haben erklärt, warum viele Menschen den Frischkornbrei, den Körnerkuchen oder Kunstsauerbrote nicht vertragen. Was fehlt, ist eine Erklärung für die Heilerfolge, die mit dem Frischkornbrei tatsächlich erzielt wurden. Es ist sicher nicht nur die Ernährungsumstellung allein wirksam. Und auch nicht allein die abführende Wirkung bei den Heerscharen verstopfter Mitmenschen. Die kürzere Darmpassagezeit lässt sich vielfach als Abwehrreaktion des Körpers verstehen. So manch ein »normalisierter« Stuhlgang ist das Resultat von Produkten, derer sich unser Körper aus gutem Grund so schnell wie möglich wieder entledigen will.

Die von interessierter Seite verbreitete Befürchtung, im Frischkornbrei könnten sich Schimmelgifte bilden, ist unbegründet. Nichtsdestotrotz empfehlen Wissenschaftler, »bei hohen Außentemperaturen« die Körner »im Kühlschrank« einzuweichen. [303] Bei jeder Keimung bilden sich Abwehrstoffe. Dieser Prozess wird von der Kälte des Kühlschanks unterbunden. Denn dann arbeiten die Enzyme nicht mehr. Und die wiederum sind zur Bildung all der erwünschten Vitalstoffe nötig. Mit dieser Methode wird gerade mal ein Abführmittel vorgequollen. Abgesehen davon können die Schimmelpilze auch im Kühlschrank ihre Gifte produzieren. Etwas merkwürdig wirkt die Empfehlung, das Getreide vorher »mit kochendem Wasser« zu übergießen [303], um sich der Mikroflora zu entledigen. Dann kann man's auch gleich backen.

Es ist offensichtlich, dass sich im Frischkornbrei nicht nur Abwehrstoffe gegen Vollwertköstler befinden, sondern auch allerlei Nützliches wie z.B. Enzyme, die beim Backen dran glauben müssen, und die vielleicht Gutes bewirken können. Das könnte einer der Gründe sein, warum der Frischkornbrei bei manchen Krankheiten so wirkt wie ein Arzneimittel. So nützlich er bei bestimmten Krankheiten in der Hand des Arztes auch sein mag, durch seine Fähigkeit, die Aufnahme anderer wichtiger Stoffe zu blockieren, wird er auf lange Sicht von den meisten Menschen abgelehnt. Und dann wird er auch für die erfolgreich therapierten Patienten zum Risiko. Sie merken es, wenn ihnen der Appetit darauf nach einigen Monaten vergeht. Und dann sollte damit auch Schluss sein.

Früchte und Samen:
schmackhafter Lohn für flinke Spediteure

Nicht alles, was Pflanzen produzieren, dient der Abwehr hungriger Mäuler. Genauso oft suchen sie Verbündete. Extra für Tiere haben manche Pflanzen Nahrungsmittel entwickelt, die ganz ohne umständliche Zubereitung genossen werden können: saftige Früchte. Und zwar aus höchst eigennützigen Gründen: um ihre Samen zu verbreiten. Denn das Gewächs steht vor einem Dilemma: Es ist festverwurzelt und unbeweglich, seine Samen sollen jedoch möglichst weit von ihm entfernt keimen, damit neue Lebensräume erschlossen werden. Mittels saftiger Früchte wird das Problem elegant gelöst. Tiere fressen das weiche nahrhafte Fruchtfleisch mitsamt den darin eingebetteten Samen. Und letztere scheiden sie, hoffentlich unbeschädigt, andernorts wieder aus. [411-413]

Die Pflanzen müssen schon einiges bieten, um die Tiere verlässlich dazu zu bringen, Spediteur für ihre Nachkommenschaft zu spielen. Ein angemessenes Entgelt bietet das Fruchtfleisch in Form von Naturalien wie Kohlehydraten, Eiweiß, Fett und Spurenstoffe. Der Wettbewerb unter den Pflanzen und das Angebot an tierischen Arbeitskäften bestimmt die Tarife.

Wozu dient überhaupt der ganze energiezehrende Verpackungsaufwand? Viele Pflanzen, wie z.B. der Löwenzahn, lassen ihre Samen vom Winde verwehen. Man geht davon aus, dass Tiere die Samen an günstigere Standorte bringen, als es durch die zufällige Verteilung durch den Wind geschieht. Denn Tiere suchen zum Erhalt des eigenen Lebens ja auch vorteilhafte Umgebungen in ihrem Lebensraum auf, beispielsweise Wasserstellen. [408]

Soweit die Theorie. In der Praxis gestalten sich die Wechselwirkungen zwischen Frucht und Fressern komplizierter: Zunächst einmal muss die Pflanze ihre Früchte – solange sie noch unreif sind – so ausrüsten, dass sie völlig ungenießbar sind. Bitterkeit, Giftstoffe, »unreife« Färbung oder hoher Säuregehalt schrecken Fraßfeinde wirksam ab. Essen wir unreifes Obst, »bestraft« uns die Pflanze mit Durchfall. Nach der Reifung, also nach dem Abbau der Gifte und der Bildung von Zuckern, präsentiert sie sich in neuem Outfit, das Genießbarkeit und Genuss signalisiert: Süße, Farbe und gelegentlich auch Duft. [400, 411]

Dann wird die Pflanze als Sinnesphysiologe und Verhaltensbiologe tätig: Hat sie Vögel als Verbreiter erwählt, arbeitet sie mit Farben, denn Federvieh ist sowohl farbtüchtig als auch scharfsichtig. Vogelverbreitete Früchte sind daher leuchtend oder kontrastreich gefärbt. Schwarze Beeren wie die der Schlehe besitzen gelegentlich sogar einen Wachsüberzug, der UV-Licht reflektiert. Das wird von manchen Vögeln noch wahrgenommen. [414] Duft hingegen ist überflüssig, denn Vögel können mit wenigen Ausnahmen kaum riechen. [408, 413]

Auch die Präsentation der Früchte will »durchdacht« sein. Vogelfrüchte werden an der Peripherie der Pflanze offeriert und hängen womöglich noch an langen Stielen, so dass sie im Wind pendeln und so die Aufmerksamkeit auf sich ziehen können. Sie bleiben zudem auch nach der Reife hängen, so dass sie gefahrlos in luftigeren Höhen verzehrt werden können. [413]

Natürlich finden auch Säugetiere an so manchen Vogelfrüchten wie Kirschen, Johannisbeeren und Weintrauben Gefallen. Aber um gezielt Säugetiere anzulocken, müssen die Pflanzen anders vorgehen. Die meisten Säuger fressen ihre Nahrung am Boden, daher fallen die Früchte nach der Reife ab. Und weil Säugetiere in der Regel einen ausgeprägten Geruchssinn besitzen, »duftet« Obst. Sie erschnuppern sich den Weg zur nahrhaften Speise. Der Geruch ist wichtiger als die Farbe, weil die meisten Säugetiere nachtaktiv sind – und obendrein farbenblind. Außerdem sollen die für sie bestimmten Früchte gerade nicht das Interesse der Vögel wecken. Früchte, die von fliegenden Säugetieren, sprich Fledermäusen, verbreitet werden, sind deshalb häufig unauffällig graugelb und riechen ranzig. Dazu zählen beispielsweise viele der in Indien geschätzten Mangosorten. [408, 413]

Aromen – egal ob wohlriechend oder ungewohnt, erfüllen übrigens noch eine ganz andere Funktion: Sie schützen reifes Obst vor schnellem Verderb. Ein Teil ihrer Duftstoffe wirkt ausgezeichnet gegen typische Fäulniserreger. [389, 390] Ein bisschen Stress tut dem Geschmack der Früchte durchaus gut: Die Aromen werden quasi als Abwehrstoffe gebildet. Das ist auch einer der Gründe, weswegen biologisch gezogenes Obst oder Gemüse aus Omas Garten besser schmeckt als solches, das vorsorglich mit Pestiziden vor allen möglichen Gefahren geschützt ist.

Die im Fruchtfleisch versteckten Samenkerne müssen völlig anders beschaffen sein als ihre saftige Umhüllung, denn sie sollen zwar verschluckt, aber nicht mitverdaut werden. Das Frachtgut, die Samen, wollen gut vor den Zähnen der Säuger, vor den Kröpfen und Muskelmägen der Vögel, und den Säure- und Laugenbädern des Verdauungstraktes und seinen vielfältigen Enzymen geschützt sein. Deshalb umhüllen harte Schalen Kirsch-, Pfirsich- und Pflaumenkerne oder Zitronensamen.

Der Inhalt vieler Kerne schmeckt unangenehm, in den meisten Fällen bitter. So bei Kernobst, Zitrusfrüchten, Weinbeeren, Kürbissen [408] oder Avocadokernen. Paprikasamen wehren sich mit dem Scharfstoff Capsaicin. Selbst bei den milden Gemüsepaprikasorten kann man das beim versehentlichen Zerbeißen der Samen spüren.

Eine weitere Strategie verfolgen Melonen, Gurken oder Tomaten. Sie betten ihre Samen in einen glibberigen Schleim ein, der sie durch die Zähne hindurchflutschen lässt. Erdbeer- und Kiwisamen sind wiederum so winzig, dass man beim Zerbeißen der Frucht nur die wenigsten der insgesamt reichlich vorhandenen Samen erwischt. [408]

In unseren gemäßigten Breiten überwiegen Früchte, die durch Vögel verbreitet werden und die an deren Bedürfnisse angepasst sind. Bei uns könnten gar keine Tiere überleben, die ausschließlich Obst fressen. Während des langen Winters würden sie verhungern. Reine Fruchtfresser gibt es nur in den Tropen und Subtropen. Durch das ganzjährige Futterangebot konnten sich dort auch stabile Beziehungen zwischen Säugetieren und Früchten etablieren. Spezielle Säugerfrüchte, die wir hier täglich essen können, sind nun mal zumeist Südfrüchte. Die Beliebtheit von exotischem Obst hat offenbar biologische Gründe.

Einheimisches Obst – ideal für Vögel

Wie wir gesehen haben, liefern die meisten heimischen Pflanzen Früchte, die Vögel anlocken sollen: Johannisbeeren, Hagebutten, Sanddorn, Vogelbeeren (Ebereschen), rote Weißdornfrüchte, schwarz glänzende Tollkirschen, weiße Schneebeeren (Knackbeeren), schwarze und rote Holunderbeeren, rote Eibenfrüchte und blauschwarze Brombeeren, um nur einige zu nennen. Alle zeigen sie die typischen Merkmale von Vogelobst: Sie sind relativ klein, duftlos, besitzen einen harten Samen, aber keine feste Schale, bleiben lange an der Mutterpflanze befestigt und werden von ihnen an der Peripherie präsentiert. [413]

Gerade die Früchte mit den knalligsten Farben sind eigentlich eher fürs Federvieh vorgesehen. Natürlich erliegen auch wir Säugetiere ihren Reizen, gelegentlich im wahrsten Sinne des Wortes, denn ihr Fruchtfleisch enthält so manches Mal Gifte gegen ungebetene Gäste. Wenn Kinder versehentlich Tollkirschen probieren, kann das schnell tödlich enden. Der Pflanze ist das egal: sie ist nicht auf eine Verbreitung durch Menschen angewiesen, denn dafür hat sie ja das Federvieh engagiert. Unangepassten Verbreitern wird also schon mal der Garaus gemacht. [411]

Wenn wir schon echte Vogelfrüchte essen, dann nur in aufbereiteter Form. Frische Sanddorn-, Vogelbeer- und Schlehenfrüchte schmecken grässlich, erzeugen in größeren Mengen Durchfall und werden erst nach mehr oder minder aufwendiger Zubereitung für uns genießbar. Schlehen erntet man zudem erst nach dem ersten Frost. In der Regel stellt man aus Vogelfrüchten durch Kochen Marmelade oder Saft her. Dadurch werden die meisten ihrer verdauungsstörenden Inhaltsstoffe zersetzt. Die Pflanzen konnten ja nicht ahnen, dass wir Menschen einmal das Feuer nutzen würden. Deshalb haben sie sich glücklicherweise noch nichts gezielt gegen diese Entgiftungsmethode einfallen lassen.

Viele unserer Kulturobstsorten wie Kirschen, Johannisbeeren und Stachelbeeren sind ursprünglich nur durch Vögel verbreitet worden. Das merken wir heute vor allem noch bei den Kirschen, die regelmäßig von riesigen Starschwärmen geplündert werden. Erst nachdem diese Vogelfrüchte durch Zuchtauslese von störenden Inhaltsstoffen befreit wurden, vertragen wir sie auch frisch gepflückt in größerer Menge.

Erdbeeren und Himbeeren können wir dagegen ungestraft vertilgen. Frisch sind sie am schmackhaftesten. Diese Früchte sind Mehrfachstrategen und sprechen verschiedene Verbreiter an: Die leuchtend rote Farbe erregt gleichermaßen das Interesse von Vögeln und tagaktiven Säugern wie Bären oder Menschen, ihr köstlicher Duft gilt eindeutig den Säugern. Übrigens sollen trotz aller dieser Verlockungen für Federvieh und Säugernasen gerade Nacktschnecken in hohem Maße für die Verbreitung der Erdbeeren zuständig sein. [411] So mancher Gartenbesitzer wird davon ein Lied singen können …

Auch in unseren Breiten gibt es natürlich speziell angepasste Säugerfrüchte. Beim Steinobst sind es die Pflaumen, Aprikosen und Pfirsiche, beim Kernobst Äpfel und Birnen. [413] Letztere verstecken ihre unscheinbaren Samen im Kerngehäuse. Werden sie von einem Wildschwein gefressen, so wandern sicherlich ein paar Kerne unzerkaut durch den Verdauungstrakt. Entledigt sich das Schwein der unverdaulichen Reste, so hat der Baum seine Absicht erreicht: Der Same wurde ein paar Kilometer weiter, eingepackt in einen Dunghaufen, abgesetzt.

Die Verdauungsenzyme schließen während der Darmpassage die verholzte Samenhülle etwas auf. Das erleichtert später die Keimung. Manche Samen können nur dann gedeihen, wenn sie vorher den Magen-Darm-Trakt eines Tieres durchwandert haben. Eine Tomatenart, die auf den Galapagosinseln vorkommt, keimt erst, nachdem sie von einer ortsansässigen Schildkrötenart verspeist wurde. Auch die Samen einiger afrikanischer Akazienarten müssen erst von Elefanten oder Antilopen verschluckt werden, um auskeimen zu können. [408]

Fruchtfleisch ist aus Sicht der Pflanze also nichts weiter als Verpackung und Entlohnung für den Transport ihrer wertvollen Nachkommenschaft. Deswegen verzehren wir seit jeher das meiste Obst frisch, ohne es zu kochen. Und man muss, im Gegensatz zum Getreide, auch niemandem erklären, dass es roh genossen werden kann. Es schmeckt sowieso.

Für uns Säugetiere sind also die weniger bunten Früchte gedacht. Dafür werden wir dann mit köstlichen Düften und Aromen entschädigt. Das Zentrum der säugerverbreiteten Früchte liegt in den Tropen. Schauen wir uns die in den letzten Jahren in unsere Lande gekommenen exotischen Früchte genauer an, so müssen wir feststellen, dass sie viel unscheinbarer gefärbt sind als die mickrigste Vogelbeere unserer gemäßigten Breiten: Kiwis sind haarigbraun und innen gar grün, was eher ein Signal für Unreife ist, und Ananas sind schmutzig orangebraun. Auch die grasgrünen oder braunen Avocados animieren eigentlich nicht zum Zugreifen. [413]

Natürlich gibt es nicht nur farbenblinde und des Nächtens herumschleichende und schnuppernde Säugetiere, sondern auch tagaktive und farbtüchtige. Menschen und Affen gehören schließlich dazu. Jedoch ist deren Geruchssinn, verglichen mit ihren nachtaktiven Kollegen, deutlich eingeschränkt. Typische affenverbreitete Früchte haben ein hartes unattraktives Äußeres und innen ein weiches Fruchtfleisch, z.B. der afrikanische Affenbrotbaum, dessen holzige Schale das gelbe Fruchtmark schützt. [392]

Die im indomalaiischen Raum beliebte Durianfrucht sollte eigentlich auch nur Affen ansprechen. Durians sehen wie stachelige Melonen aus und sind im reifen Zustand unauffällig braun. Dennoch interessieren sich auch Elefanten oder Fledermäuse dafür. In den Tropen ist diese Frucht von der Bevölkerung heiß begehrt. In unseren Breiten würden sie kaum Abnehmer finden, denn sie stinken erbärmlich. Doch auch Europäer entwickelten nach ausreichender »Belehrung« durch die einheimische Bevölkerung Gefallen oder sogar Gier nach ihnen. [391] Denn ihr Geschmack soll im Gegensatz zu ihrem Geruch köstlich sein. Selbst Raubtiere wie Tiger können den Früchten nicht widerstehen. [392]

Um einen richtigen Überblick über Säugerfrüchte zu erhalten, müsste man eigentlich in südliche Gefilde reisen, denn nach Europa verschlägt es nur diejenige Arten oder Zuchtformen, die unserem Geschmack angepasst sind. Ein paar Beispiele mögen dies illustrieren:

Die hier erhältlichen Mangos unterscheiden sich deutlich von einigen indischen Sorten. Sie riechen nicht mehr nach Buttersäure und kaum noch nach Terpentin. Doch gerade dieser Geruch wird von der indischen Bevölkerung (und den Fledermäusen) geschätzt. Auch die Bananen und Ananas in unseren Supermärkten unterscheiden sich von ihren Originalen ganz erheblich. Nicht nur im Geschmack, der speziell für den europäischen Gaumen gezüchtet wurde, sondern auch durch das Fehlen der ursprünglich vorhandenen Kerne. [413]

Bananen, Orangen, Mandarinen und Zitronen sind auffällig gelb oder orange gefärbt. Dies spricht für eine Verbreitung durch tagaktive Tiere. Diese Früchte sind wegen ihrer Lockmittelkombination aus Farbe und Duft vermutlich »Mehrfachstrategen«. Sie vertrauen den Samentransport sowohl Vögeln als auch Säugern an.

Das Geheimnis der Nüsse wird geknackt

Viele Pflanzen liefern Früchte ohne saftiges Fruchtfleisch wie Haselnüsse, Bucheckern, Eicheln oder Esskastanien. Entschließt sich eine Pflanze, Tiere mit der Samenausbreitung zu betrauen, ohne ihnen als Bezahlung eine lockende Hülle aus Fruchtfleisch zum Fraß vorzuwerfen, so muss sie eine andere Strategie wählen: Zunächst lässt sie den Samen einen besonderen Schutz durch eine harte Schale angedeihen und produziert dann möglichst viele davon. Aber ihr eigentlicher Trick geht so: Nüsse eignen sich hervorragend zur Vorratshaltung. Das verleitet manche Tiere zur Sammeltätigkeit. Natürlich darf die Festung um den Samen aber auch nicht so uneinnehmbar sein, dass sich überhaupt kein Tier mehr an ihn heranwagt.

Wichtige Spediteure aus Sicht der Bäume, vor allem derjenigen Arten, die wie die Buche und Eiche auf Massenproduktion setzen, sind Eichhörnchen und Eichelhäher. Sie verspeisen im Herbst zwar reichlich Nüsse oder Eicheln, horten jedoch einen Teil für den Winter. Manche dieser Lager vergessen sie, und so keimen einige Bucheckern oder Eicheln doch noch aus. Ein Großteil seiner Samen wird vom Baum also quasi als Bezahlung spezialisierten Säugern und Vögeln angeboten, die mit ihren Nagezähnen oder kräftigen Schnäbeln die Schalen aufknacken können. Der eigentliche Nutzen für den »edlen Spender« sind die Gedächtnislücken der Tiere für ihre Wintervorräte. [394]

Untersuchungen über den Verbreitungsradius durch Tiere ergaben, dass ein einziger Eichelhäher pro Jahr etwa 4.600 Eicheln in einem Umkreis von 4–10 Kilometer verschleppt. So weit kämen die Eicheln ohne Hilfe nie. Einer anderen Untersuchung zufolge vergrub ein Schwarm Häher innerhalb eines Monats 300.000 Eicheln. [394] Und noch ein weiterer wichtiger Aspekt kommt hinzu: Um überhaupt keimen zu können, müssen so große Früchte wie Eicheln vergraben werden, denn eine ausreichende Wasseraufnahme durch die verholzte Schale gestaltet sich schwierig, wenn die Samen auf der Erdoberfläche liegen bleiben. [408]

Natürlich haben auch Insekten Appetit auf die Dinger. Folglich muss die Eiche auch noch ein paar Appetitzügler wie z. B. Tannine mit in ihre Früchte einbauen. Manch einem wird dann die Eichel ganz und gar zuwider. Schweine und Nager sind ganz gut an diese Nahrung angepasst, wir Menschen nicht. Wer jemals rohe Eicheln probiert, wird sie sofort wieder ausspeien, so bitter und zusammenziehend ist ihr Geschmack. Genießbar werden Eicheln erst, wenn man sie wässert und die Bitterstoffe auswäscht oder zusammen mit Tonerden verspeist.

Kirschen, Äpfel und Pflaumen schützen ihre Kerne mit Blausäure. Wohl gerade, weil die Fähigkeit zur Bildung von Blausäure im Pflanzenreich so weit verbreitet ist, wird diese Waffe immer stumpfer. [312] Sehr viele Tiere haben dagegen bereits effektive Entgiftungsmaßnahmen entwickelt, wie zum Beispiel der Kirschkernbeißer, ein Spezialist für die harten und blausäurereiche Kerne solcher Obstgewächse.

Anders liegt der Fall beim Menschen. Für ihn ist Blausäure ziemlich giftig, wie das Beispiel der bitteren Mandeln zeigt: 5 bis 10 Bittermandeln können für Kinder schon tödlich sein. [337] Süße Mandeln dürfen deshalb nur 5 Prozent bittere Mandeln enthalten. [395] Deshalb musste der wilden Mandel erst der hohe Blausäuregehalt weggezüchtet werden. [393] Unsere heutigen süßen Mandeln sind weitgehend frei davon. Wir Menschen essen gerne nussartige

Früchte jeglicher Art und nutzen sie auch zur Vorratshaltung. Hasel- oder Walnüsse können wir bedenkenlos verzehren. Und wenn es zu viel wird, vergeht uns der Appetit schon von alleine.

Hülsenfrüchte – jedes Böhnchen gibt ein Tönchen

Bohnen, Erbsen oder Linsen sind sehr nährstoffreich und daher für alle möglichen Tiere ein gefundenes Fressen. Die Verbreitungsstrategien der Hülsenfrüchte sind so mannigfaltig wie die Pflanzenfamilie: Man schätzt, dass es etwa 17.000 Arten von Hülsenfruchtgewächsen gibt. [407]

Manche Hülsenfrüchte sind nur wenige Millimeter groß, andere mehrere Zentimeter. Je kleiner sie sind, desto mehr produziert die Pflanze in der Regel davon. Säugetiere nehmen solch winzige Samen eher zufällig als absichtlich auf: Klee-, Wicken- und Platterbsensamen werden beim Weiden mitverschluckt. [408] Ein Teil bleibt unzerkaut, und die recht derbe Samenhülle sorgt für einen hinreichenden Verdauungsschutz. Noch mehr zu fürchten haben diese Pflanzen Vögel, die die Saat in ihren Kaumägen fast vollständig zerreiben. Die Verlustrate ist meist beträchtlich. Doch die wenigen Samen, die den Vogel unbeschädigt verlassen, haben manchmal das Glück, weit entfernt vom Ursprungsort auskeimen zu können. So werden neue Lebensräume erschlossen, vermutlich eine ausreichende Kompensation für den hohen Verlust. [408]

Eine unappetitliche Idee der Hülsenfrüchte sind »gefälschte« und damit schädliche Aminosäuren. Aminosäuren sind die Bausteine der Eiweiße. »Falsche« Aminosäuren enthalten einen Konstruktionsfehler. Frisst ein Tier solche Saat, wird in seinem Körper der weitere Eiweißaufbau behindert. Dies kann tödlich enden. Inzwischen kennen wir mehr als 400 »gefälschte« Aminosäuren. [312, 409]

Die bekannteste Erkrankung, die beim Menschen durch »falsche« Aminosäuren hervorgerufen wird, heißt Lathyrismus. Dabei kommt es zu Lähmungen von Beinen, Blase und Darm sowie zu Hirnschäden. In Europa ist der Lathyrismus mittlerweile verschwunden. Zuletzt registrierte man ihn im Zweiten Weltkrieg in Spanien während extremer Notzeiten. In Indien dagegen beobachtet man den

Lathyrismus noch heute, und zwar vor allem in besonders kargen Gegenden. Ursache ist der Verzehr von Saatplatterbsen. Für die dort lebenden Bauern ist diese anspruchslose und robuste Pflanze trotz ihrer gravierenden Nachteile überlebensnotwendig. Schließlich ist sie ein wertvolles Lebensmittel, denn ihre Samen enthalten durchschnittlich 25 Prozent Eiweiß und knapp 60 Prozent Kohlenhydrate. Die indische Regierung hat sogar ein Anbauverbot für Platterbsen in mehreren Staaten verhängt, jedoch meist erfolglos. [337]

Hülsenfrüchte wie Gartenbohnen, Linsen, Kichererbsen oder Soja ziehen alle Register. Sie enthalten beispielsweise diverse Enzymstopper, die sowohl unsere Eiweiß-, als auch Stärkeverdauung lahm legen können. Daher werden Hülsenfrüchte meist nicht roh genossen. Durch Kochen, aber auch durch zusätzliche Fermentation, werden die Enzymstopper weitgehend inaktiviert. [396, 406]

Nicht nur auf unsere Verdauungsenzyme, sondern auch auf unsere Darmschleimhaut haben es die Sojabohne und ihre Verwandten abgesehen: mit so genannten »Lectinen« und »Saponinen«. Durch ausreichend langes Kochen werden Lectine vollständig und die Saponine teilweise inaktiviert. [396] Bislang waren Lectinvergiftungen nie von Bedeutung, da es eigentlich unmöglich ist, rohe Bohnen »runterzukriegen«. Den Geschmacksnerven einiger hartgesottener britischer Rohkostfreaks war das offenbar entgangen. In Großbritannien registrierte man in den letzten Jahren mehrfach Vergiftungen mit halbrohen, nur kurz erhitzten roten Bohnen. [397] Sogar rohe Bohnen wurden dort aus Unwissenheit als besonders »gesunde Alternative« mit in den Salat gemischt.

Eine Krankheit, die von rohen Hülsenfrüchten, in diesem Falle von Saubohnen ausgelöst wird, heißt Favismus. Er äußert sich in plötzlichem schweren Krankheitsgefühl, Fieber, Blutharn, Milz- und Leberschwellungen. In Mitteleuropa ist dieses Krankheitsbild unbekannt, in malariagefährdeten Ländern werden manchmal sogar Todesfälle beobachtet. [337] Es ist nicht so, dass die Menschen in diesen Ländern nicht gelernt hätten, ihre Bohnen ordentlich zu entgiften. Im Gegenteil, sie benutzen diese Wirkstoffe zur Abwehr von Malaria. [398] Für die Bekämpfung dieser, das gesamte menschliche Leben bedrohenden Krankheit werden offenbar Nebenwirkungen bei einigen empfindlichen Zeitgenossen in Kauf genommen.

Manche Pflanze geht mit ihren Fraßfeinden bzw. Verbreitern sehr sensibel um. Einige Hülsenfrüchte produzieren richtige Sexualhormone, um die Anzahl der Tiere im Ökosystem zu steuern. Bei kalifornischen Wachteln beobachtete man eine derartige Geburtenkontrolle durch ihre Futterpflanzen. Unter günstigen Wachstumsbedingungen ist der Östrogen-Gehalt in den Pflanzen gering und bleibt ohne Einfluss auf die Fruchtbarkeit der Tiere. Sie vermehren sich kräftig. In schlechten Jahren mit wenig Samenkörnern ist der Hormongehalt sehr hoch. Prompt sinkt die Fruchtbarkeit der Wachteln drastisch ab. So passt die Pflanze die Dichte der Wachtelpopulation dem jeweiligen Futterangebot an. [401]

Auch Sojabohnen enthalten Sexualhormone, was für einige Zootiere fatale Folgen hatte: Bei der Gepardenzucht waren in der Vergangenheit nur afrikanische Zoos erfolgreich. Das lag am Futter: In Afrika bekamen die Raubkatzen Frischfleisch, in Europa und Nordamerika handelsübliches Katzenfutter, das bekanntlich reichlich Soja enthält. Katzenarten, die gewöhnlich nicht an Sojabohnen angepasst sind, können manchmal recht empfindlich darauf reagieren, sie werden unfruchtbar. [399] Das Ganze funktioniert übrigens auch beim Menschen: In manchen Teilen Indiens spielt die Erbse eine Rolle als natürliche »Antibabypille«. Durch regelmäßigen Erbsengenuss wird bei den Männern die Anzahl der Spermien reduziert. [402]

Die fiesen Tricks der Hülsenfrüchte

Auch Mimikry gehört zum Repertoire der Hülsenfrüchte. Eigentlich wird Mimikry von harmlosen Tieren genutzt, um potentielle Fraßfeinde abzuschrecken: Sie ahmen die Warnfarben anderer, meist giftiger Tiere nach. Bei Pflanzen geht's genau umgekehrt: Hier soll eine spezielle Samenfärbung fälschlicherweise den Eindruck der Genießbarkeit erwecken. Die harte und giftige Paternostererbse ist kontrastreich schwarzrot gefärbt. Vögel fallen auf diese Färbung herein, denn viele andere Samen bieten ihnen einen kontrastreich gefärbten fleischigen Samenmantel zum Verzehr an. Nachdem die robuste Paternostererbse verschluckt ist, geht sie entweder unzerstört durch den Verdauungstrakt oder wird andernorts wieder ausgewürgt. [400]

Andere Hülsenfrüchte verlegen sich auf Betrug. Sie bieten ausschließlich insektenfressenden Vögeln schwarze Samen an, die Käfern zum Verwechseln ähnlich sehen. Dies hat noch einen weiteren Vorteil: Die Verdauungsenzyme insektenfressender Vögel können pflanzliche Samenschalen nicht knacken, so dass die Wahrscheinlichkeit sehr groß ist, unzerstört durch den Magen-Darm-Trakt dieser Tiere zu gelangen. [400]

Um Linsen oder Bohnen in eine genießbare Form zu bringen, müssen wir uns also schon ein wenig Mühe geben. Zumindest müssen sie gekocht werden. Doch selbst in gekochtem Zustand bereiten sie nicht wenigen Menschen noch Verdauungsprobleme, wie der Spruch »jedes Böhnchen gibt ein Tönchen« belegt. Schuld daran sind verschiedene Zuckerverbindungen. Sie können von unseren Verdauungsenzymen nicht geknackt werden, animieren aber die Darmflora vieler Menschen zur ergiebigen Gasbildung. [396] Lediglich die frischen grünen, d. h. halbreifen Erbsen machen da eine Ausnahme. Sie werden daher gerne roh genossen.

Ökologie statt Ideologie

Erkennbar reicht es nicht aus, unterschiedslos alles roh zu essen, nur weil darin schon alles enthalten sein sollte, was der Körper braucht. Neben den Nährstoffen spielen die Abwehrstoffe eine gleichwertige Rolle. Daran ist die Vollwertkost gescheitert. Sie hat den Sinn des Kochens nicht begriffen, nicht wahrhaben wollen, dass die Menschheit seit einer Million Jahren das Feuer zur Zubereitung des Essens nutzt, Getreide aber erst seit 300 bis 400 Generationen. Sie hat geglaubt, dass jede Erhitzung, jede Verarbeitung wertmindernd sei, ohne zu fragen, ob wir die Wertstoffe ohne Verarbeitung überhaupt nutzen können.

Ernährung ist immer ein Kompromiss zwischen Vorteilen (Nährstoffen) und Nachteilen (Abwehrstoffen). Alle Lebewesen müssen herausfinden, welche »Speisen« ihnen den größten Nettonutzen bieten und zu ihrer genetischen Ausstattung passen. Diese
»Lehre vom Fressen und Gefressenwerden« ist ein Schwerpunkt
ökologischer Forschung. Wer mag, kann sie Ernährungsökologie
nennen, statt bei ihrem alteingeführten wissenschaftlichen Namen
»Ökologische Biochemie« zu bleiben. Die Ökologische Biochemie deckt allerdings ein breiteres Feld ab als die Ernährungsökologie: Sie erforscht nicht nur das Fressverhalten von Tieren,
sondern auch den Wettbewerb der Pflanzen um Wurzelraum,
Nährstoffe und Licht. Dem Interessierten steht neben einer
kaum noch überschaubaren Flut von Veröffentlichungen auch
eine stattliche Anzahl Standardwerke und Lehrbücher zur Verfügung.
Eine ernst zu nehmende Ernährungswissenschaft kann es ohne die
geschilderten ökologischen Detailkenntnisse nicht geben. Ein Ökosystem, und sei es bloß der Lebensraum unserer Darmflora, funktioniert um einiges komplexer, als die üblichen »wissenschaftlichen«
Modellvorstellungen vermuten lassen. Das erklärt, warum die an
unseren Hochschulen gelehrte Nährstoffideologie ebenso scheitern musste wie die populäre Vollwertkost.

Auf ein Wort: Vollwertkost

Die Ungereimtheiten und Irrtümer der Vollwerternährung dürfen nicht darüber hinwegtäuschen, dass ihre Protagonisten mit
ihrer Kritik am bisherigen Bewertungssystem unserer Nahrung
Recht hatten. Es ist ihr historisches Verdienst, die Grenzen der
Nährstofflehre erkannt zu haben, und ihrerseits ein Konzept
entwickelt zu haben, wie man unsere Nahrung »ganzheitlicher«
bewerten kann. Dass ihr Konzept nicht ausreichend war, dass
ihnen bestimmte Informationen anfangs nicht bekannt waren,
ist ihnen nicht vorzuwerfen. Denn ohne Irrtum kein Fort-
schritt. Sie haben auch den Mut besessen, auf die Schwächen

der industriell verarbeiteten Nahrung hinzuweisen. Dies sollte bei allem Kopfschütteln über die im Nachhinein offen zutage liegenden Webfehler nicht vergessen werden.

Wer Vollwertkost in den Mengen verträgt, wie sie derzeit propagiert werden – und das sind herzlich wenige –, soll sich nicht davon abbringen lassen. Aber wem diese Nahrung nach einer gewissen Zeit widersteht, der sollte sich so ernähren, wie es ihm am besten bekommt. Abgesehen davon essen viele Menschen durchaus ihre Portion Rohkost, deren Nutzen ja nicht bestritten wird: z.B. den Salat zum Wiener Schnitzel. Wir haben auch gesehen, warum der Mensch Obst gut verträgt. Dies soll aber nicht dazu verleiten, sich fürderhin nur noch von Südfrüchten zu ernähren. Natürlich verschafft das vielen geblähten Vollwertköstlern zunächst Erleichterung. Aber auch diese Kostform wird ihnen bald widerstehen.

Biologische Phänomene wie die Unverträglichkeit von Vollwertkost lassen sich auch nicht durch ein Ausweichen auf so genannte »ökosoziale« Theorien oder vermeintlich »ganzheitliche« Phrasenbildung lösen oder damit entschuldigen. Natürlich führte die Entwicklung der menschlichen Gesellschaft zu einschneidenden Veränderungen des ökologischen Gleichgewichts, wobei auch soziale Bereiche nicht verschont blieben. Hier verlassen wir jedoch das Feld der Ökologie und betreten das Gebiet der Sozial- und Politikwissenschaften, die ihrerseits auch nur bestehen können, wenn sie die biologischen Spielregeln, sprich »die Natur des Menschen« beachten.

Viel grundlegender als ökosoziale und ganzheitliche Betrachtungen ist ein anderer Zusammenhang. Was den Ernährungswissenschaftler vom ökologischen Biochemiker unterscheiden sollte, ist eine ausgeprägte Detailkenntnis der Verarbeitung jedes einzelnen Lebensmittels. Sie liefert – neben der Lehre vom Fressen und Gefressenwerden – den zweiten Schlüssel zum Verständnis unserer Nahrung. Erst durch die Verbindung von Ökologischer Biochemie mit der Lebensmitteltechnologie sind überhaupt wissenschaftlich

begründete Empfehlungen zur Ernährung des Menschen zu verant-
worten. Die bisherigen Ratschläge und Ernährungsregeln, egal von
wem, haben beide gewöhnlich nicht berücksichtigt.

5 Imitate, Food Design & Geschmacks-Tuning

Der technische Triumph

Unsere Lebensmitteltechnologen können stolz sein: In nur vier Jahrzehnten ist es ihnen gelungen, den Großteil unserer Lebensmittel zu »modernisieren« oder neu zu »designen«. Dafür wurden zahllose Herstellungsverfahren geändert und vereinfacht, Reifungs- und Gärprozesse beschleunigt oder ganz ersetzt oder den Produkten mittels Aromen jene geschmacklichen Eigenschaften verpasst, für die es einst raffinierter Küchentechnik und viel Fingerspitzengefühls bedurfte. Dank ihrer Erfindungsgabe wurden Produkte wie Mikrowellenmenüs oder Light-Produkte erst möglich. Aber auch vor traditionellen Lebensmitteln machten sie nicht halt. Dabei reichte es dann vollkommen, wenn König Kunde den Unterschied zwischen ihrem Erzeugnis und dem Original nicht herausschmeckte. Kaum ein Lebensmittel blieb von dieser Entwicklung verschont, so dass inzwischen ein beträchtlicher Teil unserer Nahrung mit Technologien hergestellt wird, deren biologische Eignung, deren Wirkung auf unseren Körper unbekannt ist.

Wenn unsere Lebensmittel damit schon nicht besser wurden, so doch erheblich billiger. Moderne Maschinen ermöglichen eine energie-, platz- und zeitsparende Verarbeitung. [460] Membrantrennverfahren erlauben die Nutzung von Rohstoffen und die Herstellung von Produkten, die früher undenkbar erschienen. [460] Dabei lässt man Flüssigkeiten durch feinste Poren strömen, um z.B. gezielt Eiweißpartikel »herauszufischen«. Fertiggerichte werden unter anderem mit Elektroschocks konserviert. [461, 462] Das Verfahren heißt Ohm'sches Erhitzen, weil das Lebensmittel dabei als elektrischer Widerstand fungiert. Weit verbreitet ist die Anwendung von Mikrowellen, beispielsweise zum Auftauen tiefgekühlter Rinderviertel für Fertiggerichte, zum Fritieren von Kartoffelchips oder zur Trocknung von Nudeln. [460, 463, 531] Die meisten neuen Verfahren weisen eine bessere Ökobilanz auf als ihre traditionellen Vorbilder, da sie mit geringerem Energie- und Materialeinsatz arbeiten.

Rohstoffe können vollständiger verwertet oder beliebig ausgetauscht werden.

Wenn es um die gesundheitliche Einschätzung geht, steckt der Teufel bekanntlich im Detail. In Kapitel 4 haben wir am Beispiel der Kartoffel, der Sellerie oder des Getreides gesehen, welche scheinbar nebensächlichen Faktoren über den gesundheitlichen Wert entscheiden können. Oder denken Sie an das Sprühtrocknen von Eiern und Milch, bei dem Oxycholesterin (s. S. 94 f.) entsteht, eine Substanz, die als eine Ursache für Arteriosklerose gilt.

Kunstsauerbrot – ein Imitat in aller Munde

Das Brot ist ein typisches Beispiel, wie die Herstellungsmethoden klammheimlich verändert werden, ohne dass es dem Kunden bewusst wird. Beim Brot war es der »Kunstsauer«, der die uralte Natursauerteigführung verdrängte. Heute wird in Deutschland ein beträchtlicher Teil des Roggen- und Mischbrotes mit »Kunstsauer« gebacken. Statt einer 24-stündigen Teigführung reichen nun etwa zwei Stunden. Es ist nicht unbedingt das Industriebrot, das damit hergestellt wird. Im Gegenteil, gerade viele kleine Bäcker greifen zu den Tüten und Pülverchen mit den schnellen Helfern aus dem Lieferprogramm der Chemiefabriken.[721-723] Denn damit gelingen die Brote immer, man spart Arbeitszeit und Arbeitskräfte und kann dem Kunden ein breites Sortiment anbieten. Dem Kunden fällt es in den seltensten Fällen auf, denn eine Kennzeichnungspflicht gibt es nur für verpacktes Brot, wie es z.B. in Supermärkten angeboten wird.[689] Müssten die Bäcker alle Zusätze ihrer Fertigmischungen offen legen, würde die Nation vermutlich wieder selber backen.[464, 718, 719]

Was ist nun dieser Kunstsauer genau? Darüber hüllen sich die Branche und die ihr zuarbeitenden Wissenschaftler gerne in Schweigen. Den Bäckern säuseln sie etwas von »organischen Genusssäuren« ins Ohr. Kunstsauer ist eine eigenwillige Mixtur von Feinchemikalien, die es erlaubt, ohne lebendige Sauerteigbakterien eine Masse zu fabrizieren, die Laien für Brot halten.

Wie eine solche Rezeptur aussehen kann, lässt sich einer Patent-schrift eines Backmittelherstellers entnehmen. [465] Dort wird zunächst eine Brötchenbackmischung dargestellt, wie sie vor allem für sportliche Kunden gut sein soll:

Sportlerbrötchen-Rezeptur

Man nehme:
>>ca. 25,4 % Kartoffelwalzmehl
ca. 16,9 % getoasteter, entfetteter Sojagrieß
ca. 16,9 % geschälte Sonnenblumenkerne
ca. 12,7 % kandierte Bananenchips
ca. 8 % Salz
ca. 5,2 % Teigsäuerungsmittel
ca. 9,3 % Emulgatorbackmittel
ca. 5 % vitales Weizeneiweiß
ca. 0,6 % Guarkernmehl<< *)

*) Verdickungsmittel, wird aus den ungenießbaren Samen der Guar-pflanze, einer Hülsenfrucht, gewonnen.

Dazu gibt der Bäcker dann noch Weizenmehl, Wasser und Hefe und fertig ist der Teig. Wie? Die Rezeptur sieht doch gar nicht so schlecht aus? Nun, dann betrachten wir doch mal etwas genauer, was sich hinter den Begriffen >>Teigsäuerungsmittel<< und dem >>Emulgator-backmittel<< versteckt:

Das Teigsäuerungsmittel: **Das Emulgatorbackmittel:**

»40,2 % Maisquellmehl	»25,5 % Puderzucker
16,5 % Zitronensäure	20,5 % Weizenmehl
10,9 % Monocalciumphosphat	15,4 % Maltodextrin
10,7 % Salz	10,3 % Sojamehl
4,9 % Dextrose	10,3 % Diacetylweinsäureester
6,7 % Calciumsulfat	7,2 % Guarkernmehl
3,1 % Calciumacetat	4,1 % Calciumcarbonat
1,2 % Natriumdiacetat	2,6 % Tricalciumphosphat
1,5 % Tricalciumsulfat	1 % Schimmelpilzamylase
4,3 % Lecithin«	1 % Ascorbinsäure
	2,1 % Lecithin«

Spätestens jetzt wird jedem Leser klar, dass sich hinter dem unverfänglichen Begriff »Backmittel« letztlich Feinchemikalien aller Art verbergen. Manche davon sind billig, wie etwa das Calciumsulfat, schlicht auch Gips genannt, andere eher teuer, wie die Schimmelpilzamylasen. Den gesundheitlichen Wert der Substanzen einmal außer Acht gelassen, bleibt die Frage, weshalb das alles ins Brötchen kommt. Nun, hier geht es um die Gelinggarantie. Diacetylweinsäureester bläst die Brötchen auf, das Natriumdiacetat konserviert das Brot, Tricalciumphosphat hält die Motten fern [724-728] und macht das ganze rieselfähig. Jeder dieser Inhaltsstoffe macht – zumindest für die Technologen – einen Sinn. [464, 729]

Die in der Patentschrift offen gelegte Rezeptur ist beispielhaft, auch wenn der Hersteller inzwischen versichert, sie sei nie zur Anwendung gekommen. [466] Warum lässt er sie dann für teures Geld patentieren? Es lohnt sich übrigens nicht, die vermeintliche Schädlichkeit irgendwelcher Stoffe aus dieser dubiosen Mixtur anzuprangern. Viel wichtiger ist die Fehlernährung, die bei solch künstlich »gereiften« Produkten befürchtet werden muss. (S. S. 159 f.)

Bier und Milch

Entgegen der festen Überzeugung deutscher Reinheitsgebotstrinker hat diese Entwicklung auch vor unserem Bier nicht Halt gemacht. Da im Lebensmittelrecht nicht exakt vorgeschrieben ist, mit welchem Verfahren unser Bier gebraut werden muss, wird dieses schon lange nicht mehr so getan, wie werbliche Hinweise auf eine mittelalterliche Rechtslage suggerieren. Es geht hier weniger um den Einsatz von Maschinen, wo früher kräftige Muskeln arbeiteten. Es geht vielmehr um Verfahren wie Schnellreifung und Druckgärung oder um »Turbohefen«, die auch ganz ohne Gentechnik herstellbar sind. Wenn die Gär- und Reifungszeit von sechs Wochen auf 14 Tage verkürzt wird, nur weil es gelang, die Aromastoff-Entwicklung zu beschleunigen, so darf man im Glas nicht dieselben Eigenschaften erwarten, wie bei einem klassischen Bier, das genug Zeit hatte, all seine Wirkstoffe zu entfalten. [467, 724, 730, 732]

Eine andere Beobachtung: Seit jeher wird Molke, ein Abfallprodukt der Käseherstellung, an Schweine verfüttert, weggeschüttet oder zu diätetischen Zwecken konsumiert. [686] Und das, obwohl die Wissenschaftler der Molke nach chemischen Analysen einen hohen Nährwert bestätigt haben. Die Frage ist: Warum wurde die Molke dennoch so ungern vom Menschen genutzt?

Inzwischen kam man einer möglichen Ursache auf die Spur: Am Anfang stand die Beobachtung, dass die Häufigkeit der Zuckerkrankheit (Diabetes) offenbar vom Stillen abhängt. Je länger die Stilldauer, desto weniger Menschen werden später zuckerkrank. [470, 471] An der Muttermilch liegt das wahrscheinlich nicht, sondern an der Ersatznahrung. Säuglinge, die nicht gestillt werden, erhalten gewöhnlich Produkte auf Kuhmilchbasis. Der Milchverbrauch und die Häufigkeit von insulinabhängigem Diabetes zeigen erstaunliche Parallelen. [684] Genauere Studien ergaben, dass Diabetiker auffällig viele Antikörper gegen ein bestimmtes Kuhmilch-Eiweiß im Blut haben. [469] Als Folge dieser Abwehrreaktion könnte Diabetes entstehen, eine Autoimmunerkrankung, bei der der Körper seine Abwehr gegen sich selbst richtet. [683] Der fragliche Eiweißbestandteil, den der Körper hier bekämpft, stammt aus der Molke. [469]

Vielleicht ist das eine Erklärung für die an sich unverständliche Ablehnung der Molke als Menschennahrung. Vielleicht wussten unsere Vorfahren ja instinktiv, was ihnen gut tat und was nicht. Ein weiterer Beleg dafür wäre auch noch folgende erstaunliche Tatsache: Das Milcheiweiß aus dem Käse, den man schon jahrtausendelang isst, schützt im Tierversuch sogar vor Diabetes. [468] Bei der traditionellen Käseherstellung wird die Molke entfernt.

Fragen Sie sich nun, was das alles mit der Babynahrung zu tun hat? Nun, Molkeneiweiß wird längst nicht mehr nur an Schweine verfüttert. Es ist ein vielseitig verwendbares Wundermittel und heute in vielen Erzeugnissen wie Frischkäsen, Fertigsuppen, Kindernahrung, Diätprodukten usw. enthalten. [685, 686] So werden wir mit noch nie dagewesenen Mengen an Molkeneiweiß aus der Kuhmilch konfrontiert.

Food Design und Geschmacks-Tuning

Die Herstellung von Imitaten setzt aber nicht nur technische Fertigkeiten voraus, sondern auch sinnesphysiologisches Know-how. Mit raffinierten Messinstrumenten rückt man unserer Lust aufs Essen zu Leibe. Da geht es neben dem Aroma und dem Mundgefühl auch um das richtige Krachen beim Knäcke, um die optimale Mürbe von Keksen oder das Kaugefühl von Weingummi. Ein Unternehmen des Chemie-Multis Hoechst verspricht »Lebensmittel-Design und Geschmacks-Tuning«. Die »Geschmacksmodule für die genußreiche kalorienarme Kost« werten »Ihre Produkte im Wettbewerb kulinarisch auf«. [472]

Schauen wir Food Designern, Marketingexperten und Sensorikern einmal über die Schulter, wie sie gerade den neuesten Dreh ausbaldowern, wie sie sich des modernsten Instrumentariums bedienen, um mit einem neuen Produkt den Geschmacksnerv der Kunden zu treffen. Mit verdeckten Kameras spüren sie die letzten Details im unserem Verhalten auf: Sie verkabeln Gesichter und spähen nach jenen Sinnesregungen des Stammhirns, die ihr Kunde gar nicht mehr bewusst wahrnimmt. Das britische Unternehmen Leatherhead Food lobt ein solches Verfahren, die Elektromyographie, als eine »neue und aufregende Technik«: Mit Elektroden werden die elektrischen Aktivitäten der Gesichtsmuskeln beim Kauen vermessen. Der Myograph erfasst »alle Aspekte des Kauens: Speichelfluss, Temperaturveränderungen und Speisezerkleinerung«. [473]

Hat man das optimale Geschmacksprofil der Zielgruppe präzise umschrieben, erarbeiten die Technologen und Chemiker ein Produkt, das sich im Mund genauso verhält wie vorgegeben, sich aber viel billiger herstellen lässt, als der Genießer vermutet. Egal ob fettreduzierte Mayo, Fertigsuppe oder Light-Bier, sie werden so optimiert, bis das Mundgefühl, die Kauelastizität oder der Speichelfluss auf die unbewussten sinnlichen Genusserwartungen abgestimmt ist. [482, 500, 733-736]

Die Wissenschaft, die sich so intensiv unserem Gaumen widmet, heißt Psychophysik. Ursprünglich diente sie dazu, die eigene Ware stets besser schmecken zu lassen als die der Konkurrenz. Dieser Wettlauf um den Gaumenkitzel beherrschte jahrzehntelang die Chefetagen der Nahrungsmittelindustrie. Da und dort wurde unsere Gesellschaft dieses Wettlaufs gewahr: So ist allgemein bekannt, dass Tierfutter Aromastoffe enthält, damit die Tiere markentreu bleiben und begierig fressen [482, 737]

Was beim Hund wirkt, sollte bei einem anderen Säugetier, dem Menschen, genauso funktionieren. Hunderte von Jahrmillionen steuerte der Instinkt die Nahrungswahl aller Lebewesen. Der Prozess ist durch die Evolution auch tief in unserem limbischen System verankert. Die Industrie erforscht, welche Reizabläufe im Mund vom limbischen System als besonders angenehm empfunden werden. Gelingt es, Lebensmittel in überzogenem Maße mit diesen Eigenschaften auszustatten, so kann das der Grund dafür sein, warum der Kunde mehr davon isst, als er ursprünglich wollte. [431, 802-804]

Die Psychophysik muss den Unternehmen jedenfalls wie der Stein der Weisen vorgekommen sein. Denn wer den Appetit steuert, braucht sich über den Umsatz keine Gedanken mehr zu machen. So die Theorie. Die Praxis sah jedoch, zum Leidwesen der Manager, ganz anders aus.

Die Grenzen des Geschmack-Designs

In der Tat ging die Rechnung nur selten auf. Bekanntlich verschwinden die allermeisten der neuen Produktentwicklungen nach wenigen Monaten sang- und klanglos vom Markt. [720] Anfangs sieht es meist so aus, als wäre der Erfolg vorprogrammiert. Beim neuen Knabberzeug passte in der Theorie alles: Knuspergeräusche, Unterkiefervibrationen, Backgroundflavour, Mundauskleidung, Nachgeschmack und Speichelfluss stimmen dank Aromen, Mouth-feel-Regulatoren und funktionalen Additiven. Die Preisbewilligungsbereitschaft der Kunden ist hoch, die Rohstoffe billig, die Werbeagentur vom Feinsten. Die Produkteinführung gelingt nach generalstabsmäßiger Planung überzeugend. Die Verbraucher sind scharf drauf wie Nachbars Lumpi auf sein Dosenfutter.

Nach einem furiosen Start mit viel versprechenden Nachkäufen beginnt etwa ein halbes Jahr später der Absatz zu bröckeln. Die Marketing-Experten verweisen auf den harten Wettbewerb, beklagen immer kürzere Produktzyklen und empfehlen höhere Werbeaufwendungen. Auf die Idee, etwas falsch gemacht zu haben, kommt kaum einer dieser Feldherrn des positiven Denkens. Eine typische Situation, wie sie viele Unternehmen kennen.

Was ist passiert? Hat man etwa am Gaumenkitzel vorbeigemessen? Die Vorlieben des Kunden falsch eingeschätzt? Oder hat der Aromenlieferant die falschen Lockstoffe geliefert? Lockstoffe, die nun statt zahlungskräftiger Yuppies bloß Mehlmotten und Staubläuse anziehen? Wahrscheinlich nicht. Alles hat seine Richtigkeit, nur eine Kleinigkeit wurde vergessen.

Diese Kleinigkeit konnte paradoxerweise anhand des Vollkornbrotes entschlüsselt werden. In der Abbildung 3 sehen Sie Absatzkurven zweier Vollkornbrote, einmal Roggen mit Sauerteig und einmal ein typisches Kunstsauerbrot aus einer Fertigmischung. Anfangs verkaufen sich beide gleich gut. Aber nach etwa einem halben Jahr sinkt der Absatz des Fertigmischungsbrotes – und nur dieser – langsam aber stetig. Ein Effekt, der vielen Bäckern vertraut ist.

Abb. 3: Absatzentwicklung von Roggenvollkornbroten mit Natursauerführung und Kunstsauer

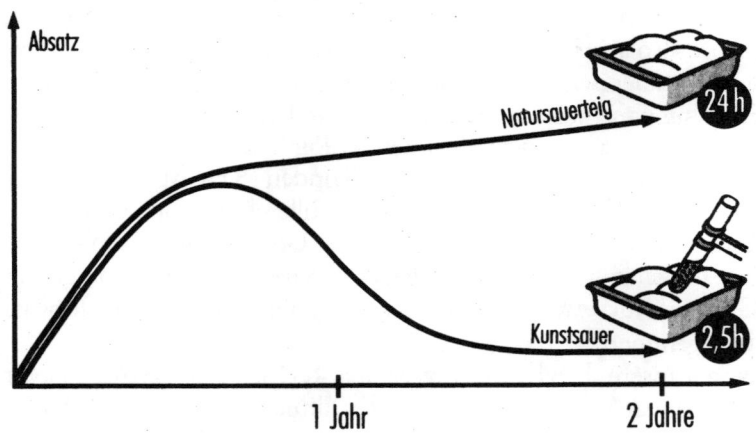

Woran liegt's?

▷ Fragt man einen Ernährungswissenschaftler, liegt's an mangelnder Aufklärung. Das kann nicht sein, sonst würden beide Vollkornbrote abgelehnt.

▷ Fragt man die Produktdesigner, dann liegt's am Geschmack. Das kann auch nicht sein, denn der Absatz steigt ja ein halbes Jahr lang. Es schmeckt also. Erst danach geht's bergab.

▷ Fragt man einen Marketingexperten, so liegt's an schlechtem Marketing. Irrtum: Der Absatz beim Sauerteig bleibt ohne Werbung und ohne Geschmacksdesign über viele Jahre stabil. Bei einem üblichen Kunstsauerbrot hilft alle Werbung jedoch herzlich wenig. Selbst ein freundliches Lächeln der Verkäuferin nutzt erfahrungsgemäß nichts, auch wenn sie der Kundschaft schnelle Erlösung von der Verstopfung verspricht.

Vielleicht hilft uns eine andere Beobachtung: So wie das Kunst-sauerbrot in Abbildung 3 verhält sich ein weitere Produktgruppe, und zwar viele Erzeugnisse aus Weizenvollkorn. Wie bereits auf Seite 157 ff. dargelegt, enthalten die Schalenanteile des Weizens Abwehrstoffe, die unsere Verdauung beeinträchtigen. Deshalb haben unsere Vorfahren immer versucht, ein helles Weizenmehl zu gewinnen, also die Kleie zu entfernen.

Die Tätigkeit des Müllers und des Bäckers, sprich der Verarbeiter, diente also schon immer einem biologischen Zweck, hier der Ent-fernung oder dem Abbau von Abwehrstoffen. Das geschmackliche Erlebnis kann man zwar von ein paar fähigen Psychophysikern nachbauen lassen, nicht aber den biologischen Sinn. Früher oder später merkt dies der Körper des Kunden. Sein Appetit ist kein autonomes System, das aus Jux und Tollerei die eine oder andere Geschmacksrichtung bevorzugt, das Gaumenkitzel um seiner Selbst willen gewährt. Für die Präferenzen gibt es biologische Gründe. Aber warum wurde das Fertigmischungsbrot auch nicht angenommen?

Nun, unsere langfristigen geschmacklichen Präferenzen haben offenbar ganz andere Gründe als den aktuellen Gaumenkitzel. Der Unterschied liegt erkennbar in den Zutaten und der Verarbeitungs-technik. Offenbar merkt unser Körper, dass etwas nicht stimmt, wenn er all die Stoffe, die er aufgrund des Geschmacks erwarten durfte, nicht bekam. Bei herkömmlicher Rezeptur und Verfahrens-weise beobachtet man nicht selten eine viel höhere langfristige Akzeptanz als bei sensorisch optimierten Erzeugnissen.

Sogar Weltkonzerne haben das nicht glauben wollen. Über die Unsummen an Entwicklungs- und Markteinführungskosten, die mit salzarmen Vollkornbroten rund um den Erdball in den Sand gesetzt wurden, sprechen erfolgreiche Unternehmer nicht. Aber es geht nun mal nicht, den Kleiegehalt zu erhöhen und zugleich den Salzgehalt zu senken. Auch dann nicht, wenn der Kunde keinen Unterschied schmeckt. [500] Sein Körper hat den Dreh bald raus. Wer sich als Hersteller auf die Empfehlungen der Ernährungswissen-schaft verlässt und danach seine Produkte konzipiert, darf sich über Flops nicht wundern.

Woher kommt unser Appetit?

Man stellt sich den Prozess heute so vor: Der Appetit wird in der Kindheit programmiert. Die Erfahrungen des kindlichen Stoffwechsels mit den Nahrungsmitteln werden zusammen mit dem Geschmack gespeichert. Der Körper verknüpft unbewusst den Geschmack mit der physiologischen Wirkung. Er lernt so, welche Wirkung ein Nahrungsmittel mit einem bestimmten Geruch oder Geschmack auf seinen Körper ausübt. [474] Der Verstand ist an diesem Vorgang nicht beteiligt. Und auch unsere Leber erinnert uns nicht ständig daran, welche Nährstoffe sie gerade verarbeitet und signalisiert uns nicht, ob sie mit der Diätlimo auch wirklich zufrieden ist. [475]

So wie es eine Futterprägung gibt, die ein Tier oder einen Säugling für den Rest seines Lebens auf bestimmte Geschmackspräferenzen einstellt, so gibt es auch eine »metabolische Prägung« auf die in der Kindheit probierten und vom Körper auf ihre Wirkung überprüften und für gut befundenen Lebensmittel. [474] Metabolische Prägung heißt, unser Stoffwechsel wird auf diese Lebensmittel eingestellt und darauf geeicht. Diese Prägung bleibt ein Leben lang erhalten.

Eine Redewendung lautet: Ein Mensch gibt eher seine Muttersprache auf als seine Küche. Das lässt uns auch die völlig unterschiedlichen Nahrungspräferenzen quer durch die Kulturen verstehen. Der Amazonasindio schwärmt von einer gebratenen Vogelspinne, der Europäer liebt stattdessen den Käse, der dem Chinesen bestenfalls als verdorbene Milch bekannt ist. Dieser genießt etwas, das wir als faule Eier bezeichnen würden. Der optimale Gaumenkitzel ist subjektiv. In diesem einmal erlernten Rahmen bewegen sich dann die späteren Präferenzen. Das Sprichwort »Was der Bauer nicht kennt, isst er nicht« findet darin seine biologische Erklärung.

Im Kundenverhalten äußert sich das dann so: Der Kunde möchte eine Speise wegen ihrer physiologischen Folgen. Dies ist ihm natürlich nur in Form seines Appetits bewusst. Er kauft vertraute geschmackliche Merkmale. Stimmen sie nicht, dann wechselt der Kunde sofort; stimmt nur der Geschmack, aber nicht der erwartete Inhalt, wechselt er, sobald sein Körper merkt, dass er getäuscht wurde.

Jetzt wird auch deutlich, warum viele so genannte Vollwert-Produktlinien gescheitert sind. Geschmacklich optimiert und mit einer Hand voll Körner als weithin sichtbare Garanten gesunder Ernährung garniert, blieben sie unphysiologisch. Dem Körper vergeht allmählich der Appetit auf das, was der Verstand forderte und der Gaumen akzeptierte. Besonders häufig entpuppen sich Diätprodukte als Flops. Nach den neuesten Modetheorien zusammengebastelt, läuft der Verkauf anfangs wie geschmiert, vorausgesetzt sie schmecken wie das Original. Ein halbes Jahr später springen die Kunden ab. Die Werbung muss nun helfen, neue Käuferschichten zu erschließen, was ihr aber nur eine Zeit lang gelingt.

Unsere Werbespitzenkräfte beklagen deshalb »unstete Kunden«, die sich widersprüchlichen Ernährungsmoden hingeben. Dies ist, wie wir jetzt wissen, eine normale Reaktion des Körpers auf unphysiologische Nahrung. Die meisten Marketingexperten erliegen dann der Versuchung, die Marke durch besseres Geschmacksdesign und höhere Werbeausgaben stabilisieren zu wollen. Die Ernährungsgewohnheiten sind aber nur begrenzt Modeströmungen unterworfen. Wenn der Kunde Socken oder Lippenstifte kauft, so will er sich von seinen Mitmenschen möglichst unterscheiden. Beim Essen, das ja verstoffwechselt wird, ist der Körper konservativ. Schließlich zerlegt er es in seine Einzelbestandteile, um sich daraus zu regenerieren und ständig von neuem aufzubauen.

Verarbeitung ja – aber richtig

Auch auf die Gefahr hin, bereits Bekanntes zu wiederholen: Die traditionellen Verfahren der Lebensmittelverarbeitung, auch wenn sie kompliziert und überflüssig erscheinen, haben einen biologischen Sinn. Eine Ernährungslehre und Beratung ohne detaillierte Kenntnis der Lebensmittel und insbesondere ihrer derzeitigen Herstellungsverfahren ist nicht denkbar.

Auch viele industriell verarbeitete Produkte scheiterten an der fehlenden Bekömmlichkeit. Unseren Appetit regeln Rückkopplungseffekte. Und nur wenn diese Prozesse stimmen, wenn also Gaumenkitzel und Körpersignal identisch sind, bleibt auch die

Akzeptanz langfristig erhalten. Wer nur nach dem Geschmack strebt und ihn nachzumachen versucht, ohne die Wirkungen der dem Körper vertrauten Rezepturen zu bieten, erleidet Schiffbruch. Dies hat wenig mit Vitaminen oder den mehrfach ungesättigten Spekulationen unserer Ernährungswissenschaften zu tun. Der Körper weiß davon nichts. Es sind überwiegend ganz andere pharmakologisch wirksame Stoffe, die über langfristige Akzeptanz und Befriedigung entscheiden. Die ablehnende Reaktion der Kunden kann durchaus einige Zeit auf sich warten lassen. Produktzyklen von nur zwei oder drei Jahren sind bei Grundnahrungsmitteln ein Beweis für unphysiologische Speisen. Normalerweise sollten sie Jahrhunderte dauern.

Die Biologie unseres Appetits ist nicht auf Speisen, wie etwa die Backmischungsbrote, eingestellt, deren Zusammensetzung und Wirkung ständig wechseln, deren Geschmack aber dank Psychophysik gleich bleibt. Aber selbst wenn der Kunde auf das Gesagte achten wollte, hätte er keine Chance. Vielerorts kann er zum Beispiel gar kein echtes (Drei-Stufen-) Sauerteigbrot mehr kaufen, weil es nicht mehr hergestellt wird. Auf eine Deklaration der für unsere Gesundheit so entscheidenden Herstellungsmethode hat der Gesetzgeber bedauerlicherweise verzichtet.

Auch wenn der Hersteller von Kunstsauerbrot am Schluss mit leeren Händen dasteht, weil sein Umsatz in den Keller sackt, heißt das noch lange nicht, dass der Appetit des Kunden schon dafür sorgt, dass die unphysiologischen Lebensmittel so nach und nach vom Markt verschwinden. Immer neue Produkte werden geschmacklich so optimiert, damit sie die Kunden »verführen«, bis ihnen das Maß für die Art und Menge des Verzehrten abhanden kommt.[738] In einer Überflussgesellschaft bedeutet das eine programmierte Fehlernährung.

Die geheimen Verführer

Nun gibt es tatsächlich Produkte, bei denen der Eindruck entstehen könnte, wir hätten die Rückkopplung verloren oder sie würde gar nicht funktionieren: Lebensmittel, von denen Kritiker sagen, sie seien »ernährungsphysiologischer Schrott«, die aber von vielen Menschen begeistert gegessen werden, ja, die wir oftmals selbst gegen unseren erklärten Willen bis zur Neige auskosten.

Wie schaffen es die Schülerabfütterungs-Schnellrestaurants immer wieder, Jugendliche mit magischer Kraft hineinzuziehen? Wie bekommen es die Schokoproduzenten hin, dass man jedes Mal die ganze Tafel vertilgt, auch wenn man nur ein Stückchen essen will? Wie gelingt es den Chipsabfüllern jedes Mal von neuem, dass wir die Tüte auch bei vollem Magen gnadenlos leer knabbern? Analysieren wir mal solche Produkte nach den bisherigen Konzepten der Esspsychologie und -psychophysik.

Kaugummi

Die Wege der Erkenntnis sind manchmal verschlungen. Beim Kaugummi bewirkte die Antibabypille einen rasanten Erkenntniszuwachs. Wie? Nun, wenn es an Nachwuchs mangelt, gibt es weniger Kundschaft, und es wird auch weniger gekaut. Als erste merkten das die Hersteller von Süßwaren. Der Kaugummi, ein billiger Impulsartikel für Kinder, geriet in Gefahr, seltener gekauft zu werden, umso mehr, als Erwachsene sich genieren, in der Öffentlichkeit zu kauen. [476] Um auch sie als Kunden zu gewinnen, erforschten die Hersteller die Psychologie des Kauens. Diese Frage mag zunächst eher befremdlich anmuten, ist aber für den, der mit Kaugummi handelt, von existenzieller Bedeutung.

Wie Harzklumpen mit Zahnabdrücken belegen, kauten schon unsere Vorfahren aus der Steinzeit Dinge, die nicht nur Nahrungszwecken dienten. [477] Nun sind aber die reinen Kaumassen unserer heutigen Gummi keineswegs elastisch, sie sind steinhart. Erst durch technologische und chemische Kunstgriffe, etwa durch den Zusatz von Zuckern, Aromen, Säuren, Gleitmitteln, Weichmachern und Füllstoffen werden sie auf eine bestimmte Elastizität eingestellt. Beim Kauen verändert sich die Elastizität entsprechend der Einspeichelung und der Herauslösung von Zuckern und Aromen.

Psychologisch ist der Kaugummi gut erforscht: Kauen löst innere Anspannung, es baut Stress ab. Der Mensch pflegt Spannung und

Nervosität durch Bewegung abzureagieren. Anfangs bieten die Gummis einen festen Widerstand oder laden wie die Dragees mit Zuckerüberzug zum geräuschvollen und feinsplittrigen Durchbeißen ein. Nach dem Aggressionsimpuls kommt die Phase des kräftigen Kauens. Dabei wird der Gummi allmählich weicher. Das vermittelt ein gewisses Erfolgsgefühl, man hat etwas erreicht. [478]

Der Gummi sollte den Zähnen schon einen gewissen Widerstand bieten – er wäre sonst keine Herausforderung; er darf aber auch nicht zu fest sein, da das Kauen sonst eher ermüdet. Allmählich wird der Gummi durch das Herauslösen des Zuckers, der etwa zwei Drittel der Kaumasse ausmacht, kleiner und fester. Das ist der Zeitpunkt, an dem wir praktisch keine Süße mehr wahrnehmen. Jetzt, wo er wirklich nur noch zum Kauen, zum gleichmäßigen Kauen einlädt, wird er meistens ausgespuckt. [479]

Der Zucker spielt eine Schlüsselrolle: Eigentlich würde es etwas dauern, bis der Gummi so weit durchspeichelt ist, dass die Süße herausgelöst wird. Weil der Kunde darauf aber nicht warten will, wird in die Streifen Staubzucker mit einem Durchmesser von etwa einem zehntausendstel Millimeter eingewalzt. [480] Daher die mehlige, leicht rauhe Oberfläche. Auf der Zunge empfinden wir das als äußerst angenehm. Der ultrafeine Zucker löst sich sofort auf – und das Signal »süß« ist präsent: Kaugenuss vom ersten Biss an.

Chips

Kennen Sie den Effekt? Sie öffnen eine Tüte Chips und beginnen zu knabbern. Und irgendwann sind Sie satt – und Sie knabbern weiter, können einfach nicht aufhören, bis die Tüte leer ist. Fühlen Sie sich niedergeschlagen, besiegt? Von einer Tüte Krümel? Ja! Dann sind Sie gesund. Denn dieser Effekt ist Kalkül.

Das Erfolgsgeheimnis liegt nach Ansicht der Psychophysiker im krachenden Draufbeißen und den Vibrationen des Unterkiefers. [481] Ihre Wirkung entfalten die Chips vorzugsweise vor dem Fernseher. Das hat einen einfachen Grund: Chips bieten ein Ventil für Aggressionen, die zum psychologischen Interieur mancher Sendungen à la Dallas gehören. Mit unseren Kiefern können wir

»J.R.« zeigen, was wir mit ihm machen würden, wären wir seiner habhaft. Schon folgt die nächste Kauphase: Das inzwischen bröckelige Material wird weich und breiig. Angenehm schmiegt es sich an den Gaumen, ohne an den Zähnen zu kleben. Damit ist die Aufgabe des Chips erfüllt. Der Esser darf sich entspannen, seinem Gaumen mit weicher Masse Streicheleinheiten verpassen und beruhigt herunterschlucken. [482]

Bei langweiligen Sendungen spielt natürlich noch der »Unterhaltungswert« der Geräuschkulisse im Mund eine Rolle. »Knusprigkeit ist ein aktives aggressives Charakteristikum, das stimuliert und zum Weiteressen anspornt. Weichheit entspannt, … sie ist passiv und kindisch«, sagt Kau-Expertin Alina Szczesniak vom US-Nahrungsmulti General Foods. [483] Sie spricht den Chips sogar ein »dramatisierendes Element« zu. Damit dürften Chips für manche Sendungen unverzichtbar sein …

Das erklärt zwar die Beliebtheit von Chips angesichts von Fernsehshows, aber nicht warum die gefüllten Schälchen mit Knabberzeug in der Regel auch noch bis zur Neige aufgefuttert werden. Dabei spielt es seltsamerweise keine Rolle, ob der Esser bereits satt ist oder nicht. Chips-Experten wie Dr. Helmut Grüb vom Aroma-Multi Haarmann & Reimer in Holzminden glauben, die Ursache zu kennen: Um den Chip mit seiner großen trockenen Oberfläche schlucken zu können, brauche man jede Menge Speichel. Der wiederum werde durch das hinzugefügte Salz gebunden. Sind Chips und Spucke erst einmal weg, »entsteht im Mund ein Gefühl der Leere«. Dagegen helfe ein weiterer Chip, der seinerseits ja ganz leicht und luftig sei. [484] So einfach ist das.

Chips krachen nicht nur, sie haben auch einen »herzhaften« Geschmack. Die Röstaromen haben für unseren Körper einen Signalcharakter. Entsprechende Geschmackszusätze machen aus einer fritierten Kartoffelscheibe einen wahren Gaumenkitzel, ein echtes Geschmackserlebnis. Dazu wird sie mit allerlei Aromastoffen imprägniert, z. B. mit einer Substanz namens 2-Methoxy-3-äthylpyrazin, dem ein intensiver Geruch nach frischen Bratkartoffeln entströmt. Als »Backgroundflavour« hebt es den Kartoffelgeschmack hervor und rundet ihn ab. [485]

Nun kennen wir den zweiten psychischen »Motor« unserer »Verzehrslust«, der uns nicht mehr aufhören lässt, zuzugreifen: der Speichelfluss. Läuft uns das Wasser im Mund zusammen, müssen wir weiter essen, ob wir wollen oder nicht. So will es die Biologie des Menschen. Gelingt es, Produkte zu designen, die mehr Speichel locken als sie verbrauchen, steckt »Appetit auf mehr« drin. Das ist eine der wichtigsten Erkenntnisse der Psychophysiker. [486] Ihr Paradebeispiel ist neben den Chips der Hamburger.

Hamburger

Viele Jugendliche und nicht wenige Erwachsene überkommt angesichts eines Hamburger-Restaurants regelmäßig Heißhunger. Offenbar kann der Hamburger nur gierig mit den Fingern gegessen werden, aber nicht mit »Etikette« oder Messer und Gabel. Das hat zwei Vorteile: Erstens können die Gäste kein Besteck klauen und zweitens muss es niemand mehr abspülen. [680] Der Rest klingt wie aus einem Psychologielehrbuch:
Wir greifen es mit den Händen und beißen in etwas Weiches, beinahe Körperwarmes. Der ideale Hamburger ist nicht heiß wie ein Mittagessen, sondern warm wie Muttermilch und als Erinnerung ans Säuglingsalter weich wie Babykost. Das umhüllende Brötchen, mit Verlaub die »Softroll«, ist nicht knusprig rösch, sondern »flauschig« und anschmiegsam. Aufgestreute Sesamkörner geben dem Gaumen einen ganz leichten Kick. Sie vermitteln den Gaumenkitzel, der beim Säugling den Saugreflex auslöst. [487]
Das Abbeißen sollte den Kunden möglichst wenig fordern, außer, dass er seinen Mund aufsperren muss. Hackfleisch und Gurkenscheibchen bieten nur einen leichten Widerstand, der schnell erfolgreich »geschafft« wird. Das Hack schmeckt eher unaufdringlich, im Kaugefühl etwas gummig, bröckelig. Umso wichtiger ist der Fettgehalt. Je mehr Fett, desto angenehmer Mundauskleidung und Mundgefühl.
Im Mittelpunkt des psychophysikalischen Designs steht die Gurkenscheibe. Knackig muss sie sein, damit der Kunde auch hört, was er kaut. Für das richtige Gefühl auf der Zunge wird sie vorher mit den erforderlichen Geschmackszutaten wie Salz und Säure impräg-

niert. Der ideale Salzgehalt beträgt mindestens 2,2 Prozent, ihr Durchmesser liegt zwischen 3 und 5 Zentimeter, die Scheibenstärke wird tunlichst auf exakt 3 Millimeter eingestellt. Sonst stimmt das Mundgefühl beim Reinbeißen nicht. [680]

Um nicht die ideale Soße zu vergessen: Zur Steigerung des Genussappeals bedarf es eines süßsauren Ketchups, das regt unsere Speicheldrüsen an. Damit er nicht ins Brötchen suppt, toastet man die Schnittflächen an. Dadurch steigt dem Esser ein milder, leicht süßlicher Röst- und Bratgeruch in die Nase. [679]

Wozu der ganze Aufwand? Er zielt auf unseren Speichelfluss. Hinter dem unscheinbaren Wort verbirgt sich der Schlüssel zum Verständnis unseres Appetits. Wenn uns das Wasser im Mund zusammenläuft, müssen wir einfach weiter essen. Deshalb fühlen sich viele unmittelbar nach einer solchen Mahlzeit nicht richtig satt. [681] Schuld trägt nicht das »Weißmehl-Brötchen«, sondern unser Speichelfluss. Nach einiger Zeit versiegt er und die Sättigung kommt von allein.

Die Steuerung unseres Speichels kann jeder selbst nachprüfen: Man verzehre die Softroll seines Lieblings-Hamburgers pur, ohne jegliche Soßenreste. Die Masse ballt sich im Mund zu einem speichelzehrenden Klumpen, nicht unähnlich einem überdimensionierten Griesnockerl. Der Mund wird trocken. Das genaue Gegenteil passiert bei der Soße. Sie lockt neuen Speichel. Für sich allein genossen, schmeckt sie fast penetrant. Im Hamburger ist das Grundprinzip allen erfolgreichen Food Designs realisiert: mehr Speichel erzeugen als verbrauchen! [487, 500]

So also weckt man den Appetit. Aber die Frage bleibt: Warum funktioniert das nicht nur ein paar Mal wie beim Vollkornbrötchen, sondern immer und immer wieder? Warum versiegt der Speichelfluss nicht eines Tages? Warum funktioniert das über Jahrzehnte in aller Herren Länder gleich? Oder ist der Hamburger gar nicht so schlecht, wie Gesundheitsaufklärer immer wieder predigen?

Vielleicht wirkt noch etwas anderes, das unseren Appetit auch auf lange Sicht bei Laune hält. Beim Verständnis könnten uns einige andere Produkte helfen, die nach gängiger Auffassung »ungesund« sind: die Genussmittel Zucker, Alkohol, Kaffee oder Schokolade.

Sie wirken neben ihrem Gehalt an Nährstoffen und Abwehrstoffen über einen dritten biologischen Mechanismus auf unseren Appetit ein. Sie beeinflussen die Stimmung des Menschen, sein Lebensgefühl. Und das soll uns im nächsten Kapitel beschäftigen.

6 Genussmittel – Essen mit Lust

Warum essen wir das, was wir essen? Warum steht bei Millionen Menschen der verschiedensten Kulturkreise morgens neben dem Marmeladebrötchen eine Tasse Kaffee auf dem Tisch? Warum konnten Schokolade, Tee und Likör ihren Siegeszug um die Welt antreten? Wie ist es den physiologisch eher armseligen Pausenriegeln gelungen, das Vesperbrot so radikal vom Schulhof zu verdrängen? Warum wurde Coca Cola zum bekanntesten Begriff der Welt, der sich durch alle Sprachen zieht? Und warum haben die meisten Völker im Laufe ihrer Geschichte ziemlich schnell herausgefunden, wie man aus den verschiedensten Feldfrüchten, Obstsorten oder Beeren Alkohol machen kann?

Die Antwort der Ernährungspäpste ist einfach, vielleicht zu einfach. Denn bei den aufgezählten Erzeugnissen handelt es sich ihrer Meinung nach größtenteils nicht um Nahrung, sondern um Genussmittel, die unter dem Gesichtspunkt einer gesunden Ernährung eigentlich überflüssig, wenn nicht gar zu verurteilen sind. So als ob Schokolade, Marzipan, Mousse au Chocolat, Sherry oder Espresso von Ernährungswissenschaftlern verschmäht würden. Doch allen Unkenrufen diplomierter Kalorienzähler und verklemmter Rohköstler zum Trotz, und entgegen allen Forderungen moderner Ernährungsaufklärung scheint die Menschheit sich kollektiv und unbeirrt mit Schokolade, Mocca und Champagner vergiften zu wollen.

Wie die Lemminge puschen wir uns mit Koffein auf, trinken uns einen Bierbauch an, schieben die Hamburger rein und füllen unseren Magen mit Bratwurst, Pommes und Mayo oder quälen unser Herz mit diätetisch verwerflichen Sahnetorten. Und sage da nicht einer, er wisse nicht, was er tue, schließlich haben die Apostel der dreifach ungesättigten Fettsäuren in den letzten Jahrzehnten ganze (Aufklärungs-)Arbeit geleistet. Säuerlichen Calvinisten gleich setzten sie das Gebot in die Welt, dass alles, was anderen Menschen bei Tisch Spass macht, zugleich »Sünde« für ihre Gesundheit sei.

Und so weiß heute schon jedes Kind, dass wir zu viel, zu fett, zu süß und zu salzig essen und dass es allein selig machende Ballaststoffe sind, die unserem zivilisationsgeschädigten Darm fehlen. Leider haben diese Einsichten den Umsatz von Weizenkleie und Co. nicht in schwindelnde Höhe wachsen lassen. Werden sie dennoch gekauft, fallen sie nach einer ersten Verkostung und einer Inkubationszeit von vier Wochen den auf solches Futter spezialisierten Motten zum Opfer. Mit all den Ratschlägen für gesunde Ernährung hat man letztendlich eher ein kollektiv schlechtes Gewissen erzeugt, als eine »Umstellung« der Ernährung bewirkt. Und das nur, weil man eine Tatsache vergessen hat: Der Mensch isst nicht nur, weil er dadurch Proteine, Fett, Kohlenhydrate, Vitamine und Mineralstoffe zu sich nimmt, die sein Körper benötigt, sondern er isst vor allem, um seine Lust nach Essen zu befriedigen.

Von Triebtätern und Feinschmeckern

Essen ist Jagd nach Geschmackserlebnissen. Wie? Das glauben Sie nicht? Sie essen und trinken nur, wenn Sie hungrig und durstig sind? Nun, Hunger und Durst sind elementare Triebe. In der Triebhierarchie liegen sie gleich hinter dem Bedürfnis zu atmen, noch vor dem Sex. Die Regulation der Nahrungsaufnahme ist ein sehr alter Trieb, der tief im Unbewussten, d.h. dem limbischen System verankert ist. Seit ewigen Zeiten wird die Nahrungsaufnahme stets durch Lust- oder Unlustgefühle gesteuert. Sie können sich ohne weiteres entscheiden, die nächsten vier Wochen auf Sex zu verzichten, aber sie werden es nicht schaffen, so lange nicht zu essen und zu trinken.
Je größer die Auswahl, je verführerischer der Überfluß, desto öfter nimmt der Mensch Lebensmittel zu sich, ohne den knurrenden Magen zu spüren, rein aus Vergnügen. Der australische Psychophysiker Robert McBride vergleicht »Essen ohne Hunger und Trinken ohne Durst mit Sex, bei dem keine Kinder gezeugt werden sollen«. [500] Der Appetit des Menschen dient also vor allem der Lustmaximierung und ist willentlich kaum kontrollierbar. Schon der berühmte französische Gourmet Brillat-Savarin schrieb Anfang des 19. Jahrhunderts in seinem Werk *Physiologie des Geschmacks* [502], dass »ein Mensch nicht vollkommen glücklich sein kann, solange sein Geschmack nicht befriedigt ist«.

Wie wichtig diese Geschmacksstimulierung für das Wohlbefinden ist, kann der Mensch anscheinend erst abschätzen, wenn er diesen Sinn verliert. Süß, sauer, bitter und salzig schmecken wir mit den Geschmacksknospen der Zunge, für alle anderen Geschmackserlebnisse sind Gaumen und vor allem Nase zuständig. Anosmotiker, Menschen, die nichts mehr riechen können, haben auch keine Freude mehr am Essen. Und das ist leicht nachzufühlen, denn es wird einem auch das beste Galadiner verleidet, wenn man an diesem Tag Schnupfen hat. Eine intakte Nase gehört anscheinend zum Essvergnügen. Falls Sie immer noch nicht an den Lustfaktor glauben, dann überlegen Sie einmal: Wie lange würden Sie es durchhalten, von ungesalzenem Reis zu leben?

Geschmack erlebt jedoch jeder Mensch verschieden. So bevorzugen die einen ihren Kaffee schwarz, andere mit Sahne, wieder andere mit Zucker und Milch oder nur mit Zucker (wobei auch noch die Mengen an zugegebener Milch oder Zucker variieren). Beim Kaffeegenuss muss die Temperatur stimmen, der Kaffee darf nicht zu heiß oder zu kalt sein, nicht zu stark, da er sonst zu bitter ist, aber auch nicht zu schwach. Hat er die richtige Stärke, die richtige Temperatur und die richtigen Ingredienzen, so erregt er die maximale Lust, oder um in den Worten der Psychophysiker zu sprechen dann ist der so genannte »Bliss-point« erreicht. [500]

Die Lust, die wir beim Konsum eines bestimmten Nahrungsmittels verspüren, ist individuell also sehr verschieden. Was dem Engländer der Tee, ist dem Deutschen die Tasse Kaffee. Der Lustfaktor alleine erklärt deshalb noch nicht, weshalb einige Nahrungsmittel einen solchen Siegeszug um die Welt angetreten haben und weshalb der Mensch von einigen Speisen und Getränken einfach nicht lassen kann. Die Antwort liegt in unserer Psyche begründet. Einige Nahrungsmittel scheinen die Fähigkeit zu besitzen, regelrechte »Nahrung für die Seele« zu sein. Sie enthalten Verbindungen wie Morphine oder Opiate oder greifen indirekt in den Gehirnstoffwechsel ein und fördern so die Produktion von stimulierenden Substanzen im Gehirn.

Der Bliss-point ist somit nur die Vorfreude des Körpers auf die Drogenwirkung, die nach dem Genuss kommt. Der optimale Gaumenkitzel ist dann erreicht, wenn der Körper spürt, dass jetzt die Stimmungsmacher kommen. Die Konsequenz ist, dass wir regelrecht abhängig von diesen Genußmitteln werden. Die vielen Schokoholics, Kaffee- oder Alkoholsüchtigen bestätigen das. Bis jetzt weiß man über diese »Psycho-Nahrung« noch recht wenig, doch Tag für Tag werden neue Substanzen in unseren Nahrungsmitteln entdeckt, die diese suchtartige Wirkung belegen. Die folgenden Kapitel zeigen, welche Lebensmittel wie auf unsere Psyche wirken können und auf welchem Erkenntnisstand sich die Forschung derzeit befindet.

Zucker – die angeborene Sucht

Kaum eine Erfindung hat die Speisepläne der Menschen wohl so revolutioniert, wie die Gewinnung von Zucker aus der Zuckerrübe. Das ist noch nicht einmal 200 Jahre her. Die Kontinentalsperre der Engländer, die das Europa Napoleons im frühen 19. Jahrhundert von den Zuckerrohrlieferungen aus West-Indien abschnitt, brachte alles ins Rollen. Zucker, den man damals nur als eingedickten Saft des Zuckerrohrs kannte, wurde ob der politischen Umstände selten und teuer. Die Zuckerabstinenz machte die Bevölkerung Napoleons aber anscheinend so mürrisch und unwillig, dass, so der Zeitzeuge Brillat-Savarin, »sich die Regierung genötigt sah, wissenschaftliche Untersuchungen für ein Ersatzprodukt in Auftrag zu geben«. [502]

1749 hatte der Berliner Apotheker Marggraf entdeckt, dass der Zucker aus dem tropischen Zuckerrohr identisch ist mit dem Zucker aus der heimischen Runkelrübe. Seinem Schüler Achard gelang es, Rüben mit einem höheren Zuckergehalt zu züchten. Dazu erfand er auch noch ein Verfahren zur großtechnischen Gewinnung der süßen Kristalle. 1798 kam dann der große Augenblick. In Kaulsdorf bei Berlin produzierten ausgerechnet die Preußen die ersten 1.600 Pfund Rübenzucker der Welt. [511] Ab dann konnte zumindest in dieser Hinsicht die Alte Welt auf die Neue verzichten. Der Erfolg der Kontinentalsperre und damit der Lauf der Geschichte wäre wohl ein anderer gewesen, wenn man keinen Ersatz für das Zuckerrohr gefunden hätte. Denn eher verzichtet der Mensch auf das tägliche Brot als auf die Süße.

Für dieses Laster kann der Mensch nichts. Wie bei praktisch allen Säugetieren ist uns die Vorliebe für Süßes mit in die Wiege gelegt worden. Woher man das wissen will? Nun, neugierige Forscher träufelten Neugeborenen, die noch keine anderen Geschmacksreize kannten, ein wenig Zuckerlösung auf die Zunge und fotografierten ihre Mimik. Alle Babys lächelten selig. Bei saurer oder bitterer Lösung verzogen sie angewidert das Gesicht. Der Säugling lächelt nur bei süß und mit ihm alle anderen neugeborenen Säugetiere, an denen das ausprobiert wurde. [514, 515]

Die Lust auf Zucker ist also vorprogrammiert. Deshalb kann unsere Gesellschaft so erfolgreich den Zuckerkonsum für ihre Rituale benutzen. Und weil es das billigste Genussmittel ist, wird es ebenso bereitwillig wie gedankenlos Säuglingsfläschchen zugesetzt, in Schultüten gelegt, schmückt es Osternester wie Weihnachtsteller und beglückt uns als Likör, Konfekt oder Weinbrandbohne noch bis ins hohe Alter. Mit ihm wird Artigsein belohnt, werden Tränen getrocknet und Schreihälse beruhigt.

Für die Psychologen war der Fall bisher klar. Hier musste es sich um erlerntes Verhalten handeln, womit die Erziehung – wieder einmal – an allem schuld wäre. Doch das ist sicher nur ein kleiner Teil der Wahrheit. Denn sie erklärt nicht, weshalb zu allen Zeiten in allen Kulturen die Menschen nach Süßem strebten. So kostbar war früher der Zucker, dass er nur in Apotheken erhältlich war. Naturvölker, wie die australischen Aborigines, haben großen Appetit auf Honig, den sie sich mit allen Mitteln zu beschaffen wissen. [150] Das in Amazonien lebende Indianervölkchen der Arawete unterscheidet sogar 45 Honigarten. [152] Und auch uns stellt der Zuckerverzicht vor eine innere Zerreißprobe. Ganz wie die Kontinentaleuropäer vor 200 Jahren. Der Geist will wohl, nur der Appetit spielt nicht mit.

Zucker – der Stoff, der Laune macht

Ganz langsam beginnt man zu verstehen, warum der Mensch solch eine Vorliebe für Süßes entwickelt und weshalb die gebetsmühlenartigen Appelle an die Vernunft durchweg gescheitert sind. Zucker liefert nicht nur »leere Kalorien« für den Körper, sondern beein-flusst nachhaltig unsere Psyche. Zucker beruhigt. Säuglinge schreien weniger mit Zucker im Fläschchen. Sobald ihr Mund Süßes wahrnimmt, verstummen sie. [587] Mit Zucker schlafen viele Menschen besser durch und ertragen leichter Schmerzen. Zucker hebt die Stimmung und macht abhängig, weil er in den Stoffwechsel einer bestimmten Substanz im Gehirn eingreift: des Serotonins. Serotonin ist ein »Bote« im Gehirn, der uns Wohlbefinden vermit-telt. Im übertragenen Sinne meldet Serotonin die »guten« Nach-richten.

Wie viel Serotonin sich im Gehirn befindet, hängt unter anderem davon ab, was wir essen. Wenn wir Zucker naschen, so schüttet der Körper Insulin aus. Das Insulin sorgt dafür, dass im Gehirn Seroto-nin entsteht. Depressive leiden an einem Mangel an Serotonin und fast alle Psychopharmaka manipulieren den Serotoninstoffwechsel. [503] Auch im Labor funktioniert das: Tryptophan in Verbindung mit Zucker verabreicht löst eine milde Euphorie aus. [584]

Die Chemie der Lebenslust

Serotonin ist ein so genannter Neurotransmitter. Neurotrans-mitter sind Boten, die im Gehirn Informationen von Zelle zu Zelle übertragen. Eine ganze Reihe solcher chemischer Boten-stoffe sind schon bekannt. Serotonin beeinflusst den Schlaf-Wach-Rhythmus, unser Sexualverhalten, die Aggressionen, Impulsivität, Gedächtnis, Selbstmordneigung, Appetit, Angst und natürlich unser Lebensgefühl. [165, 503]

Serotonin wird nicht aus Zucker gebildet, sondern – so paradox es klingen mag – aus einem Eiweißbaustein, der Aminosäure Tryptophan. Doch bevor daraus Serotonin entstehen kann, muss das Tryptophan erst einmal ins Gehirn gelangen, und das ist gar nicht so einfach. Denn es benötigt an der »Grenze«, der Blut-Hirn-Schranke, erst einmal eine Transporthilfe, ein »Taxi«, das es ins Gehirn befördert. Und dieses »Taxi« transportiert nun nicht nur Tryptophan, sondern auch noch andere Amino-

säuren. Gewöhnlich ist Tryptophan ein selten gesehener Fahr-
gast, weil unser Nahrungseiweiß davon nur 1,5 Prozent enthält.
[579, 580, 787]

Das ändert sich, wenn wir Süßes naschen. Dann stellt unser
Körper Insulin bereit, um den rasch ins Blut strömenden
Zucker zu verarbeiten. Das Insulin entfernt nicht nur den
Zucker aus dem Blut, sondern versorgt auch die Muskeln mit
Aminosäuren. Dadurch sinkt ihr Gehalt im Blut, und es drän-
geln sich nicht mehr so viele an der Blut-Hirn-Schranke ins
Taxi. Eine Ausnahme bildet das Tryptophan. Es wird im Blut
zurückgehalten, so dass seine Konzentration gleich bleibt. Deshalb kann nun das Tryptophan mehr Sitzplätze im »Taxi« ergat-
tern. In der Folge gelangt mehr Tryptophan ins Gehirn, und
dadurch wird mehr Serotonin gebildet. [579, 580, 787]
Essen wir nun statt Kohlenhydraten viel Eiweiß, so tritt genau
der gegenteilige Effekt ein. Dann erhöht sich die Masse an Aminosäuren. Das seltene Tryptophan hat nur noch wenig Chancen ins Gehirn zu gelangen. Dies Beispiel zeigt, wie komplex
Rückkopplungssysteme arbeiten: Isst man Eiweiß, das Tryptophan liefert, gelangt weniger Tryptophan ins Gehirn, als wenn
man Zucker isst, der gar kein Tryptophan enthält. So ist sicher-
gestellt, dass sich der Körper nicht einseitig ernährt. Dieser
Mechanismus erklärt auch, warum wir erst das (tryptophanhal-
tige) Fleisch essen und danach den süßen Nachtisch.

Ganz normale Lebensmittelbestandteile, wie hier der Zucker, können also richtig angewandt regelrecht »Laune machen«. Eben deshalb essen so viele Menschen so gerne Süßes, weil dies ihre Stimmung anhebt, ohne den Verstand, wie beim Alkohol, einzutrüben.
Damit kennen sie das Motiv für unsere Lust auf Süßes: hat der Körper erst einmal die Erfahrung gemacht, dass er mit Zucker sein
Lebensgefühl zumindest kurzfristig heben kann, verlangt es ihn
immer häufiger danach. Der nachfolgende Stimmungsabfall tut sein
Übriges. Damit haben wir ein wichtiges Rätsel unseres Ernährungs-
verhaltens gelöst.

Hab' Sonne im Herzen!

Aber warum essen wir zum Frühstück Honig- oder Marmelade-brötchen und nicht mittags? Warum essen wir im Winter und Herbst sehr viel mehr Süßigkeiten als im Frühjahr oder Sommer? Auch diese Fragen kann man beantworten, wenn man den Gehirn-stoffwechsel genauer betrachtet.

Die meisten kennen das Gefühl: Der November kommt, und Sie werden traurig, müde und hungrig nach Süßem. Sie greifen zu Marzipan, Schokolade und Kuchen. Natürlich nehmen Sie durch den Genuss derselben auch ein paar Kilo zu. Und je mehr Sie versuchen, Ihre Müdigkeit auszuschlafen, desto schlimmer wird es. Aber trösten Sie sich: Arktisforscher kennen das Problem auch. In der Polarnacht klagen sie über Trauer und Gewichtszunahme. Generell ist diese Erscheinung – in der Sprache der Medizin »Winterdepression« genannt – im Norden unserer Erde viel häufiger als am Äquator. [546, 781] Eine Fahrt in den sonnigen Süden oder ein Skiurlaub im gleißenden Schnee wirken vielfach wahre Wunder.

Was uns fehlt, ist das Licht. Licht und Zucker haben anscheinend dieselbe Wirkung auf die Stimmung des Menschen. In der Tat greifen beide in den Serotoninstoffwechsel ein. Mit einem Unterschied: Während Zucker für einen Anstieg des Botenstoffes sorgt, unterbindet Sonnenschein seinen Abbau. [546, 790] Die übliche Wohnungsbeleuchtung reicht nicht aus, um den Abbau zu stoppen, im Gegensatz zum Tageslicht. Verständlich also, dass die Menschen im Advent nach Plätzchen greifen. Jeder Mensch ist bestrebt, ein gewisses Lebensgefühl zu erreichen und guter Stimmung zu sein. Dafür leben wir. Danach richtet sich unser Handeln. Intuitiv sind wir dabei bemüht, unseren Serotoninspiegel hoch zu halten. Deshalb essen wir das, was wir essen.

Im Frühjahr, wenn die Tage wieder länger und sonniger werden, verlässt uns der Drang zu Zucker und Kuchen. [789] Die Schläfrigkeit weicht neuem Tatendrang, und unser Körpergewicht sinkt dann ganz von allein um ein paar Kilo. Deshalb gibt es auch jede Menge Frühjahrsdiäten, aber keine Novemberdiät. So bleibt der Schein-erfolg gewahrt. Wenn das Licht schwindet, wenn es dämmert oder wenn wir schlafen, setzt im Gehirn der Abbau von Serotonin in das Hormon Melatonin ein. Dadurch sinkt logischerweise der Serotoninspiegel. Morgens ist er folglich am niedrigsten. Das erklärt unseren Appetit auf Marmelade zum Frühstück.

Das Melatonin, der Sonnenwind und die Stereoanlage

In der Dunkelheit wird Serotonin zu Melatonin abgebaut. Der Abbau hängt aber nicht nur vom Licht ab. Auch das Magnetfeld der Erde mischt mit. Dieses Feld unterliegt steten Veränderungen durch den Sonnenwind. Dieser besteht aus einem Gas, das von der Sonne mit der unvorstellbaren Geschwindkeit von etwa 400 Kilometer pro Sekunde zur Erde strömt. Das Erdmagnetfeld lenkt es an den äußeren Schichten unserer Atmosphäre zu den Polen ab und wir können es am Himmel als Polarlicht bestaunen. [534]
Melatonin ist ein Hormon, es steuert unter anderem die Fruchtbarkeit der Tiere. [581, 708] Und auch unsere Keimdrüsen. Wenn der Sonnenwind wirklich das Melatonin beeinflusst, müssten sich die Auswirkungen an der Geburtenrate ablesen lassen. Deshalb verglichen Wissenschaftler die Geburtstage von Eskimos aus dem Polarkreis mit dem jeweiligen Magnetfeld der Erde. Dabei zeigte sich eine verblüffende Parallelität. Je stärker das Feld, desto niedriger die Geburtenrate und umgekehrt. Dass dieser Effekt vor allem bei Eskimos auftritt, hat einen einfachen Grund: Je näher wir zu den Polen gelangen, desto schwächer ist das Sonnenlicht und desto stärker das Magnetfeld. Im Süden dominiert die Sonne. [529]
Nichtsdestotrotz haben aber auch künstliche Magnetfelder einen nachweisbaren Einfluss auf den Abbau von Serotonin zu Melatonin. [530] Es wäre interessant, einmal zu erforschen, welche Serotoninwirkungen von den Magnetfeldern jener Gerätschaften ausgehen, die wir in Haushalt und Beruf nutzen.

Neben Zucker und Licht erhöht auch körperliche Betätigung die Serotoninkonzentration im Gehirn. Menschen, die hartnäckig durch die Straßen joggen, wollen also nichts anderes als die Naschkatzen zu Hause: um jeden Preis bei guter Laune bleiben. Besonders wirksam ist der Wintersport. Der Schnee reflektiert das Licht, die körperliche Aktivität verschafft dem Skifahrer eine milde Euphorie. Aktive und körperlich schwer arbeitende Menschen sind deshalb nicht so gefährdet, dem Süßhunger zu verfallen. Und da der nächtliche Serotoninabbau erst endet, wenn wir aufstehen, gibt es natürlich noch eine Möglichkeit, die Serotoninkonzentration im Gehirn möglichst hoch zu halten: früher aufstehen. Dies ist gut für die Psyche, und manch einem Depressiven hat es schon geholfen.

Auf ein Wort: Es geht uns nicht darum, dem Zucker den lange ersehnten Persilschein auszustellen oder seinen Konsum zu fördern. Zucker ist ebenso wenig lebensnotwendig wie Alkohol. Es ist uns auch egal, wie viel Süßes Sie essen. Wir wollen nur erklären, warum sogar die meisten Kritiker des Zuckers ein Verlangen nach eben diesem verspüren. Wer diese Zusammenhänge nicht beachtet, wird mit seinen Bemühungen, den Zuckerverbrauch zu senken, weiterhin Schiffbruch erleiden.

Alkohol – die legale Droge

Alkohol ist sicher eines der umstrittensten Genussmittel unserer Zeit. Egal, ob sein Konsum verboten ist und bestraft wird oder ob öffentliche »Aufklärung« oder »Ächtung« stattfindet, er wird so oder so getrunken. Die Kunst, Traubensaft oder Gerstenmalz zu alkoholischen Getränken zu vergären, ist wohl so alt wie die Menschheit. Alkohol gibt und gab es in fast jeder Kultur. Schon die Bibel erwähnt die Wein- und Bierherstellung, Sumerer und Ägypter waren exzellente Brauer, und im Fernen Osten fröhnt man dem Pflaumenwein und Sake.

Auch in der Natur scheint der Hang zum Trinken nicht ganz unbekannt zu sein. Im Herbst, wenn die überreifen Beeren an den Sträuchern in Gärung übergehen, wird öfters mal ein torkelnder Krähenschwarm gesichtet. Und jeder Wilhelm-Busch-Liebhaber kennt wohl Hans Huckebein, den boshaften Raben, der den tiefen Blick ins Likörglas genoss, um schließlich schwankenden Ganges und »voll roher List und Tücke« seinen Schabernack zu treiben. Dass Alkoholmißbrauch unter Tieren nicht weit verbreitet ist, ist daher wohl eher der Tatsache zuzurechnen, dass man zur Herstellung von »Hochprozentigem« einige technische und – im doppelten Sinne des Wortes – geistige Fähigkeiten braucht.

So bleiben wohl die einzigen Tiere, die regelmäßig betrunken sind, jene Versuchsratten, mit Hilfe derer die Wissenschaftler die Biologie des Trinkens erforschen. Dazu hat man spezielle Stämme gezüchtet, die sogar lieber Alkohol als Wasser trinken. Und auch beim Menschen weiß man, dass die Neigung zur Alkoholsucht vererbt werden kann. Die Anwort auf die Frage, weshalb manche von Alkohol süchtig werden und andere wieder nicht, scheint also in unserem Erbmaterial zu liegen. Und so langsam kristallisiert sich heraus, über welche Mechanismen Alkohol auf den Menschen wirkt.

Warum Alkohol betrunken macht

Warum trinken wir? Damit wir betrunken werden! Irrtum. Jeder, der schon einmal betrunken war, kann bestätigen, dass das alles andere als vergnüglich ist. Da ist diese furchtbare Übelkeit, das Benebeltsein und der Verlust der Selbstkontrolle bis zum sprichwörtlichen »Filmriss«. Wir trinken nicht, *damit* wir betrunken werden – wir trinken *trotz* dieser Nebenwirkungen. Der Schlüssel dafür liegt auch hier wieder beim »Stimmungsmacher« Serotonin. Sobald es dämmert, beginnt sein Abbau. Und der Alkohol bremst diesen Abbau.

Die Biochemie des Weihnachtsfestes

Viele Menschen glauben, Weihnachten habe deshalb so einen hohen Stellenwert als Fest, weil es mit so angenehmen Kindheitserinnerungen verbunden sei. Wir behaupten das Gegenteil: Die Kindheitserinnerungen sind so angenehm, weil die Maßnahmen zum Fest um diese Jahreszeit besonders stark euphorisierend wirken. Wer einmal versucht hat, Weihnachten in sonnigen Gefilden auf der südlichen Erdhalbkugel zu feiern, weiß, dass sich die entsprechenden Gefühle nicht einstellen wollen.

In der dunkelsten Zeit des Jahres mit den niedrigsten Serotoninspiegeln ist das Zuckerzeug natürlich am wirksamsten. Deshalb gibt's Weihnachtsbäckerei, die an Heiligabend vielfach ihren Höhepunkt in einer Süßwarenorgie findet. Der Lichterbaum und die Christmetten tun das ihre, auch sie euphorisieren. Besonders effektiv ist helles Licht mitten in der Nacht, das den Schlaf unterbricht. Der Alkohol im Gläschen Wein oder im Cognacschwenker potenziert diese Wirkung.

Natürlich spricht dieses Fest möglichst viele unserer Sinne an: In winterlicher Landschaft gibt es nicht viel zu riechen, umso wirksamer sind weihnachtliche Düfte und Gewürze, die ein paar Opiate enthalten, wie wir später noch sehen werden. Die musikalischen Maßnahmen, um den Gehörsinn zu stimulieren, seien nur der Vollständigkeit halber erwähnt.

Dies erklärt, warum Alkohol bevorzugt abends getrunken wird: das Pils zum Abendessen, das Weinviertel vor dem Fernseher oder der Whisky vor dem Schlafengehen. Und so kann man auch verstehen, weshalb der Norden Europas so viel mehr dem Alkohol zuspricht. Die verminderte Sonneneinstrahlung verursacht vor allem im Winter niedrige Serotoninspiegel, denen man mit einem Gläschen Wodka, Rum oder Aquavit zu entgehen trachtet. Und auch wir Deutsche greifen in der lichtarmen Jahreszeit gerne zu alkoholischen Getränken mit mehr »Stoff« drin. Glühwein, Punsch, Liköre und Schnäpse bekämpfen so nicht nur die Kälte, sondern vor allem die schlechte Laune in dieser Jahreszeit. Warum aber bleibt es bei vielen Menschen nicht bei dieser angenehmen Wirkung, warum verlieren Millionen dabei jedes Maß und jede Kontrolle über sich und vergiften sich regelrecht damit? Die Antwort darauf liegt im Alkoholstoffwechsel.

Vom Alkohol zum Morphium

Nicht alle Völker mögen Alkohol gleichermaßen. Chinesen oder auch Koreaner kennen kaum Alkoholismus, obwohl der Alkoholkonsum dort nicht mit Tabus belegt wird. Sie vertragen ihn einfach nicht. Ihr Gesicht läuft knallrot an, sie klagen über Bauchschmerzen und beschleunigten Puls. Auslöser dieser Symptome ist eine Verbindung namens Acetaldehyd, die im Körper aus Alkohol gebildet wird. Im Gegensatz zu Europäern oder Afrikanern fehlt vielen Asiaten ein Enzym, das den Acetaldehyd abbaut und damit entgiftet. Je seltener dieses Enzym in der Bevölkerung vorkommt, desto weniger Alkoholkranke gibt es. [504; 542]

Heute weiß man, dass im Körper aus Acetaldehyd und den Botenstoffen Serotonin und Dopamin völlig neue suchterzeugende Substanzen entstehen können. Im Falle von Dopamin bildet sich Salsolinol, das im weitesten Sinne zu den Opiaten gehört. [517] Salsolinol ist als Pflanzeninhaltsstoff bekannt, zum Beispiel in Bananen. Und im Falle des Serotonins entsteht ein »Tetrahydro-ß-carbolin«, eine Verbindung, die einer südamerikanischen Pflanzendroge ähnlich ist, die von den Indianern für Zaubertränke (Yage) benutzt wird. Dieselben Substanzen sind übrigens auch im Tabakrauch vorhanden. [165]

So entsteht Alkoholismus

Alkoholismus und Morphinabhängigkeit zeigen erstaunliche Parallelitäten, was Gewöhnung, Abhängigkeit und Entzug betrifft. Alkohol ist die Droge mit der am weitesten verbreiteten Abhängigkeit, und ebenso gelten die Wirkstoffe des Morphiums als die am stärksten suchterzeugenden Substanzen. Auch ist die Alkoholabhängigkeit, ebenso wie die Morphinsucht, nicht mehr rückgängig zu machen, jedes »Gläschen« – selbst nach einem erfolgreichen Entzug – macht wieder süchtig wie zuvor. Dies deutet daraufhin, dass Alkohol und Opiatsucht offenbar eine gemeinsame molekulare Grundlage haben. [504, 505, 541]

Wenn Acetaldehyd mit Serotonin reagiert, bilden sich die so genannten »Tetrahydro-ß-carboline«. Diese Reaktion läuft ganz leicht schon bei Körpertemperatur und ohne Mithilfe von Enzymen ab. [539] ß-Carboline wirken stark halluzinogen. Sie verstärken den Effekt von Alkohol, der unseren Verstand benebelt. [517] In Gegenwart von Dopamin, einem anderen Botenstoff, bildet sich »Salsolinol«. Es blockiert den Serotoninabbau. [541] Salsonlinol lässt sich ebenso in den Körperflüssigkeiten von Alkoholikern nachweisen wie ß-Carboline. [165, 516, 540]

Der Acetaldehyd hemmt nicht nur den Abbau von Serotonin, sondern auch den von Dopamin. Dies führt dazu, dass das Dopamin nun weiter zu einer Verbindung namens »Norlaudanosolin« reagieren kann. Dieses Norlaudanosolin ist eine Vorstufe des Morphins und etwa 2.000 weiterer Alkaloide. In Gewebepräparaten, die mit Alkohol behandelt wurden, ließ sich die Bildung von Norlaudanosolin bereits nachweisen. Dies legt die Bildung morphinähnlicher Alkaloide als Ursache für die Alkoholabhängigkeit nahe. [505, 516, 517]

Die Bildung von Opiaten und Morphinen ist von Mensch zu Mensch recht unterschiedlich und in erster Linie von den Genen geprägt. [582] So wird verständlich, weshalb der Alkoholkonsum nur bei manchen Menschen in Sucht umschlägt, nämlich bei solchen, die, durch ihre Erbanlagen bedingt, aus Acetaldehyd besonders viel Opiate und Morphine bilden können, bevor die Nebenwirkungen des Rausches weiteres Trinken unterbinden. Damit lassen sich Narkose, Gewöhnung, Abhängigkeit und Entzugserscheinungen beim Alkoholismus auf eine indirekte Morphinabhängigkeit zurückführen. Eine weitere Bestätigung für diese Theorie, dass der Alkoholismus in Wirklichkeit eine verkappte Morphinsucht ist, finden wir in des Deutschen liebstem Getränk: dem Bier.

Bier – Hopfen und Malz, Gott erhalt's

Bier ist wohl eines der ältesten Alkoholprodukte des Menschen. Schon seit mindestens 6.000 Jahren wird Gerste zu Bier verbraut. Es heißt, die alten Babylonier hätten das Bierbrauen erfunden. Das älteste bekannte Braurezept steht auf einer 4.000 Jahre alten mesopotamischen Keilschrifttafel. Wohl eher aus Not als aus Weitsicht entwickelten die Sumerer eine hohe Braukunst mit 16 verschiedenen Biersorten. [531] Ursprünglich bauten sie Weizen zum Backen an, als es jedoch im Lande Sumer zu einer Versalzung der bewässerten Felder kam, musste der Brotweizen durch die salztolerante Gerste ersetzt werden. Sogar der Hopfenzusatz war bei den Sumerern üblich, ging aber im Laufe der Zeit verloren. [532]

In Europa wurde der Hopfen erst wieder von finnisch-baltischen Völkern genutzt. Von dort gelangte er allmählich nach Südwesten. [386] Und das hatte seinen Grund: Im Mittelalter wurden die eigenartigsten Ingredienzen zum Brauen verwendet. Neben allerlei Kräutern, wie zum Beispiel Rosmarin, war auch die Zugabe von Sumpfporst oder Bilsenkraut Usus. Diese enthalten jedoch recht schädliche Wirkstoffe. Räusche mit Sumpfporstbier gelten als Ursache für die sprichwörtliche »Berserkerwut« der Wikinger. [545] Aggressives Verhalten ist jedoch nur in kriegerischen Zeiten erwünscht. In friedlicheren Tagen schätzt man ruhige Untertanen. Dies ist vermutlich ein Grund, warum die Obrigkeit 1516 in Bayern das berühmte »Reinheitsgebot« erließ, darin den beruhigenden und zugleich konservierenden [682] Hopfen zum Brauen vorschrieb und alle »aufmüpfigen« Zutaten verbot.

Die Wirkungen des Hopfens waren zu jener Zeit den Mönchen, die die Hopfengärten pflegten, nur zu bekannt. Seither genehmigen sich viele Menschen abends noch ein Bierchen, weil es ihnen beim Einschlafen hilft. Sicher ist, dass die beruhigende Wirkung vom Hopfen kommt. Hopfen ist ein Hanfgewächs. Als nächster Verwandter gilt die Cannabispflanze, aus der man Haschisch und Marihuana gewinnt. Beim Hopfen erntet man ebenso wie beim Hanf die drogenhaltigen Blüten. Dem Standardwerk *Kulturgeschichte der Nutzpflanzen* entnehmen wir den Hinweis, dass »Hopfen in England wie Opium geraucht wurde«. [386] Unruhigen Kindern legt man hierzulande mit Hopfendolden gefüllte Kissen unter den Kopf, sie schlafen dann besser. Denn der Duft der Hopfendolden wirkt leicht hypnotisch und verursacht auch die so genannte Hopfenpflücker-krankheit, die von starker Schläfrigkeit gekennzeichnet ist. [526] Welcher Stoff jedoch für die beruhigende Wirkung verantwortlich ist, darüber diskutieren die Gelehrten heute noch. Wahrscheinlich ist es die richtige Kombination mehrerer Verbindungen. Einen wichtigen Beitrag leistet offenbar der Hopfeninhaltsstoff Hopein. Hopein hat sich inzwischen als Morphin erwiesen. [165] Morphin ist übrigens auch in anderen Lebensmitteln wie z.B. Kopfsalat oder Mohnsamen von Natur aus in Spuren nachweisbar. [568, 697] Ferner muss Methylbutenol erwähnt werden, wegen seiner verblüffenden Ähnlichkeit mit dem Schlafmittel Methylpentynol. [519, 522] Offenbar entstehen aber beim Brauen noch weitere bisher unbekannte Wirk-stoffe.

Der Bierbauch

Kalorienzähler können angeblich ganz genau erklären, warum Bier dick macht: Es sind halt ganz viele Kalorien drin, vor allem vom Alkohol. Das Problem: Welch mächtige Bäuche müssten da erst Likör- oder Korntrinker haben? Der Alkohol brennt zwar gut beim Flambieren, er liefert dem Stoffwechsel aber nur wenig Energie, wie wir aus zahlreichen Studien wissen. [691–696] Der Bierbauch hat einen völlig anderen Grund: weibliche Sexualhormone. Die nimmt man bekanntlich zur Mast von Kälbern, Schafen und Hähnchen. Der Hopfen enthält solche Hormone wie Daidzein und Genistein. [520] Als der Hopfen noch mit der Hand geerntet wurde, bekamen die Hopfenzupfe-rinnen vom Pflücken der Dolden ihre Monatsregel. In der Volksheilkunde wurde Hopfentee »Jugendlichen angeraten, um die Onanie aufzugeben«. Man verordnete »1–2 Tassen bei Bedarf am Tage ungesüßt und schluckweise«. [521] Generell gilt Hopfen als Antiaphrodisiakum, d.h. als Mittel zur Unterdrü-ckung des Sexualtriebs. [533]

Auch die Hefe steuert Hormone bei, z.B. das 17-ß-Östradiol, ein Östrogen, das ansonsten nur in den weiblichen Eierstöcken gebildet wird. [523, 524] Eine Wirkung dieser Inhaltsstoffe ist die Entwicklung eines Bierbauchs beim regelmäßigen Biertrinker. Die typische Östrogenwirkung ist vielfach auch an einem deutlichen Brustansatz zu erkennen. Wird der Bierkonsum eingeschränkt, sinkt häufig das Gewicht. Der berühmte Bierbauch hat somit herzlich wenig mit Kalorien zu tun, wie uns Ernährungsideologen einreden wollen, sondern ist schlichtweg ein Ergebnis der vermehrten Zufuhr weiblicher Hormone.

Es ist übrigens noch gar nicht lange her, da riet man stillenden Müttern, ein Glas Bier zu trinken, um den Milchfluss anzuregen. Während dies von medizinischen Experten als Ammenmärchen abgetan wurde, ergaben Studien, dass ein bis zwei Halbe den Gehalt an Prolactin im Blut der Stillenden verdoppelten. [508] Prolactin ist eben jenes Hormon, das die Milchbildung stimuliert.

Auch das Malz steuert einen Wirkstoff bei, der auf die Psyche wirkt: das Hordenin. [543, 544] Hordenin entsteht erst während des Keimens, rohe Gerstenkörner sind frei davon. Hordenin ist mit den bekannten Aufputschmitteln Ephedrin und Mescalin verwandt. [165] Vielleicht ein Grund dafür, weshalb sich das Bier zum Mutantrinken so gut eignet. Früher wurde Hordenin als Arzneimittel gegen Kreislaufstörungen verordnet. [698] Daneben wirkt es beim Biertrinker, wie man so schön sagt, diuretisch. Man meint damit den nächtlichen Harndrang nach Biergenuss. [165]

Es ist also nicht nur der Alkohol, der die Stimmung des Biertrinkers hebt. Sowohl das Hordenin aus dem Malz als auch das Morphin des Hopfens in Verbindung mit dem Methylbutenol wirken auf die Psyche. Vielleicht ist das ein Grund, weshalb Bier seit alters her so und nur so hergestellt wird: um möglichst viele opiatähnliche Wirkstoffe zu erhalten. Und wir verstehen damit auch, warum das beruhigende alkoholhaltige Bier bei uns nicht morgens, sondern abends getrunken wird.

Kaffee – die nüchterne Droge

»Einer alten Überlieferung zufolge« – so schrieb Anfang des 19. Jahrhunderts der französische Gourmet Brillat-Savarin »entdeckte ein Hirte in Arabien den Kaffee, als er bemerkte, daß seine Herde, jedesmal, wenn sie die Früchte der Kaffeesträucher abgeweidet hatte, besonders erregt und ausgelassen war. Wie es auch um diese alte Geschichte bestellt sein mag, die Ehre der Entdeckung kommt nur zu einem Teil dem aufmerksamen Schafhirten zu. Der Rest gebührt ohne Zweifel dem, der als erster auf den Gedanken kam, die Bohne zu rösten.«[502] Tatsächlich wäre die Welt wohl nicht so süchtig nach Kaffee, müssten wir die Bohne roh kauen. Durch das Rösten entwickelt sich erst das Aroma und dieser ganz besondere Geschmack, dem wir so verfallen sind.

Dass Kaffee süchtig machen kann, ist längst keine Frage mehr. Das beweisen Millionen Verbraucher, die ausgerechnet »jetzt« ihr »Tässchen« brauchen. Gemeinhin wird ein Inhaltsstoff der Kaffeebohne dafür verantwortlich gemacht, den jeder kennt: das Koffein. Koffein wirkt nicht nur anregend, sondern euphorisiert ebenfalls, wie japanische Wissenschaftler unlängst nachweisen konnten. Auch diese »Stimmungsmache« geschieht wie beim Zucker oder Alkohol über das Serotonin.[525] Fehlt das Koffein, gibt es sogar ein Entzugssymptom: heftige Kopfschmerzen, die meist nach einigen Tagen abklingen.[518]

Abb. 4: Zusammenhang zwischen Kaffeekonsum und Tageszeit [506]

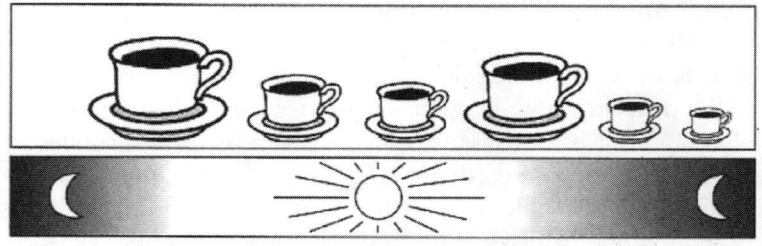

morgens   vormittags   mittags   nachmittags   abends   nachts

Und nun ahnen wir, warum wir ausgerechnet am Morgen unsere Tasse Kaffee brauchen. Unser Serotoninspiegel ist am Morgen am niedrigsten. Mit seinem Tässchen beim Frühstück sucht der Mensch also nicht nur die aufputschenden Eigenschaften des Kaffees, sondern auch die besondere euphorisierende Wirkung. Damit kann er seiner Laune einen regelrechten »Push« geben. Auch die zweite »Kaffeestunde« ist so zu erklären, sie liegt am Nachmittag zu Beginn der Dämmerung, wenn mit dem Licht auch das Serotonin schwindet. Mit Koffein kann man den Abbau zwar nicht stoppen, dafür aber die Neubildung stimulieren.

Und so ist es auch kein Zufall, dass der meiste Kaffee in Skandinavien gebrüht wird (weltweit nehmen Kaffeefreunde jedes Jahr übrigens etwa 120.000 Tonnen Koffein zu sich). [513] Die »Nordlichter« müssen aufgrund der flacheren Sonneneinstrahlung mit weniger Licht auskommen, und das beeinträchtigt ihr seelisches Empfinden. [546, 547] Depressionen treten deshalb im hohen Norden besonders häufig auf, tagsüber werden sie mit Kaffee bekämpft, abends mit alkoholischen Getränken. Die extremen Steuern haben daran nichts zu ändern vermocht. Im Süden Europas wird nur wenig Kaffee konsumiert. Wenn, dann wird er sehr stark getrunken, um die entsprechende Wirkung zu erzielen. Die Bewohner der Alpen haben einen etwas erhöhten Bedarf, da die Sonne erst später die Täler erreicht und früher hinter den Gipfeln versinkt. Aus der Reihe tanzen lediglich Großbritannien und Irland. Sie trinken stattdessen Tee, ebenfalls mit gutem Grund.

Abb. 5: Kaffee- und Teekonsum in verschiedenen europäischen Ländern (zusammengestellt nach [387])

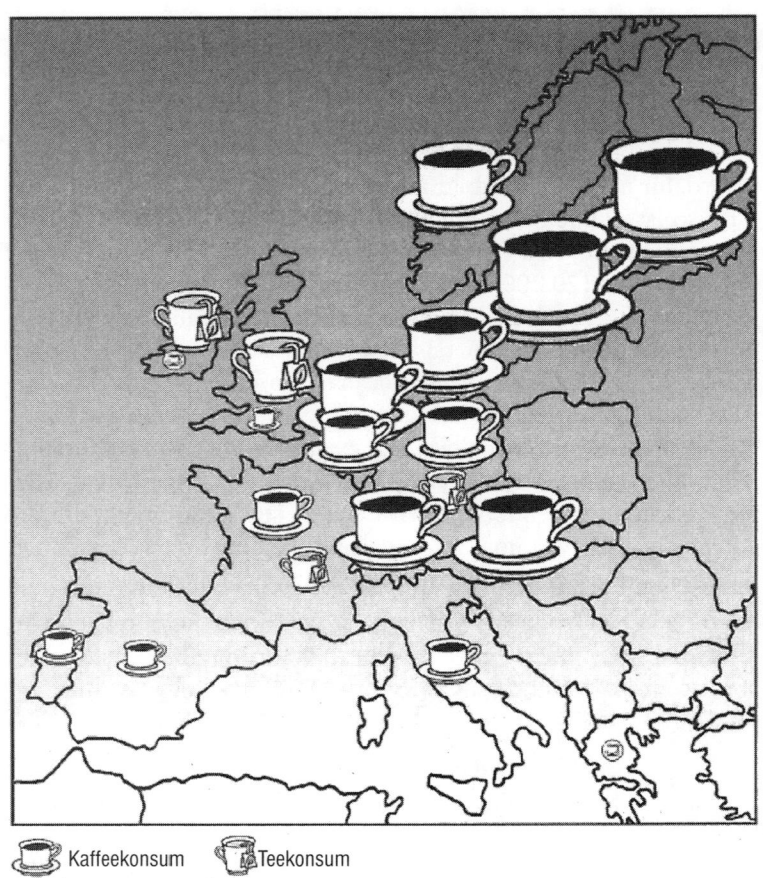

Kaffeekonsum   Teekonsum

Die Größe der Tasse symbolisiert den jeweiligen Pro-Kopf-Verbrauch von Kaffee oder Tee des jeweiligen Landes. Man sieht deutlich, dass mit verminderter Sonneneinstrahlung auch mehr konsumiert wird. Die Darstellung berücksichtigt den höheren Koffeingehalt der Teeblätter. Der Teekonsum ist in allen Ländern außer Großbritannien und Irland sehr gering.

It's teatime

Wie alt die Geschichte des Teetrinkens ist, vermag heute kein Historiker mehr zu belegen. Fest steht, dass die Heimat des Tee-strauches China ist. Das chinesische Schriftzeichen für Tee, Ch'uan, ist eines der ältesten Symbole der chinesischen Sprache und wird sowohl für den Teestrauch als auch für das aus seinen Blättern bereitete Getränk verwendet. Überliefert ist, dass es dem Tee nach und nach gelang, den beliebten Reiswein zu ver-drängen. [536]

Von Regierungsseite wurde das unterstützt. So rief Kaiser Fu-kien-lieng (um 370 n. Chr.) das Volk auf, »den nicht berau-schenden Tee« zu trinken, »diese köstliche Flüssigkeit, vertreibt er doch die Sorgen und versetzt den Körper in einen Zustand der Ruhe und des Wohlbehagens«. Tschin-mung, ein gefeierter Lehrer der Lebensweisheit (um 560 n. Chr.), schließt sein Lob auf den Tee mit den Worten: »Tee ist besser als Wein, denn er vermittelt keinen Rausch«. Dazu noch ein geschichtliches Ku-riosum: die Teekanne entwickelte sich in China aus den Wein-krügen. [536]

Tee ist der bevorzugte »Stimmungsmacher« von Briten und Iren. In Großbritannien stand kaum Kaffee zur Verfügung, weil der auf Ceylon begonnene Kaffeeanbau dem Kaffeerost, einer Pflanzenkrankheit, zum Opfer fiel. [538] Dafür gedieh dort der Tee umso prächtiger, so dass die englische Bevölkerung das trank, was die Kolonien in großer Menge liefern konnten. Das Getränk wurde sogar bereitwilliger akzeptiert, da Teeblätter dreimal so viel Koffein enthalten wie Kaffeebohnen. Deshalb verwendet man für eine Tasse auch weniger Teeblätter als Kaf-feebohnen. Durch seinen hohen Koffeingehalt hebt der Tee unsere Stimmung ganz genauso. Daneben sind noch geringe Mengen an dem nahe verwandten Theophyllin vorhanden. [165] Das entspannt übrigens auch die Bronchien, weshalb Asthmati-ker eher zum Tee- als zum Kaffeekonsum neigen.

Das bekannte Phänomen, dass kurz gebrühter Tee anregend wirkt, lange gezogener Tee aber beruhigend, liegt wohl daran, dass sich das aufputschende Koffein sofort aus den Blättern löst, während der beruhigende Wirkstoff etwas länger braucht. Diese Substanz heißt Theanin. Sie hebt jenen Teil der Koffeinwirkung wieder auf, der uns »hippelig« macht. Deshalb, so die Theorie, wirkt eine gewöhnliche Tasse Tee bei gleichem Koffeingehalt viel »sanfter« als eine Tasse Kaffee. [526]

Was uns am Kaffee reizt, kann nicht das Koffein allein sein. Schließlich wurde auch der entkoffeinierte Kaffee ein Verkaufserfolg. Niemand hätte ihn auf Dauer gekauft, wenn ihm dadurch der gewisse »Kick« völlig fehlen würde. So ist es 1983 einem australischen Forscherteam gelungen, ein Opiat aus dem Kaffee zu isolieren. Die Droge konnte damals zwar noch nicht in allen Details analysiert, ihre euphorisierende Wirkung aber nachgewiesen werden. [510] Nebenbei bemerkt: Obwohl es ein Leichtes gewesen sein dürfte, den fraglichen Stoff analytisch zu »verhaften«, gibt es unseres Wissens seitdem keine wissenschaftlichen Veröffentlichungen mehr darüber. In der Hand eines Anbieters wäre die Kenntnis dieser Substanz sicherlich von unschätzbarem Wert. Er könnte beispielsweise den Rohkaffee nach dem Gehalt an diesem Stoff einkaufen.
Womit aber haben sich unsere Vorfahren morgens ihre Laune aufgebessert, als man in Europa noch nichts vom abessinischen Kaffeestrauch wusste und konzentrierter Zucker nur selten und dann in Form von Honig verfügbar war? Die Antwort ist einfach: sie aßen morgens schon Biersuppe und spülten kräftig mit Bier, Wein und Schnaps nach. Der Kaffee stieß anfangs auf heftigen Widerstand seitens der Mediziner, schließlich sei er ungesund, mache impotent oder ließe die Brüste erschlaffen. [548]
Sicher spielte dabei auch eine Rolle, dass Deutschland keine Kolonien besaß, die den Kaffee hätten liefern können. Das Verschwenden von Devisen für importierte Genussmittel galt stets als Treiben, dem von Staats wegen Einhalt geboten werden musste. So heißt es in einer Verlautbarung des Bistums Hildesheim: »Eure Väter, deutsche Männer, tranken Branntwein und wurden bei Bier wie Friedrich der Große aufgezogen, waren fröhlich und guten Mutes. Dies

wollen wir auch.«[549] Des weiteren seien alle Kaffeemühlen inklusive der Kaffeeservice zu zerstören. In Preußen erschnüffelten staatliche »Kaffeeriecher« verbotenes Kaffeekochen in den Wohnungen der Untertanen. Aber es hat alles nichts genutzt, weder die universitäre »Ernährungsaufklärung«, noch die Verbote, noch die Aufforderung, lieber Schnaps zu trinken.[548]

Die tägliche Pichelei tat damals zwar etwas gegen die schlechte Laune, trübte jedoch auch den Verstand. Kein Wunder also, dass der Kaffee, der gegen Mitte des 17. Jahrhunderts nach Europa kam, schnell populär wurde: ein willkommener Ersatz für den Alkohol. Ebenfalls in dieser Zeit beginnen auch Zucker und Tabak ihren Siegeszug in Europa. So sind diese Genussmittel, die so wichtig für Stimmung wie Staatskasse sind, auf unserem Kontinent etwa 300 Jahre alt. Nicht die Pamphlete der Antialkoholiker haben etwas gegen den Alkohol vermocht, sondern der Kaffee. Denn er ist tagsüber einfach besser zur Stimmungsaufhellung geeignet als Spirituosen.

Wozu schuf die Natur das Koffein?

In »freier Wildbahn« hat das Koffein ganz andere Aufgaben. Der Kaffeestrauch schützt sich damit vor seinen Feinden: Koffein wirkt als Breitbandpestizid und stärkt die pflanzeneigene Abwehr. Es tötet vor allem Insekten und Milben.[572] In den jungen unverholzten Trieben ist der Gehalt an Koffein am höchsten, weil sie für Fraßfeinde besonders attraktiv sind.[575]

Auch für keimende Samen ist die Gefahr groß, gefressen zu werden. Deshalb steigt der Koffeingehalt in Kaffeesämlingen erheblich an.[574] Damit wird zugleich verhindert, dass die Samen unerwünschter Konkurrenzpflanzen auskeimen können. Zugleich tötet der Koffeingehalt der abgeworfenen Blätter bei der Verrottung Unkräuter.[571] Diese Allround-Waffe des Kaffeestrauches hat der Mensch mit Hilfe eines komplizierten Aufbereitungsverfahrens in einen Stimmungsmacher umgeschmiedet.

Gewürze – Kriege für unseren Gaumen

Das viele Blut, das für exotische Gewürze vergossen wurde, zeigt, wie wichtig die Jagd nach Genussmitteln schon immer war. Der Weg der Gewürze vom malaiischen Archipel ins Abendland war ebenso mühselig wie gefahrvoll. Die Spezereien, von Sklaven geerntet, wurden mit winzigen Praus von den Gewürzinseln nach Malakka gepaddelt, dann von Dschunken durch zwei oder drei gefahrvolle tropische Meere verschifft, bis Kamele die zunehmend teurere Fracht von Aden nach Ägypten durch die Wüste schaukelten. Auf das, was Taifune, Sandstürme und Seeräuber übrig ließen, legten Emire, Sultane und Wegelagerer einen hohen Zoll. [892]

Für Europa war es besonders ärgerlich, dass der gesamte Indienhandel fest in türkischen und arabischen Händen lag. Keinem christlichen Schiff wurde die Fahrt auf dem Roten Meer gestattet, keinem christlichen Händler auch nur die Durchreise. »Damit wird aber nicht nur den europäischen Verbrauchern die Ware unnütz verteuert«, erläuterte Stefan Zweig 1938, »nicht nur dem christlichen Handel der Gewinn von vorneweg abgemelkt, es droht der ganze Überschuß an Edelmetall nach dem Orient abzufließen, da die europäischen Waren bei weitem nicht den Tauschwert der indischen Kostbarkeit erreichen. Schon um dieses fühlbaren Handelsdefizits willen mußte die Ungeduld des Abendlandes immer leidenschaftlicher werden, der ruinösen und entwürdigenden Kontrolle sich zu entziehen, und schließlich raffen sich alle Energien zusammen.« [892]

Der erste Versuch Europas, sich von diesem Joch zu befreien, begann um das Jahr 1100 mit den Kreuzzügen. Sie waren keinesfalls ein von religiösen Eiferern getriebener Versuch, den Ungläubigen die Stätte des Heiligen Grabes zu entreißen. Es war die erste logische und zielbewusste Anstrengung, jene Sperrkette zum Roten Meer zu durchstoßen und den Osthandel und damit den Weg zu den Gewürzen für Europa und für die Kirche freizumachen. [501] Es gelang den Kreuzrittern, größere Gewürzmengen nach Europa zu »befreien«. Das war übrigens der Beginn der Blütezeit Venedigs. Es kontrollierte jetzt den gesamten europäischen Gewürzhandel. [512]

Insgesamt misslang den Kreuzfahrern aber ihr militärischer Auftrag. Hinzu kam, dass im 15. Jahrhundert die Türken erst Konstantinopel und bald darauf Alexandria eroberten. Da die Kreuzfahrer den Mohammedanern Ägypten nicht entreißen konnten und der Islam weiterhin den Weg nach Indien verlegte, musste notwendigerweise der Wunsch wach werden, einen anderen Weg nach Indien zu finden. Zweig: »Die Kühnheit, die Columbus nach Westen, die Bartholomeo Diaz und Vasco da Gama nach Süden, die Cabot nach Norden gegen Labrador vorstoßen ließ, entsprang in erster Linie dem zielbewußten Willen, endlich, endlich für die abendländische Welt einen freien, einen unbezollten und ungehinderten Seeweg nach Indien zu entdecken und damit die schmachvolle Vormachtstellung des Islam zu brechen.« [892]

Als Vasco da Gama 1499 das erste Mal mit einer Gewürzladung an Bord in Lissabon einlief, war nicht nur das Schicksal Venedigs besiegelt. Auch der Islam war aus dem Geschäft. Der Seeweg war wesentlich billiger als die mühsamen Karawanenstraßen. Trotz aller Risiken und Gefahren galt der Spezereienhandel als das weitaus einträglichste Geschäft im Mittelalter. Die Paläste Venedigs und der Reichtum der Fugger und Welser gründeten hauptsächlich auf den Gewinn mit indischem Gewürz. Wenn nach der Entdeckung der Neuen Welt vier von fünf Schiffen nicht mehr zurückkehrten, so hatten zwar die Besatzungen ihr Leben verloren, die Händler jedoch gewonnen. Denn die Ladung des einen Schiffs machte den Verlust der vier anderen Frachten leicht wieder wett – ein Sack Pfeffer galt im 15. Jahrhundert mehr als ein Menschenleben. [501, 512]

Mit der Entdeckung des Seewegs zu den Gewürzanbauländern begann die koloniale Expansion Europas, bei der sich die seefahrenden Nationen unrühmlich hervortaten. Portugiesen, Spanier, Holländer und Briten lieferten sich rund um den Globus grausame Kriege, um die einheimische Bevölkerung nicht minder grausam als Gewürzlieferanten zu versklaven. Um 1800 wurden die Briten Herrscher über den Gewürzhandel. Statt aber, wie ihre Vorgänger, die Preise durch künstliche Verknappung hochzuhalten, boten die Engländer die Gewürze relativ preiswert an und machten sie so für weite Bevölkerungskreise erschwinglich. Die Zeit der Gewürzmonopole war endgültig vorbei. Die Gewürzplantagen wichen dem Anbau von Kaffee, Tee oder Kautschuk. [512]

Dass Kriege um des Geldes willen geführt werden, ist nichts Neues. Aber warum sind Pfefferkörner und Muskatnüsse so begehrt, dass man beinahe von einer kollektiven Sucht sprechen kann? Auch Gewürze enthalten Stoffe, die auf die Psyche wirken. Die bekanntesten Inhaltsstoffe sind Myristicin und Elemicin, beide nahe verwandt mit dem Mescalin. Mescalin ist die Droge aus dem mexikanischen Peyotl-Kaktus, die schon die Azteken für ihre religiösen Kulthandlungen benutzten und die starke Halluzinationen hervorruft. Der Gehalt an Myristicin und Elemicin ist in manchen haushaltsüblichen exotischen Gewürzen viel höher als in heimischen Kräutern, wie z.B. dem Dill. [337, 677]

Natürlich unterscheiden sich die beiden genannten Stoffe noch etwas vom Mescalin. Diese Abweichung scheint aber die Leber »korrigieren« zu können. [688] Man fand heraus, dass zumindest die Rattenleber in der Lage ist, sie in Amphetamine umzuwandeln. [678, 687] Und das sind Drogen, die dem Mescalin nicht nur chemisch sehr nahe kommen, sondern es in seiner Wirkung noch übertreffen. [749] Wenn den Hippies früher das Haschisch ausging, griffen sie nicht selten zur Muskatnuss. [677] Zwei bis drei Nüsse reichen für Halluzinationen aus, allerdings auch für eine scheußliche Vergiftung. [688] Lange vor den Hippies empfahl die Nonne und große Seherin des Mittelalters, Hildegard von Bingen, Muskatnüsse aufs Wärmste, um die »Bitterkeit des Herzens« zu dämpfen, denn sie machen »deinen Geist fröhlich«. [577] Und der Dichter Wolfram von Eschenbach setzte dem begehrten Gewürz ein frühes literarisches Denkmal. [578] Zu jener Zeit kosteten zwei Pfund Muskatblüte genauso viel wie eine Kuh. [578] Ein wenig erinnern Verwendung, Preise und Gewinnspannen an modernen Drogenhandel.

Myristicin und Elemicin können aber auch noch subtiler unters Volk gebracht werden. Ein Aromenunternehmen ließ sich eine besondere Anwendung patentieren: Parfüms oder Düften, denen man diese beiden legalen Drogen zusetzt, wirken stressvermindernd und beruhigend. [527] Das heißt, wir können solche Stoffe auch über die Nase aufnehmen, ohne dass wir sie deshalb bewusst riechen müssen. Diese Manipulationsmöglichkeit lüftet ein wenig den

Schleier, der bisher über den Düften und ihrer Wirkung auf unsere Emotionen lag.

Ein Kasten Cola

Man mag sich über den Siegeszug von Colagetränken rund um den Erdball wundern. Das Staunen schwindet schnell, wenn man sich die Zusammensetzung von Cola genauer anschaut. Die Rezeptur ist – entgegen landläufiger Meinung – wenig geheimnisvoll: da hätten wir zunächst den Zucker zusammen mit Koffein zu bieten, eine recht brauchbare Kombination, um anregend und stimmungsfördernd zu wirken. Aber das allein reicht noch nicht aus, um eine echte Konkurrenz zu einem Getränk wie Kaffee zu werden, der ja seinerseits noch mindestens ein Opiat enthält.

Betrachtet man sich den zugemischten »Aromamix«, die Grundlage des Colageschmacks genauer, so kommt man der Lösung näher. Dieser besteht aus Extrakten, Destillaten und Ölen von Colasamen, Limetten, Zimt, Zitronen, Kakao, Kaffee, Mate, Mandarinenblättern, Caroben, Bitterorangen, Zitwer (ein Beifußgewächs), Orangen, Kokablättern, Ingwer, Koriander, Holunder, Muskat, Mimosenbaumrinde, Kalmuswurzeln, Gewürznelken und Ysop, abgerundet mit Vanillin. [576, 676]

Abgesehen davon, dass heute natürlich nur cocainfreie Kokablatt-Extrakte verwendet werden, ist ein Inhaltstoff besonders interessant: Muskat. Und dass das tatsächlich im neuzeitlichen Cola landet, bewies ein Fütterungsversuch mit Mäusen. Sie erhielten statt Wasser acht Wochen lang nur Cola zu trinken. Dabei zeigten sich bei den Versuchstieren Leberveränderungen. Als Hauptursache ermittelten die Wissenschaftler den Gehalt an Myristicin. [528] Und das ist der Stoff, der, wie wir vorher gesehen haben, für seine stimmungsaufhellende Wirkung bekannt ist. Unter diesem Gesichtspunkt könnte sich der Erfolg von Colagetränken ganz von selbst erklären.

Ein australischer Wissenschaftler hat herausgefunden, warum manche Menschen die scharfen Gewürze so lieben. Der Wirkstoff von Chili ist das Capsaicin, von Pfeffer das verwandte Piperin. Sie bringen den Mund zum Brennen und treiben uns die Tränen in die Augen. Warum setzen sich Menschen nun freiwillig dieser unangenehmen Schärfe aus? Nun, was wir als Schärfe empfinden ist in Wirklichkeit ein Schmerzeindruck. Durch die Schmerzen der Schärfe werden körpereigene Opiate freigesetzt, die so genannten Endorphine. [537] Sie erzeugen ein Gefühl von Zufriedenheit und Glück (s. S. 231 f.). Dies erklärt, weshalb es Menschen gibt, die regelrecht süchtig nach scharfem Essen sind. [535] Dass allerdings in vielen Staaten der Dritten Welt generell extrem scharf gegessen wird, hat noch einen weiteren Grund: Scharfstoffe wie das Capsaicin bekämpfen Darmparasiten. Piperin, der Scharfstoff des Pfeffers, ist eins der stärksten Insektengifte. [526] Insofern ist diese Gepflogenheit bei Fehlen entsprechender Arzneimittel durchaus sinnvoll.

Früher wurden in Deutschland pro Kopf offenbar hundertmal mehr Gewürze verkonsumiert als heute. [512] Sicher nicht nur wegen der Bandwürmer oder gar aufgrund mangelnder Esskultur. Viel naheliegender ist eine andere Überlegung. Im Mittelalter gab es außer Alkohol, Muskat und Pfeffer sowie einigen widerwärtigen einheimischen Drogen wie dem Stechapfel (so dürften auch manche Gemälde von Hieronymus Bosch ein Ergebnis von Stechapfelräuschen sein) keine Stimulantien. Als Zucker, Kaffee und Tabak verfügbar wurden, schwand der Bedarf an heimischen »Aufputschmitteln«, und die Dosierung von Muskat und Pfeffer konnte gesenkt werden. Der wahre Grund für den Niedergang von Fliegenpilz-, Bilsenkraut- und Stechapfelräuschen war also das Erscheinen viel verträglicherer Suchtmittel aus der Neuen Welt.

Die Milch macht's

Kaum ein Bild vermittelt wohl mehr den Eindruck von Glück und Zufriedenheit als das eines schlafenden satten Säuglings. Gerade noch markerschütternd schreiend, hat ihn die Mahlzeit an der Brust anscheinend so beruhigt, dass jetzt nur noch ein seliges Lächeln da ist. Er ist – im wahrsten Sinn des Wortes – »gestillt« worden. Für den Beobachter ist es immer wieder erstaunlich, wie abrupt ein Säugling nach der Mahlzeit in den Schlaf versinkt. Wem das wohl zu verdanken ist? Sicher der beruhigenden Gegenwart der Mutter, sicher auch dem Müdewerden durch die Anstrengung beim Nuckeln. Aber sicher auch einigen Inhaltsstoffen der Muttermilch, die man schon 1979 entdeckte und die das Baby regelrecht süchtig machen. Die Rede ist von »Exorphinen«. Das sind Stoffe, die im Darm der Babys aus dem Eiweiß der Muttermilch freigesetzt werden und dieselbe Wirkung entfalten wie Opium. Um zu verstehen, wie so etwas überhaupt möglich ist, werfen wir zunächst einen Blick auf den Schlafmohn.

Opiate – ein zweischneidiges Schwert

In welcher Kultur der Mensch als Erster auf die Idee kam, aus dem Milchsaft des Schlafmohns Opium zu gewinnen, kann heute nicht mehr beantwortet werden. Fest steht, dass die ältesten schriftlichen Nachrichten über den Konsum von Drogen aus Mohn von den Sumerern im Mittleren Osten stammen (»Pflanze der Freuden«) und auf 4.000 Jahre vor Christus datiert werden. [165] Die schlafbringenden und arzneilichen Kräfte des Opiums waren schon im Altertum bekannt. Der griechische Arzt Galen, der im 2. Jahrhundert gelebt hat und für viele Generationen von Medizinern die höchste Autorität war, verabreichte Opium als schmerzlinderndes Mittel bei Kopfschmerzen, Gallenkoliken, Asthma, Herzinsuffizienz und Nierensteinen. [550]
Opium wurde von den Griechen nicht nur seiner medizinischen, sondern auch seiner wohltuenden Wirkungen wegen benutzt. Hypnos, der Gott des Schlafes, trägt in einer Hand einen Stengel

mit einer Mohnkapsel, mit der anderen gießt er aus einem hornartigen Gefäß eine Flüssigkeit aus. Darunter darf man sich ruhig einen Schlummertrunk aus Mohnextrakten vorstellen. In der *Odyssee*, die im 8. oder 9. Jahrhundert vor Christus entstand, erzählt Homer von einem »Nepenthes« genannten Mittel. [165] Dieses zaubert zuerst ein Gefühl von Wärme und Wohlbehagen herbei, führt dann aber zu leichten Bewusstseinstrübungen und schließlich zum Schlaf. Damit hat Homer schon recht treffend die Euphorie beschrieben, die durch Schlafmohn hervorgerufen wird. [550]

Auch in unseren Breiten scheint man die Wirkungen des Opiums schon lange zu kennen. Der Züricher Professor C. Hartwich, der in Pfahlbauten aus der Jungsteinzeit Samen und Kapseln von Kulturmohn gefunden hat, vermutet: »Es drängt sich dabei naturgemäß die Frage auf, zu welchem Zweck man den Mohn wohl in Kultur genommen habe und weshalb speziell die schweizerischen Pfahlbauer nördlich der Alpen ihn eingeführt und gebaut haben mögen. Auf den ersten Blick scheint es der Ölgehalt der Samen gewesen zu sein, der die Menschen für den Mohn interessiert hat, aber bei näherem Zusehen ist das doch nicht so sicher, denn den Menschen standen in anderen Pflanzen (Buche, Haselnuß, Linde, Lein, Cruciferen usw.) andere öllieferende Pflanzen reichlich zu Gebote, deren Material leichter zu verarbeiten war, als die außerordentlich kleinen Samen des Mohns. Man wird also doch wenigstens die Möglichkeit zuzugeben haben, dass man den Mohn in erster Linie nicht als Ölpflanze verwendete und dann liegt es natürlich am nächsten, an eine Verwendung als Genußmittel zu denken.« [551]

Die Verwendung von Opium war und ist in der Geschichte der Menschheit ein zweischneidiges Schwert. Da ist einmal seine enorme medizinische Bedeutung. Trotz aller Anstrengungen in den vergangenen 100 Jahren ist es niemandem gelungen, andere, auch nur annähernd so wirkungsvolle Schmerzmittel zu finden. Andererseits macht Opium süchtig. Bereits im 16. und 17. Jahrhundert warnten Mediziner vor den Risiken des Opiumgenusses. Ein Dr. John Jones bemerkte zum Beispiel: »Wird Opium nach langem Gebrauch plötzlich abgesetzt, sind starke, ja sogar unerträgliche Schmerzen, Angstzustände und Depressionen die Folge, die –

begleitet von merkwürdigen Agonien – im allgemeinen zu einem höchst elenden Tode führen, wenn der Betroffene den Opiumgenuß nicht wieder aufnimmt; dann jedoch verbessert sich sein Zustand, und er erholt sich mit Sicherheit.«[550]

Dr. Jones' Ausführungen sind eine präzise Beschreibung der Symptome, die bei Drogenabhängigkeit vorkommen. Die Opiumsucht fordert von der Gesellschaft einen hohen Tribut. Besonders hart traf es im 19. Jahrhundert China. Von 1839 bis 1842 führten die Chinesen gegen England den »Opiumkrieg«. Entgegen landläufiger Meinung brach dieser nicht aus, weil China Opium exportieren wollte, im Gegenteil. England versuchte damals zu erzwingen, dass es chinesische Waren wie Seide, Tee und Porzellan mit Opium aus den indischen Kolonien bezahlen konnte. China verlor diesen Krieg mit der Konsequenz, dass englisches Opium das Land überschwemmte und immer mehr Chinesen süchtig wurden.[588] Wie stark das Opium die chinesische Gesellschaft abhängig machte, zeigen folgende Zahlen: Im Jahre 1890 wurden über 18 Millionen Kilo Opium in China verbraucht. Es gab Provinzen, in denen 60 Prozent der Männer Opiumraucher waren, in der Stadt Fu-tschu kam auf 400 Einwohner eine Opiumkneipe.[551] Wie auch sonst man die kommunistische Machtergreifung in China beurteilen mag, für die Gesundheit des chinesischen Volkes war sie ein Segen, denn es gelang, der Seuche des Opiumrauchens innerhalb von vier Jahren den Garaus zu machen.[588]

Opium, Morphin und Heroin

Opium wird aus dem Milchsaft des Schlafmohns durch Anschneiden der Kapseln gewonnen. Man fängt den Saft auf, lässt ihn eintrocknen und formt daraus Kugeln. Lange Zeit war unklar, was die aktive Substanz ist. 1803 gelang es dem erst 20-jährigen deutschen Chemiker Friedrich Sertürner, aus dem Milchsaft eine Substanz in reiner Form zu isolieren. In Anlehnung an Morpheus, den griechischen Gott der Träume, taufte er sie Morphin. Es ist der wichtigste Wirkstoff des Opiums.

Für die Mediziner hat Morphin den Vorteil, dass man es dem Patienten genau dosiert direkt in die Venen spritzen kann. Damit begann der Siegeszug des Morphins als Schmerzmittel.

Die heute missbrauchte Droge Heroin wird aus Morphin hergestellt. Durch eine geringfügige chemische Veränderung kann es schneller ins Gehirn gelangen. Durch Heroin kommt der Süchtige also rascher zum Rauschzustand als mit Morphin. Das ist der Grund für die stärkere suchterzeugende Wirkung.

Interessant ist, dass die Fähigkeit des Opiums, eine besonders starke Abhängigkeit zu erzeugen, offenbar vom Herstellungsverfahren abhängt. Im Altertum und im Mittelalter hat man Opium hauptsächlich gegessen oder getrunken. Dass dadurch ganze Völker süchtig geworden wären, wie in China, ist nirgends überliefert. Zur Volksdroge ist Opium anscheinend erst geworden, als man es »rauchfähig« machte.

In China wurde das Rohopium in flachen Messingpfannen mit Wasser aufgeweicht und auf offenem Feuer eingedickt, bis es eine feste Masse bildete. Dann wurden die Pfannen umgedreht und das Rohopium direkt den Flammen ausgesetzt. Die oberste Schicht des Kuchens bläht sich dabei unter Ausstoßen aromatischer Dämpfe auf und wird als flacher Fladen vom übrigen Kuchen abgezogen. Dieser Prozess wird wiederholt, und es gelingt einem geschickten Arbeiter, den Kuchen in 12 bis 14 schwarze Fladen zu verwandeln. Die Fladen werden dann zerstoßen, mit Wasser extrahiert, das Wasser wieder eingedampft, mit Mikroorganismen vergoren und bis zu drei Monate gereift. Erst jetzt wird es geraucht. [551]

Diese aufwendige Verarbeitungsmethode macht Sinn, wenn man annimmt, dass die eigentlich wirksame Droge hier nicht das Morphin ist. Vermutlich werden durch die Fermentation und die Erwärmung Stoffe mit größerem Suchtpotential gebildet. Auch der Schweizer Professor C. Hartwich vermutet, dass im Rauchopium die ursprünglichen Wirkstoffe des Schlafmohns »wahrscheinlich gar keine, jedenfalls keine irgendwie bemerkenswerte Rolle spielen«. [551]

Opiate – natürlich in Pflanze und Mensch

Wie kann eine Substanz wie das Morphin, das aus dem Stoffwechsel einer Pflanze stammt, im Gehirn des Menschen eine solch vielfältige Wirkung erzielen? Die Antwort auf diese Frage erhielten die Wissenschaftler 1973, als es gelang, nachzuweisen, dass im Gehirn spezifische Bindungsstellen für Morphin sind.[550] Stoffe wie Morphin oder Heroin passen in diese Bindungsstellen (Rezeptoren) wie der Schlüssel in ein Schloss. Nur dann tritt die Wirkung ein. So werden nicht nur Schmerzen gelindert und Euphorie hervorgerufen, sondern auch das Atemzentrum und die Darmmuskulatur gelähmt, die Pupillen verengt und Hormone freigesetzt.

Die Frage, die sich nun ergab, war aber eine viel wichtigere: Warum hat der Mensch im Gehirn Rezeptoren für Drogen? Was ist ihr biologischer Sinn? Bekanntlich wird der Mensch nicht geboren, um sich mit Morphin zu berauschen. Die Wissenschaftler vermuteten, dass das Morphin rein zufällig in Bindungsstellen passt, die eigentlich für natürliche, körpereigene Stoffe bestimmt sind. Und sie hatten recht. 1975 gelang es schottischen Forschern, aus Hirnextrakten Stoffe zu isolieren, die sich tatsächlich an diese Rezeptoren hefteten.[550] Sie erwiesen sich als winzige Eiweißpartikel. Ihre Entdecker nannten sie »Enkephaline«, nach dem griechischen Ausdruck für »im Kopf«. Heute nennt man alle Substanzen, die endogen, d. h. körpereigen und von morphinähnlicher Wirkung sind, Endorphine.

Endorphine – die körpereigene Sucht

Man kennt heute drei Klassen von Endorphinen. Allen gemeinsam ist, dass sie winzige Eiweißkörper sind, so genannte »Oligopeptide«. In den Nervenzellen erfüllen sie die Aufgabe von Botenstoffen, die ebenso wie das Serotonin die Kommunikation im Gehirn aufrechterhalten.

Lange Zeit hat man daran gezweifelt, dass diese körpereigenen

Opiate auch süchtig machen können. Heute ist das bewiesen. Schützenhilfe leistete eine Modeerscheinung der 80er Jahre, das »Joggen«. Es gab und gibt immer noch Leute, die, haben sie einmal mit dem Laufen angefangen, nicht wieder davon loskommen. Sie laufen und laufen und brauchen immer längere Strecken, um ihre »Jogglust« zu befriedigen. Sie magern ab und laufen selbst noch mit wunden Füßen. [554]

Bei körperlichen Höchstleistungen werden Endorphine ausgeschüttet, die eine Euphorie bewirken. Wie der Morphiumsüchtige muss der Läufer immer längere Strecken zurücklegen, um zum »Runner's High« zu kommen. Wie viel Anstrengung nötig ist, um die begehrte Endorphinausschüttung zu erhalten, ist individuell verschieden. Trainierte wissen, wie sie diesen Zustand erreichen.

Kein Wunder, dass Endorphine als Dopingmittel ausprobiert worden sind. [555] Sie bergen aber auch eine große Gefahr: Da Endorphine nicht nur high, sondern auch schmerzunempfindlich machen, nimmt der Läufer die relativ starken Schmerzen nicht mehr wahr, die bei Überanstrengung eine Herzkrise einleiten. Der Jogger läuft weiter bis zum todbringenden Infarkt. Damit erscheint auch die Legende um den griechischen Meldeläufer von Marathon glaubwürdig, der vor 2.500 Jahren von Marathon nach Athen lief, um die Nachricht vom Sieg der Griechen über die Perser zu überbringen. Er brach gleich danach tot zusammen – ein Opfer seiner Endorphine.

Exorphine – die Droge aus der Milchflasche

Ende der 70er Jahre, als die Jagd nach den körpereigenen Opiaten, den Endorphinen, in vollem Gange war, erlebten Wissenschaftler des Max-Planck-Instituts für Psychiatrie in München eine Überraschung. Sie untersuchten handelsübliche Babymilchnahrung nach Endorphinen. Vielleicht gelangen ja über die Kuhmilch ein paar Endorphine hinein. Tatsächlich fanden sie Eiweiße, die genauso wirkten, aber keine Endorphine waren. [591] Die neuen Eiweiße sahen den erwarteten zwar recht ähnlich, hatten aber eine andere chemische Zusammensetzung. Ihre Entdecker nannten sie im Gegensatz zu den körpereigenen Endorphinen Exorphine, um deutlich zu machen, dass diese Substanzen exogen, das heißt dem Körper von außen zugeführt werden und dass sie morphinähnlich wirken.[559] Nur, was suchten diese Substanzen in der Milch? Woher kamen sie, und was ist ihr biologischer Sinn?

Einige dieser Fragen kann man heute beantworten. Man hat nachgewiesen, dass diese Exorphine aus dem Eiweiß der Kuhmilch stammen.[775] Nach der bisherigen Vorstellung der Ernährungswissenschaft dürfte es solche Stoffe eigentlich gar nicht geben. Bisher ging man davon aus, dass jedes Eiweiß im Darm in seine Bausteine, also in Aminosäuren zerlegt wird. Exorphine und viele andere Eiweißkörper sind jedoch vor der Verdauung geschützt, so dass sie unverändert als Peptid ins Blut gelangen können.[556, 559, 770] Bereits 1988 schrieben Dr. Meisel und Dr. Frister von der Bundesanstalt für Milchforschung in Kiel: »Es wird nun anerkannt, daß Peptide und nicht Aminosäuren die Hauptabbauprodukte der Eiweißverdauung darstellen.«[716]

Einige der Peptide wirken wie Opiate.[557, 568, 714, 715] Sie lindern ebenso wie Morphin Schmerzen und können in erhöhter Dosis sogar körperlich abhängig machen.[558] Sie »beruhigen« den Darm, was zur Folge hat, dass sich die Darmpassage verlangsamt bis hin zur Verstopfung.[560, 592] Andere regulieren die Mineralstoffaufnahme im Darm oder unser Immunsystem, wieder andere stimulieren die Verdauungshormone oder beeinflussen unser Nervensystem.[507, 509, 560, 561]

Eine zentrale Rolle spielen die Exorphine für den Nachwuchs der Säugetiere. Nicht nur in Kuhmilch, auch in Schafs-, Kamel-, Büffel- und in Muttermilch konnte man inzwischen Exorphine nachweisen.[562, 774] Neugeborene Kälber hatten Exorphine im Blut, aber erst nach der ersten Milchmahlzeit. Ebenso Säuglinge.[563] Im Körper des Neugeborenen können die Exorphine völlig intakt die Darmwand passieren[710] und mit dem Blut ins Gehirn gelangen.[717] Dort beeinflussen sie seine Stimmung oder regulieren seine Entwicklung.[563] Küken, denen man Exorphine spritzte, machte es viel weniger aus, von der Glucke getrennt zu werden als der Kontrollgruppe.[564]

Exorphine scheinen also die Fähigkeit zu besitzen, das soziale Verhalten zu beeinflussen. Als morphinähnliche Verbindungen könnten die Exorphine den Säugling aber auch regelrecht abhängig von der Muttermilch machen. Sie sind die Belohnung für den Säugling, ermuntern ihn, weiter zu trinken, stärken so die Mutter-Kind-Bindung und machen das Baby schläfrig. [568, 770] Vielleicht ist die Nadel für den Süchtigen das, was die Mutterbrust für den Säugling ist.
Säugetiere steuern mit diesen Stoffen aus ihrer Milch den Stoffwechsel ihres Nachwuchses, regulieren sein Wachstum und seine Gefühle. Bisher glaubte man, die Milch und damit auch die Muttermilch enthielte nur das »Baumaterial«, die »Nährstoffe« für das Neugeborene. Allmählich beginnt man zu begreifen, dass die Natur den »Bauplan« gleich mitliefert. Exorphine geben dem Körper und der Psyche des Säuglings zunächst die erforderlichen Steuersignale, die notwendigen Informationen zum Gedeihen, um erst danach als Eiweißbaustoff genutzt zu werden. [590]
Dies ist aber noch nicht das Ende der Exorphingeschichte. Setzt man ganz normale Lebensmittel wie etwa Weizen oder Fleisch einer »Verdauung« im Reagenzglas aus, so werden auch daraus Exorphine freigesetzt, die ähnlich denen in der Milch sind. [771] Das Exorphin aus dem Weizeneiweiß erwies sich dabei als bis zu hundertmal stärker als Morphin selbst. [565] Nun wird verständlich, warum Weißmehlbrötchen und Kuchen zur Verstopfung führen. Die Exorphine »beruhigen« den Darm. [772]
Und die Exorphine liefern eine mögliche Erklärung für eine alte Beobachtung: Viele Schizophrene können ihren Zustand verbessern, wenn sie den Weizen vom Speiseplan streichen. [566, 567, 773] Gibt man ihnen wieder Weizeneiweiß, so tritt auch die Schizophrenie wieder in gewohnter Weise auf. Entsprechende Tierversuche deuten ebenfalls auf einen solchen überraschenden Zusammenhang. [585]
Das heißt natürlich nicht, dass wir alle vom Weizen schizophren werden. Aber es gibt offenbar auch den Fall, dass ein Produkt, das für zahllose Menschen absolut unbedenklich und vorteilhaft ist, einigen ganz wenigen schaden kann.
Unsere ganz normalen Lebensmittel besitzen also die Macht, unsere Psyche zu beeinflussen. Wie empfindlich man darauf reagiert, ist wohl individuell sehr verschieden. Noch stehen wir am Anfang die-

ser Forschung. Vielleicht wird es aber einmal mit Hilfe der Exorphine möglich sein, die Zusammenhänge zwischen Ernährung, Psyche und Gesundheit zu erfassen.

Schokolade – die heimliche Sucht

Voilà, nun ist es also wissenschaftlich bewiesen: Es gibt ihn, den Schokophilen, das heißt den Menschen, der die Schokolade liebt. [570] Er träumt von ihr, und sein Appetit ist ausschließlich mit Schokolade zu befriedigen. Andere Süßwaren wie Bonbons, Buttercremetorten oder Gummibärchen werden schnöde abgelehnt. Außerdem ist er sehr eigen, was das Objekt seiner Begierde betrifft: Meist muss es die eine bestimmte Sorte sein, die seinen Gaumen streicheln darf. Über die Hälfte dieser »Genießer« bezeichnet sich sogar selbst als süchtig. [570]

Ob es für diese hehren Erkenntnisse einer wissenschaftlichen Untersuchung bedurft hätte, möge uns erlaubt sein anzuzweifeln. Sicher kennen auch Sie einen »Schokoholic«, einen solchen Schokoladesüchtigen, von denen es allein in Deutschland Millionen geben soll. Viele essen enorme Mengen des braunen Stoffes und alle haben sie ihre bestimmten Vorlieben. Was dem einen die Zartbitterschokolade, ist dem anderen der Schokoriegel, die Trüffel, die Nougatpraline, der Schlummertrunk, die Schokotorte oder die Riesenportion Schokoladeneis. Mit diesem und nur diesem Produkt wird dann der Heißhunger gestillt, egal zu welcher Tages- oder Nachtzeit. Bei vielen tritt die »Sucht« nur in stark belastenden Situationen auf. Und meist verschwindet sie wieder, wenn das Problem gelöst ist.

Ob der Spanier Hernando Cortez, der 1519 Mexico eroberte, ahnte, was er da nach Spanien mitnahm und damit in die Alte Welt einführte? Sicher kannte er den Stellenwert, den die Kakaobohnen bei den Indianern Mittel- und Südamerikas hatten. Sie betrachteten sie als »Göttergeschenk«, und Kakaobohnen waren auch offizielles Zahlungsmittel. Ihr immenser Wert lässt sich ermessen, wenn man weiß, was man für eine Hand voll Kakaobohnen alles kaufen konnte: Ein Kaninchen kostete z. B. 10, ein Sklave 100 »Braune«, eine Sklavin konnte man dagegen schon für 50 Kakaobohnen erwerben. Am Hofe Montezumas wurde das dunkel schäumende Getränk in goldenen Schalen gereicht. Es heißt, der Herrscher habe selbst täglich 50 Becher davon getrunken. Kakaobohnen wurden den Göttern geopfert, der kraftspendende Trank vom ganzen Volk genossen. Der Name »Xocolatl«, der von den Spaniern übernommen wurde, leitet sich von »Xococ«, das heißt sauer, herb, würzig und »atl«, das heißt Wasser, ab. [552]

Es ist fraglich, ob unseren heutigen mitteleuropäischen Gaumen das Getränk der Azteken gemundet hätte. Ein Mönch, der in Cortez' Heer mitzog, beschreibt die Zubereitung des Xocolatl: »... zuerst werden die Bohnen in einem irdenen Topf geröstet. Wenn die Kerne dann aus der Haut gesprungen sind, werden sie auf einer steinernen Platte mit einer Walze zerrieben, die sie allhier metatl heißen. Das macht man einmal oder auch zweimal, bis es Pulver ist, das man dann mit Mehl vom Mais mischt und ein wenig Wasser aus einem Krug, das dann einen festen Brei macht. Das wird über dem Feuer erhitzt, bis er schäumt. ... Wenn der Brei aber gut schäumt, gibt man Vanille dazu, auch Honig von den wilden Bienen im Wald und auch Rosenwasser.« [552]

Vielleicht wäre der Kakao nie über seine Heimat Mittel- und Südamerika hinaus bekannt geworden, hätte es da nicht die Entdeckung des Rohrzuckers gegeben, den die Kolonialherren auf den Westindischen Inseln anbauen und nach Europa schicken ließen. Denn nachdem man auf die Idee kam, dem Kakaotrunk Zucker beizugeben, schmeckte er den vornehmen spanischen Granden. Und so begann im 17. Jahrhundert der Siegeszug des braunen Goldes rund um die Welt. Unter Ludwig XIV., dem Sonnenkönig, dem Vorbild für alle großen und kleinen Potentaten in Europa, hoffähig geworden, avancierte der Tropentrank zum Modegetränk derer, die es sich leisten konnten. Kaiserin Maria Theresia war ihm genauso zugetan wie Casanova, Napoleon oder Goethe. Wie bei den Azteken war er nicht nur Genuss-, sondern auch Stärkungsmittel. Schon 1717 schrieb der Breslauer Johann Gottfried Kühne: »Es stärcket nemlich der Cacao den Magen, macht die Lebensgeister hurtig, verdünnt die Säfte und Geblüth, hilft zur Venus-Lust, stärcket das Haupt, lindert die Schmerzen und ist sein Lob sowohl zur Nahrung wie als Medicament nicht genug fast zu beschreiben.« [552]

Abb. 6: Schokoladenkonsum in verschiedenen europäischen Ländern

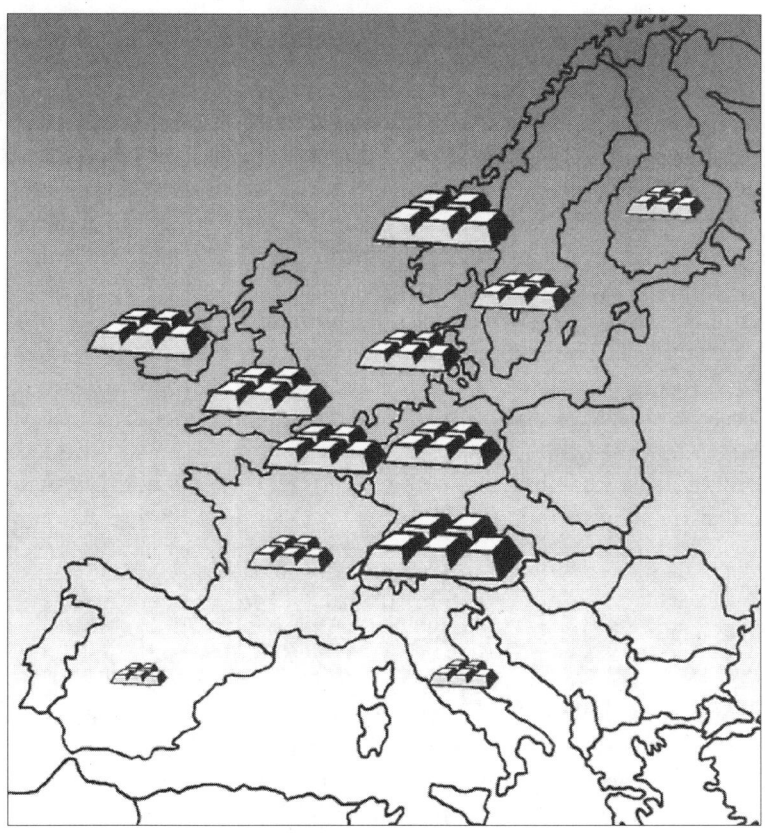

Weltweit liegt die Schweiz im Pro-Kopf-Verbrauch von Schokolade an der Spitze. Der Durchschnittsschweizer stopft immerhin an die 10 Kilo »Schoggi« pro Jahr in sich hinein. So wie beim Kaffee liegen auch hier die skandinavischen Länder und die Alpenstaaten an der Spitze. [553] Dort müssen die Bewohner mit weniger Licht auskommen: in Skandinavien aufgrund der Erdkrümmung, im Gebirge wegen der geringeren Sonnenscheindauer in den Tälern. Dass der Finne relativ wenig Schokolade verspeist, liegt womöglich daran, dass in Finnland andere Genussmittel wie Alkohol oder Kaffee in höheren Mengen konsumiert werden.

Damals wurde der Kakao noch für teures Geld in Apotheken vertrieben. Im 19. Jahrhundert wurde, dank gesteigerter Erträge im Kakaoanbau, die Schokolade allmählich zum Volksnahrungsmittel. Alle bedeutenden Schokoladenfabriken, deren Namen heute noch Weltruf genießen, wurden damals gegründet: van Houten, Cadbury, Cailler, Suchard, Sprüngli, Sarotti und und und. Heute werden weltweit über 2,5 Millionen Tonnen Kakao jährlich geerntet und in Kakaoerzeugnisse umgewandelt. Allein in der Bundesrepublik wurden 1992 über 500.000 Tonnen Schokolade und Schokoladenerzeugnisse hergestellt. Jeder Bundesbürger war im Durchschnitt mit 6,3 Kilogramm bei der süßen Nascherei dabei. Dies brachte 5,6 Milliarden Mark in die Kassen. [553]

Die Schokoladensucht scheint weltweit um sich gegriffen zu haben. Natürlich gibt es dabei die verschiedensten Grade der »Abhängigkeit«. Und mal ehrlich: Kennen Sie nicht auch diese unwiderstehliche Lust auf Schokolade, die bevorzugt dann auftritt, wenn sich die dunklen Tagen im November oder Dezember wie ein Schleier auf unsere Stimmung legen. Meist setzt sie nachmittags ein und lässt Sie nicht mehr los, bis die ganze Tafel verzehrt ist. Natürlich haben Sie vorher zehn heilige Eide geschworen, nur ein ganz kleines Stück zu naschen oder allenfalls ein Rippchen. Doch zum Schluss kommt einzig der Schoko-Nikolaus heil davon, und das auch nur, weil er so schön verpackt ist.

Nun, die Kulmination des Schokoladenverbrauchs besonders an Weihnachten zeigt uns, auf welchem Wege die Schokolade unsere Stimmung beeinflusst. Alles deutet auf das Serotonin. Im Falle des Zuckers ist der Fall klar. Weniger bekannt hingegen ist die Wirkung der »Kakaobutter« auf unseren Serotoninspiegel. Fett gilt als eine Art Spätzünder. [586] Im Gegensatz zum Zucker wirkt es erst einige Zeit nach dem Verzehr. Damit könnte man erklären, weshalb Schokolade als Seelentröster gefragt ist.

Weshalb trösten sich dann aber so viele lieber mit Schokolade als mit einer Buttercremetorte, die sicher genauso viel Fett und Zucker enthält? Für unseren Schokoladenappetit müssen andere Substanzen verantwortlich sein. Und tatsächlich enthält die Schokolade einige koffeinähnliche Stoffe, die auch auf die Psyche wirken: z. B. das Theobromin. [573]

Dass man von Trüffel und Co. aber nicht mehr loskommt, könnte auch noch einen weiteren Grund haben. Und der liegt in der Herstellungsart der Schokolade. Seit der Zeit der Azteken werden Kakaobohnen nach der Ernte nicht nur getrocknet, sondern auch einem Gärprozess unterzogen. Früher wurde zu diesem Zweck ein Loch in die Erde gegraben, die Samen hineingeworfen und mit Bananenblättern und einer dünnen Erdschicht bedeckt. [551] Dadurch kam eine Fermentation in Gang, die die Bohnen auf 50 bis 70 Grad Celsius erwärmte. Dabei verlor der Kakao seinen bitteren Geschmack und entwickelte sein typisches Aroma. Das Verfahren ist im Grunde heute noch das gleiche.

Bei jeder Fermentation entstehen so genannte »biogene Amine«. Das bekannteste Amin im Kakao heißt »Phenylethylamin«. Eine 100-Gramm-Tafel enthält davon immerhin 0,7 Gramm. [573] In seiner Wirkung ähnelt es dem Serotonin. Phenylethylamin wird gewöhnlich vom Körper selbst hergestellt, hebt die Stimmung und sorgt für das psychische Gleichgewicht. [583] Ob seine Wirkung beim Genuss eines Schokoriegels jedoch mit einem sexuellen Höhepunkt vergleichbar ist, wie unlängst ein Fachblatt nahe legte, sei der Phantasie des Lesers überlassen. [573] Dass Schokolade für viele Menschen eine Art Liebesersatz darstellt, scheint jedoch sicher. Schließlich sind Frauen vor der Menstruation oder Menschen mit Liebeskummer besonders anfällig für die Pralinenschachteln.

Die eigentliche Ursache der Schokoladensucht dürften jedoch Opiate sein. Der amerikanische Pharmakologe Ryan Huxtable vermutete, »daß eine Konsequenz der Fermentation die Bildung eines ziemlich wirksamen Exorphins ist, und der typische Schokoholic bloß der sozial akzeptierten Form einer Sucht frönt, während andere zu einem Mittel aus einer anderen Pflanze, dem Mohn, greifen«. [565] Ein anderer Mechanismus ist allerdings nahe liegender. Um aus Kakao und Zucker Schokolade zu erhalten, wird die Masse in milder Wärme über viele Stunden innig miteinander verrieben und verknetet. Man nennt dieses qualitätsentscheidende Verfahren »Conchieren«. Für die vorhin genannten »biogenen Amine« herrschen dabei optimale Bedingungen zur Bildung von Opiaten.

Diesen Effekt könnte das Milchpulver verstärken. Eine Tafel Milchschokolade enthält mehr Eiweiß als ein Glas Milch. Und in diesem

Eiweiß liegen, wie wir wissen, von Natur aus Exorphine verborgen. Auch sie dürften ihren Teil zum Gaumenkitzel der Milchschokolade beitragen. [565] Es müssen also viele Dinge zusammenkommen, bis dieses Genussmittel »stimmt«. Und es gibt erkennbar mehrere Varianten. Ganz schön kompliziert im Vergleich zur »simplen« Wirkung des Zuckers, der dieses Kapitel einleitete.

Wohl auch deshalb ist die Schokolade der Kulminationspunkt aller euphorisierenden Nahrungs- und Genussmittel. Nicht nur, dass sie von Natur aus anregende Substanzen wie das Theobromin enthält, nein, der Mensch hat es auch durch jahrhundertelang geübte Verarbeitungstechniken verstanden, ihren Gehalt an Stimmungsfördern zu erhöhen und gibt dem Ganzen noch – last not least – mit der Milch und dem Zucker eins obendrauf. Es ist schon erstaunlich, dass der Kakao seinen Siegeszug durch die Welt anscheinend erst antreten konnte, als man ihm Zucker und Milch zusetzte und in milder Wärme conchierte. Dann erst wurde er zum Seelentröster der Nationen.

Vom Genussmittel zum Persönlichkeits-Design

Sicher kennt man bis heute nur einen Bruchteil der Wirkungen, die unsere ganz normalen Lebens- und Genussmittel auf die Psyche ausüben. Aber jeder kann es täglich an sich und anderen beobachten: Manche Lebensmittel üben einen unwiderstehlichen Reiz auf uns aus. Dann können wir unsere Begierde nur schwer beherrschen. Besonders in Extremsituationen, wie bei Liebeskummer oder wenn man das Rauchen aufgibt, braucht man die Tröster in der Not. Ist es Zufall, dass Drogenabhängige auf Entzug vor allem nach dem exorphinreichen Quark und zu Schokolade greifen?

Auch Geröstetes wie Erdnüsse, Gebratenes wie Bratkartoffeln oder Gebackenes wie frische Brotkruste werden manchmal ohne jeden Hunger mit solcher Begierde vertilgt, dass es nahe liegt, dass auch sie opiatähnliche Verbindungen enthalten könnten. Dies ist chemisch betrachtet sogar wahrscheinlich, denn beim Rösten, Braten oder Backen werden zahlreiche Aromastoffe gebildet, die ihre Ähnlichkeit mit Opiaten nicht verleugnen können. Der Chemiker

spricht bei derartigen Bräunungsprozessen von der »Maillard-Reaktion«, benannt nach ihrem Erforscher L.C. Maillard. [165]
Voraussetzung für die Bildung von Röstaromen sind, ebenso wie zur Bildung von Opiaten, zwei Stoffgruppen (nämlich Aldehyde und Amine). Sie entstehen bei Fermentationen in großer Menge und können beim Erhitzen zu Opiaten reagieren. Es ist doch auffallend: Praktisch alle Genussmittel werden auf diese Art hergestellt. Ob Kaffee, Kakao, Tee, Brötchen oder Tabak, alle werden zunächst fermentiert und danach erhitzt. Diese Verfahren sind meist recht aufwendig und nicht geeignet, den Gehalt an den bekannten Stimulanzien wie Nikotin oder Koffein zu erhöhen. Der Verdacht liegt nahe, dass andere auf die Psyche wirkende Substanzen den Grund für diese Bemühungen darstellen.
Vielleicht weiß ja auch unsere Lebensmittelindustrie mehr darüber, als sie zu erkennen gibt. Auf den entsprechenden Kongressen sind jedenfalls ihre Fachleute präsent. Ein Vertreter des Nahrungsmittelkonzerns Nestlé, S. Witherly, bemerkte dort zutreffend, dass »ein opportunistischer Nahrungsmittelhersteller versuchen könnte, Märkte zu erobern, indem er dem Opiatgehalt seiner Produkte Beachtung schenkt«. [486] Er sprach damit aus, was man in Herstellerkreisen längst weiß. Man wird also sehr genau beobachten müssen, bei welchen Produkten die Gehalte an diesen »Appetizern« künstlich erhöht werden. Ob darauf allerdings unsere Lebensmittelüberwachung vorbereitet ist?

Glückspillen – ein Milliardenmarkt

Drogen wie Opium sind in unserer Gesellschaft geächtet. Drogen halfen aber auch, aufzuklären, auf welcher chemischen Basis unser Gehirn arbeitet, über welche Moleküle die Übertragung der Nervenimpulse stattfindet und welche Botenstoffe daran beteiligt sind. Der Lohn der Forschung sind Medikamente zur Behandlung von psychischen Erkrankungen, die noch sicherer, noch wirksamer und noch spezifischer sind. Ein erstes Ergebnis daraus ist »Prozac«, das seit zwei Jahren in den

Vereinigten Staaten erhältlich ist. Es ist ein Mittel zur Behandlung von Depressionen. Es wirkt, wie die Genussmittel Kaffee oder Alkohol, über das Serotonin.

In den Vereinigten Staaten schlug »Prozac« ein wie eine Bombe. Es wurde innerhalb kürzester Zeit massenhaft verschrieben, bis heute haben über 6 Millionen Amerikaner die Kapsel über kürzere oder längere Zeit geschluckt, ein Milliardenmarkt. [690] Viele Amerikaner wollen nicht mehr ohne ihre »Glückspille« leben. Merkwürdig: Nach Ansicht der Experten soll sie gar nicht süchtig machen.

Die Brisanz der Droge liegt in ihrer Fähigkeit zur Persönlichkeitsveränderung. Wie ein amerikanischer Psychiater beschreibt, fühlt man sich damit »besser als gut«. [589] Aus gehemmten, ängstlichen Menschen werden mutige, energisch zupackende, aus müden Angestellten entscheidungsfreudige, energiegeladene Mitarbeiter und aus Mauerblümchen männermordende Vamps. Für viele amerikanische Psychologen ist »Prozac« bereits die Modedroge der 90er Jahre. Durch sie wird der Mensch so, wie er in der heutigen Zeit sein soll: arbeitsam, stressresistent und glücklich. Selbst die Nebenwirkungen – Gewichtsverlust und vermindertes Schlafbedürfnis – erhöhen noch seine Attraktivität. [589] Und weitere wirksame Mittel, die andere Persönlichkeitsmerkmale verändern, sind schon im Versuchsstadium. Das Zeitalter der »kosmetischen Psychopharmakologie« hat begonnen. [690] Mit diesen Drogen der Zukunft »designen« wir unsere Persönlichkeit. Der Charakter kommt dann aus der Apotheke.

Vielleicht könnte man es so zusammenfassen: Der Mensch lebt für sein Wohlbehagen. Für ihn muss die Gesamtbilanz »positives Lebensgefühl« stimmen. Dies kann er auf verschiedenen Wegen erreichen: über körperliche Arbeit bzw. Sport, über helles Sonnenlicht wie z.B. Winterurlaub im Süden, Skifahren oder durch Spaziergänge oder über Genussmittel wie Kaffee, Tabak, Schokolade, Zucker, Bier bzw. Exorphinlieferanten wie Quark oder Weißbrot.

Im Sommer, wenn man sich mehr im Freien bewegt, schraubt der Körper von alleine das Verlangen nach den anderen Mitteln zurück. Im Winter, wenn die dunklen Tage kommen, nehmen diese dann wieder einen erhöhten Stellenwert ein. Dies erklärt die saisonalen Unterschiede beim Genuss von Schokolade, Zucker oder Kaffee.

In einer Überflussgesellschaft, in der die Nahrung stets verfügbar ist, und in der die Menschen immer weniger körperlich im Freien arbeiten müssen, finden diese Stimmungsmacher automatisch Zuspruch. Verbote nützen da herzlich wenig. Verkneift man sich das eine, konsumiert man vom anderen umso mehr. Insgesamt ist es ein Nullsummenspiel. Der Gesamtkonsum ist vom Lichteinfluss abhängig, d.h. von der geographischen Breite, von Gebirgslagen und von der Häufigkeit von Nebel. Dies ist kein Wunder, denn die Wiege der Menschheit liegt in den Tropen.

Die jeweilige Lebenssituation spielt natürlich auch eine Rolle. Ist man frisch verliebt, erlebt man ein Stimmungshoch. Dann kann man wahrhaftig von Luft und Liebe leben. Hat man jedoch Liebeskummer, so greift man vermehrt nach den Seelentröstern, egal welches Wetter und welche Jahreszeit draußen herrscht. Das Resultat heißt Kummerspeck. Denn gegen Liebeskummer helfen keine Kalorientabellen. Raucher haben gewöhnlich ein niedrigeres Körpergewicht, weil sie bei schlechter Laune nicht auf Nahrungsmittel angewiesen sind, sondern den schnellwirkenden Zigarettenrauch inhalieren.

Magersüchtige (s. Kapitel 7), die sich aufgrund der Nahrungsverweigerung kaum Opiate zuführen können, essen extrem scharfe Speisen, um eine Endorphinausschüttung zu erzwingen. Ebenso der Jogger, der durch extremes Laufen zum »Runner's High« kommt. Den gleichen Effekt erzielen manche Magersüchtige durch Selbstbeibringung von Schnittwunden, die einige eifrige Psychologen als »Selbsttötungswunsch« interpretieren und zu behandeln pflegen.

Wie gesagt: dieses Nullsummenspiel ist normal für jeden Körper. Aber was lässt ihn jedes Maß und Ziel vergessen und süchtig werden? Dies ist die dringendste Frage, die es aufzuklären gilt. Die Antwort darauf könnte Millionen Menschen aus der Abhängigkeit helfen. Einen wichtigen und nur selten erkannten Suchtauslöser konnten die Wissenschaftler in den letzten Jahren dingfest machen. Es ist allerdings keine Droge, sondern ein Verhalten; ein Verhalten, das für Menschen einer Wohlstandsgesellschaft zur Manie werden kann: Abmagerungsdiäten. Von ihnen handelt das nächste Kapitel.

7 Diät – Essen mit Frust

Diäten und kein Ende: nach Hollywood-, Punkte-, Atkins- und Max-Planck-Diät bricht nun das Zeitalter der individuellen maßgeschneiderten Abspeck-Diäten an. Da sind in einem Journal gleich 15 verschiedene Varianten, von der Vitamin-Diät über die Wohlfühl- und die Astro-Diät zur Immun-Diät. Die Leser bekommen das Gefühl, eine auf ihre persönlichen Bedürfnisse abgestimmte, spezielle Ernährungsform vorzufinden. Das Abnehmen scheint eher nebenbei zu erfolgen. Dazu vermitteln die »neuen« Diäten den Eindruck, sie seien gesund, weil »ausgewogen« und nach den neuesten Erkenntnissen der Ernährungswissenschaft komponiert.

Auf der anderen Seite hat es sich offensichtlich schon bis in die Redaktionen der Frauenjournale herumgesprochen: Diäten sind ungesund. Sie können dick machen und krank und unglücklich. [792] Wer nun geglaubt hat, sie würden aus den Magazinen verschwinden, irrt. Sie sind nach wie vor die Renner: Die Hefte mit den Diäten werden am meisten verkauft, bringen die höchsten Auflagen. Die Kundschaft ist »diäthörig«, immer noch, vielleicht auch immer mehr, nach den Frauen nun auch die »Herren der Schöpfung«. Es wäre einmal interessant zu sehen, was passieren würde, wenn von heute auf morgen einfach keine Diätpläne mehr gedruckt würden.

Für die Redakteure scheint die Diskussion um den Nutzen oder Schaden von Diäten kein Dilemma zu sein: Vorne im Heft wettern sie gegen die ungesunden »Crashkuren« der Vorzeit und der Konkurrenz, beklagen den Anstieg der Essstörungen und einige Seiten weiter kommt dann die hauseigene neue »Soft-Diät«, mit der das Abnehmen angeblich funktioniert, ja sogar Spaß machen soll, wo es endlich keinen Hunger und keinen Diät-Frust gibt.

Schaut man sich die »neuen« Pläne genauer an, dann sind es genau die gleichen Strickmuster wie vor 20 Jahren: 1.000 Kalorien (mal etwas mehr, mal etwas weniger), verteilt auf fünf winzige Mahlzeiten, Süßstoff, Magerquark, Knäckebrot, Gurken- und Radieschenscheiben, Corned Beef, Mineralwasser und allmorgendliche Gymnastik. Zwar findet sich in dem einen oder anderen Plan schon mal ein Stück Kuchen oder Schokolade, weil man inzwischen auch weiß, dass Totalverbote Heißhunger auslösen, doch hat sich eben nichts Wesentliches geändert. Es kann sich auch nichts Wesentliches ändern, denn Diät halten ist nach wie vor Essen nach Plan, kontrolliert, bewusst, beschränkt, begleitet vom erhobenen Zeigefinger und dem festen Willen durchzuhalten, bestimmt vom ständigen »Ans-Essen-Denken«. Diäten sind ein Boykott von Lust und Appetit. Diäten sind und bleiben Essen mit Frust. [792]

Wie die Diäten in Mode kamen

Dicke und dünne Menschen hat's zu allen Zeiten gegeben. Man denke nur an die berühmte Venus von Willendorf, eine üppige, kleine Steinfigur, die vor 25.000 Jahren entstand. Bei Hippokrates (4. Jahrhundert v. Chr.) und Galen (2. Jahrhundert) finden sich bereits erste Vorschläge zum Abspecken. [57] Die Nulldiät, das totale Fasten zur (vorübergehenden) Verminderung des Körperumfanges, ist mindestens seit 1915 in der medizinischen Literatur eingehend beschrieben. [62]

Zwei Dinge haben sich jedoch im Laufe der Zeit geändert: das Schönheitsideal, dem wir frönen, und sicher auch die Zahl der Dicken. Vor rund 50 Jahren nahm ihr Anteil in der Bevölkerung kräftig zu: Als mit dem Aufbau in der Nachkriegszeit die »fetten« Jahre begannen und die so genannte »Fresswelle« über das ausgehungerte Deutschland schwappte, setzten immer mehr Menschen Speck an. Gleichzeitig kamen paradoxerweise immer schlankere Figuren in Mode. Die Schönheitsköniginnen und Filmstars wurden ebenso wie die Models immer dünner. Nach Brigitte Bardot und Marilyn Monroe konnte in den 60er Jahren ein so klapperdürres magersüchtiges Model wie Twiggy zum Idol werden. Schlankheit war zum Ideal geworden. [79]

Ein Körpergewicht an der Grenze zur Magerkeit wurde für die deutsche Durchschnittsfrau zum unerreichten Traumziel: nur etwa 17 Prozent der Frauen entsprechen dieser Wunschvorstellung. [79] Das Image der Dicken wandelte sich dramatisch. Galten sie vorher noch als verträgliche lebenslustige Mitmenschen, so ergaben Umfragen am Ende der 70er Jahre, dass man mit Dicken nicht gerne befreundet sein mochte. Selbst dicke Kinder hielt man nun für träge und faul, gutmütig, aber einsam. [79, 80] Glücklicherweise hat sich diese Beurteilung in den 80er Jahren wieder ein bisschen geändert. Zwar seien die extrem Dicken nach wie vor »out«, so Professor Pudel, doch werde auch »die magere Silhouette … nicht mehr so positiv bewertet wie noch zum Ende der 70er Jahre.« [79]

Schönheitsideale im Wandel

Das Gewicht der Models im amerikanischen »Playboy«-Magazin sank zwischen 1959 und 1979 merklich. Dabei hatte es schon 1959 deutlich unter dem Gewicht der US-Durchschnittsfrau gelegen. [79] Im gleichen Zeitabschnitt wurden die Amerikanerinnen nicht etwa schlanker, sondern schwerer. Die Kluft zwischen Wunsch und Wirklichkeit vergrößerte sich ständig. Der soziale Druck stieg.

Nun könnte es einen ja völlig kalt lassen, wenn die Models immer dünner werden. Aber unser Auge ist bestechlich, es gewöhnt sich schnell an neue Standards. [500] Wir alle kennen dieses Phänomen: Wenn die neue Mode der Saison zum erstenmal gezeigt wird, findet man es zunächst unvorstellbar, sich im kommenden Winter nur in Brauntöne oder im Frühjahr nur in Pastell zu kleiden. Egal ob Bundfaltenhosen, Knitterlook, Fransen-Haarschnitte oder Plateausohlen-Schuhe: Sehr oft findet man die neue Mode erst einmal scheußlich. Sie konfrontiert das Auge mit Ungewohntem. Doch mit jedem Mal, wo man die neuen Merkwürdigkeiten sieht, peu à peu, fast unmerklich, gewöhnt man sich ein bisschen mehr an den Anblick. Dann dauert es meist nicht mehr lange, und die erste pastellfarbene Bluse hängt im Kleiderschrank. Bald darauf müssen wir auch die Plateausohlen-Schuhe haben, denn jetzt – und das ist das Entscheidende – gefallen sie uns. Das Auge, verführt durch die Allgegenwart der neuen Mode, hat sie akzeptiert.

Nicht anders erging es uns vermutlich mit den immer dünner werdenden Figuren. Wenn aus jeder Zeitschrift und in jedem Werbespot, von jeder Plakatwand, aus jedem Film und jeder Boutique gertenschlanke Models lachen, dann wird dies zur Norm. Und da Schlankheit in den Medien stets mit Gesundheit, Lebensfreude, Glück und Leistungsfähigkeit verknüpft vorkommt, ist diese Schlankheit auch erstrebenswert geworden.

Schon lange sind die Psychologen der Schönheit auf der Spur. Was lässt die Mehrheit der Menschen eines Kulturkreises ein bestimmtes Gesicht schön finden? Bislang gibt es hierzu nur Theorien. Zum Beispiel die Hypothese, dass wir wahrscheinlich weniger auf Exotik, als vielmehr auf »Durchschnittsgesichter« stehen. Entwicklungsgeschichtlich waren für die Arterhaltung des Menschen wohl eher die stabilen körperlichen Eigenschaften in der breiten Mehrheit sinnvoll und nicht extreme Eigenschaften einzelner Individuen. Daher könnte es sein, dass der Mensch solche Partner attraktiv findet, die »durchschnittlich« aussehen. Versuche mit Computerbildern unterstützen diese These. Ein durch Übereinanderblenden vieler Einzelbilder »konstruiertes Durchschnittsgesicht« wird von den Betrachtern als attraktiver empfunden als die Einzelbilder realer Personen. [81]

Das »Idealgewicht« – ein Weg in die Krankheit

Einen wesentlichen Auslöser für unser heutiges Diäten-Dilemma lieferte die Einführung des »Idealgewichtes«. Amerikanische Lebensversicherungsgesellschaften hatten schon zu Beginn des Jahrhunderts Berichte veröffentlicht, aus denen hervorging, dass sehr dicke Männer früher starben als andere. In den Tabellen der Metropolitan Life Insurance Company von 1943 taucht erstmals der Begriff »Idealgewicht« auf, der 1959 in »wünschenswertes Gewicht« umbenannt wurde. [79, 83] Angeblich war mit diesem Gewicht die höchste Lebenserwartung verbunden. »Es liegt nahe, daß hier finanzielle und nicht medizinische Interessen die wirkliche Triebfeder der Forschung waren«, meint die Ärztin Sabine zu Nieden. »Denn da das Idealgewicht, das kaum jemand erreicht, angeblich die höchste Lebenserwartung hat, folgt aus dem angeblichen Übergewicht ein höheres Sterberisiko. Das heißt in Dollar übersetzt: eine höhere Versicherungsprämie. So simpel ist das.«[82]

Als die Deutschen nach dem Krieg immer dicker wurden, entstanden die ersten Aufklärungskampagnen zur Bekämpfung des Übergewichtes. Auch bei uns wurde dieses gewinnträchtige »Idealgewicht« aus den Werbeblättchen der amerikanischen Versicherungsindustrie jetzt propagiert. Es wurde prompt von deutschen Medizinern übernommen und als allein selig machendes Gewicht gepredigt. Ein durchschnittliches Körpergewicht zu haben, war nun nicht mehr gut genug, Superdünnsein zur nationalen Norm geworden. Da nur etwa jeder Zehnte in diese Norm hineinpasste, war die Mehrheit der Bevölkerung auf einen Schlag krank oder zumindest von Krankheit und frühem Tod bedroht. Die breite Masse wurde zu »potentiellen Zielpersonen sozialmedizinischer Präventionsmaßnahmen«[79] oder – um es plastischer auszudrücken – zum gefundenen Fressen für Ärzte, Diätberater und Wundermittelhersteller.

Mit dem Idealgewicht war ein Instrument geschaffen, mit dem sich alle Menschen in ein Schema pressen ließen. Es wurde für viele zur unerreichbaren Zielvorgabe. Man stelle sich nur einmal vor, wie sich eine kerngesunde Frau fühlen musste, die 70 Kilo bei einer Größe von 1,65 Meter wog. Obwohl gesund und munter, sah sie sich nach den Idealgewichtstabellen plötzlich mit einem »Übergewicht« von 15 Kilo konfrontiert, das ihr Leben angeblich deutlich verkürzen würde. Konnte einem da nicht der Appetit vergehen? Kein Wunder, wenn sie sich unter diesen Umständen zu einer Abmagerungsdiät hinreißen ließ.

Die Tatsache, daß dieses »Idealgewicht« weit unter dem Durchschnitt lag, hat anscheinend niemanden gestört. Sollte wirklich das Gros der Menschen potentiell krank und therapiebedürftig sein, unfähig, seine Gesundheit zu erhalten? Trotz dieser deutlichen Widersprüche kam mit dem »Idealgewicht« die Diätwelle so richtig ins Rollen. Fortan sollten alle Deutsche schlank sein. Die Kalorie wurde salonfähig. Das Wiegen und Messen begann, Ver- und

Gebote wurden erlassen, Butter und Speck kamen auf den Index, und das schlechte Gewissen hielt Einzug in unsere Küchen.

Die Lebenserwartung untergewichtiger oder halb magersüchtiger Mitmenschen ist aber nicht, wie in der öffentlichen Propaganda verkündet wird, besonders hoch. Es ist auch bis heute nirgendwo nachgewiesen, dass eine Gewichtsabnahme von Vorteil ist. Das Gegenteil ist der Fall! Neuere Untersuchungen zeigen, dass vor allem ständiges Diäten gesundheitsschädlich und lebensverkürzend ist. [85, 795] Wer ständig Diäten macht, stirbt früher. [85, 785, 786]

Folgern Sie daraus bitte nicht im Umkehrschluss das Falsche. Zunächst: Wenn sich ein von seiner Konstitution her eher fülliger Mensch (Pykniker) auf sein angebliches »Ideal«-Gewicht herunterhungert, schadet er sich. Bei einem von seiner Natur her eher hageren Menschen (Leptosomen) ist hingegen ein niedriges Gewicht völlig normal und Zeichen bester Gesundheit – und kein Grund für die noch vor wenigen Jahrzehnten üblicherweise verordneten Mastkuren. Es gibt ebenso wenig eine »Idealgewichtsformel«, die für alle Menschen gleichermaßen passen würde, wie es keine gemeinsame Körpergröße für alle gibt. Jeder Mensch ist anders, entsprechend seiner Konstitution und seinem Stoffwechsel. Aus dem Körpergewicht eines Menschen Rückschlüsse auf seine Lebenserwartung abzuleiten, ist so geistreich wie der Versuch, aus dem Schädelumfang auf die Intelligenz zu schließen

Im Grunde basiert die ganze »Idealgewichtspropaganda« auf einem logischen Fehler. Aus der Beobachtung, dass einige schlanke Menschen länger leben, hat man die Begründung dafür abgeleitet, dass Dicke abspecken müssten, um alt zu werden. Wie absurd das ist, zeigt ein etwas überzeichneter Vergleich: Windhunde sind sehr dünn und laufen sehr schnell. Möpse sind dick und laufen langsamer. Kein normal denkender Mensch würde daraus schließen, dass die Möpse nur abspecken müssten, um künftig Rennen zu gewinnen. Klar, dass ein halb verhungerter Mops keinen Windhund besiegt.

Obwohl man heute längst weiß, dass das »Idealgewicht« mehr Schaden als Nutzen gebracht hat, geistert es noch immer durch die Köpfe und durch die Medien. Die Computerprogramme der Fitnessstudios rechnen zum Beispiel noch immer damit.

Diäten: Nichts ist unmöglich

Viele Diäten gingen vom folgenden Rechenexempel aus: 1 Kilo Körperfett enthalte 7.000 Kalorien. Wer also täglich 1.000 Kalorien einspare, müsse in einer Woche 1 Kilo abnehmen. Das klang einleuchtend und einfach, und so begannen viele, an sich gesunde Menschen, Kalorien »einzusparen«.

FdH hieß ein Diät-Motto – wer zu fett war, sollte einfach die Hälfte seiner Kalorien streichen, dann würde er schon abspecken. Da dies in der Praxis aber nicht so einfach funktionierte wie in der Theorie, ersann man immer neue Tricks, um den Bäuchen zu Leibe zu rücken. Die einen empfahlen, keine Kohlenhydrate zu essen, die anderen, auf Fett zu verzichten, wieder andere sahen das Heil im totalen Fasten, in der Nulldiät. Extrem eintönig waren z.B. die ungezählten Eier-, Kartoffel- oder Reiskuren. [79]

Die Dauererfolge all dieser trickreichen Abmagerungsversuche waren (und sind bis heute) ernüchternd. [79, 86, 793] Albert Stunkard, Psychiatrieprofessor an der Universität von Pennsylvania stellte bereits 1975 resigniert fest: Von denjenigen, die sich zu einer Diät entschlossen haben, »brechen die meisten ab. Von jenen, die bleiben, nehmen die wenigsten ab. Von jenen, die abnehmen, nehmen die meisten wieder zu.« [796]

Da helfen auch Pulverdiäten, Ballaststoffriegel oder Wundermittelchen wie Kalorienblocker, Algenpräparate, Tiefenwärme, Saunaanzüge, Abführtees und Akupunktur nichts. Also mussten Psychologen her: Mit Verhaltenstherapie wollte man die ungezügelten Esser zur Vernunft bringen. Seither wird von kleinen Tellern gegessen, Süßigkeiten und Salzstangen sind aus dem Haus verbannt, Ablenkung beim Essen durch Radio und Fernseher sind tabu. Überhaupt esse man am besten nur an einem bestimmten Platz, natürlich nur wenn man wirklich Hunger hat, und vorher ist ein großes Glas Mineralwasser zu trinken, um den Appetit zu dämpfen. Ach ja: und bitte jeden Bissen fünfzigmal kauen.

»Wie man Sünden abarbeitet«
erläutert eine Diätbroschüre von 1976: »Um jede kleine ›Naschsünde‹ abzuarbeiten, müssen Sie kräftig zulangen. Sie müssen zum Beispiel: ... Für eine große Portion Pudding (360 Kalorien) fast zwei Stunden schwimmen und für eine Tasse Tee mit einem Löffel Zucker und einem Esslöffel Rahm sechs Stunden geistige Arbeit leisten«. [87] Wohl bekomm's!

Versagt auch die Psychologie, so treten die Chirurgen auf den Plan. Den armen Dicken werden die Därme verkürzt, der Mageninhalt wird per »Luftballon« verkleinert, die Kiefer werden mit Draht zusammengebunden. Oder man saugt das ungeliebte Fett an den Beinen, am Po und am Bauch »einfach« ab. Was so simpel klingt, ist eine große Operation mit hohen Risiken: angefangen von der Narkose über mögliche »Dellen« und andere Entstellungen (wenn's mal nicht so geklappt hat), bis hin zur Infektionsgefahr durch die riesigen Wundflächen. [791]

Das alles nehmen Menschen auf sich, um schlank zu sein, um dem gesellschaftlichen Druck nachzugeben und dem als ideal angesehenen Körperbild zu entsprechen – auch wenn ihr Körper von der Natur offensichtlich nicht für eine schlanke Figur vorgesehen ist. Die Medien, als Ernährungsberater getarnte Verkäufer von Pulverdiäten und die Fitnessindustrie suggerieren, jeder könne schlank sein – wenn nur das Richtige gegessen und das richtige Gymnastikprogramm exerziert würde. Die vielen Millionen Mark, die mit diversen Diäten verdient (70 Millionen Mark 1992 allein für Pulverdiäten) und die Unsummen, die außerdem für dubiose Wundermittel vom Schlank-Ohrring bis zur Abnehm-Schuhsohle ausgegeben werden, bezeugen, wie tief der Wunsch nach Schlankheit von uns verinnerlicht wurde. [88, 89]

Selbst die Erfolgosigkeit, mit der gegen die Pfunde gekämpft wird, scheint nur wenige Menschen davon abzuhalten, es immer wieder zu versuchen. Angespornt werden sie von immer neuen Plänen, Rezepten, Kursen und Ratgebern. Leider ist es aber so, dass die

Wahrscheinlichkeit abzunehmen, mit jedem neuen Diätversuch sinkt. [84] Je öfter Diäten durchgeführt werden, desto größer ist die Gefahr, den Körper völlig durcheinander zu bringen. Er ist nämlich von Natur aus bestrebt, sein Gewicht konstant zu halten. [79, 800]

Die Folgen erfolgloser Diäten

Mit ständigen Schlankheitsdiäten oder Einschränkungen des Speisezettels unser triebhaftes Essverhalten domestizieren zu wollen, endet in der Regel ohne Erfolg – aber es bleibt nicht ohne Folgen! Körper wie Psyche nehmen auf Dauer Schaden, wenn die natürlichen Regelsysteme überfordert oder durcheinander gebracht werden. Eine der häufigsten Folgeerscheinungen des üblichen Diätmissbrauches ist der Jo-Jo-Effekt.

Auf und nieder, immer wieder ...

Der wohl berühmteste Zeitzeuge für den Jo-Jo-Effekt ist Altkanzler Dr. Helmut Kohl. Alljährlich versucht er sich, durch die strikte Mayr-Kur mit trockenen Semmeln und ein wenig Milch von etwas Leibesfülle zu befreien. Dies gelingt ihm auch, obwohl es doch von Jahr zu Jahr schwerer wird, den Erfolg festzustellen. Und recht bald ist gar nichts mehr davon zu sehen. Dann haben wohl die Gala-Diners, die Bratkartoffeln und der Pfälzer Saumagen dafür gesorgt, dass er nicht nur wieder so aussieht wie vor der Kur, sondern noch ein bisschen fülliger.

Bei all der Energie, die schon in die Entwicklung von Diäten gesteckt worden ist, bei all der Mühe, die Ernährungsberater und Psychologen in Einzel- und Gruppentherapien investiert haben und bei all den Millionen, die schon mit Diätpülverchen, Light-Produkten, dubiosen Fettblockern und Appetitzüglern zum Fenster hinaus geworfen wurden, müssten wir eine Nation von Ranken und Schlanken sein. Die Realität sieht aber anders aus, denn: Diäten machen dick! [778, 792]

Rund 40 Prozent der Frauen und 15 Prozent der Männer in

Deutschland haben schon einmal eine Diät gemacht, viele davon haben schon ein Dutzend und mehr Diäten hinter sich. [18,79] Sicher kennen auch Sie Menschen, die eigentlich immer »auf Diät« sind. Ständig kasteien sie sich, halten tapfer alle erdenklichen »Kuren« durch, widerstehen Geburtstagstorten und Pralinenschachteln. Meistens sind ihre Versuche zunächst von Erfolg gekrönt: Sie haben abgenommen, sind stolz und glücklich. Genauso oft sind sie jedoch zerknirscht und sehen ziemlich unglücklich aus: So oft sie auch abnehmen, so sicher wie das Amen in der Kirche kommen die Kilos wieder zurück. Zu allem Übel nehmen sie bei jedem neuen Diät-Anlauf weniger ab und hinterher mehr wieder zu. Was passiert da? Halten sie sich nicht streng genug an die Pläne? Naschen sie heimlich? Nein, es läuft alles ganz nach Plan, nach Körperplan!

Die Ursache ihres Scheiterns ist nicht etwa Willensschwäche oder Selbstbetrug. Die Menschen können auf Dauer nicht abnehmen, weil sie dafür genetisch nicht ausgestattet sind. Durch Diäten ziehen sie sich wie Dr. Kohl das »Jo-Jo-Syndrom« zu. Und so funktioniert es: Unsere Vorfahren haben im Laufe von Jahrmillionen eine erfolgreiche Strategie bei Hungersnöten entwickelt. Ihre Fähigkeit, möglichst viel Nahrungsenergie effektiv zu speichern und möglichst wenig davon zu vergeuden, war ihr Überlebensvorteil.

Wurde nun die Nahrung knapp, begannen die Energiespeicher im Körper zu schrumpfen. Je stärker das Signal »Hunger«, desto größer wurde der Antrieb, sich etwas Essbares zu beschaffen. Und je mehr Fettreserven während der Nahrungskrise verbraucht wurden, desto stärker versuchte der Körper, sich für die nächste Hungerperiode zu wappnen. Dies gelingt ihm, indem er seinen Energieverbrauch herunterschraubt und andererseits die Nahrung intensiver ausnutzt.

Wenn also ein Mensch sich einer künstlichen Hungersnot aussetzt, sprich einer Diät, vor allem, wenn es eine strenge Diät ist (1.000 Kalorien oder weniger), boykottiert sein Körper dieses Vorhaben. Er spart Energie, wo es nur geht, um das Überleben zu sichern und nutzt jede Nahrungskalorie so gut aus, wie er kann. Schließlich ist der Körper ja flexibel. Die Umstellung auf dieses Notprogramm kann sehr drastisch sein (s. Kasten S. 257 f.). [79] Der Körper kann zur Not mit sehr wenig Energie auskommen.

Hat der Mensch trotz seines widerspenstigen Körpers einige Kilo abgespeckt und ist zufrieden oder hat er die Nase voll, bricht er die Diät ab. Letzteres passiert häufig, weil es trotz tapferen Hungerns zu einem Gewichtsstillstand gekommen ist. Nachdem anfänglich die Pfunde (überwiegend in Form von Wasser) purzelten, bleibt der Zeiger der Waage plötzlich hartnäckig auf der gleichen Zahl stehen, obwohl man sich streng an den Plan hält. Der Körper hat sozusagen die »Notbremse« gezogen und auf »Sparprogramm« geschaltet.

Nach Abbruch der Diät isst der Mensch meistens wieder »normal«. Sein Organismus läuft aber immer noch auf Sparflamme, das heißt, er nutzt die Nahrung weiterhin intensiv aus. [90] Es passiert, was passieren muss: Der Mensch nimmt wieder zu. Da die Umstellung auf den wiedererlangten Luxuszustand »Es-ist-genug-zu-essen-Da« etwas dauern kann, nimmt der Arme nicht nur das vorher mühsam Abgespeckte zu, sondern oft auch noch ein bisschen mehr. So sorgt der Jo-Jo-Effekt dafür, dass man mit Diäten mal schlank und dann wieder dick wird. Am Ende ist der Diäter fast immer dicker, es sei denn, er rutscht in eine Essstörung ab.

Heißhunger, Süßhunger & Co.

Die Vorstellung, das Essverhalten der Menschen über den Willen und über einstudierte Regeln zu steuern, heißt, die Kraft der Natur und die Biologie des Menschen zu verkennen. [857] Sie ist es, die die Ziele der Ernährungsaufklärung vereitelt. Sonst würden sich die meisten Menschen schon lange »bewusster« ernähren und nur noch kontrolliert essen. Wieso gibt es die hageren Bohnenstangen fast nur in Modejournalen, während zahllose Menschen sich tagaus, tagein immer wieder von neuem bemühen, etwas gegen ihre überflüssigen Pfunde zu tun und sich vornehmen, fürderhin nur noch Magerquark mit Radieschen zu genießen?

Die Erfahrungen der letzten Jahrzehnte zeigen, dass sich der Stoffwechsel des Menschen nicht so leicht manipulieren lässt. Und wer es dennoch versucht, indem er sich ständig bewusst mit seiner Ernährung auseinander setzt, dauernd versucht, Kalorien zu sparen, sich Lebensmittel verbietet, nach Plänen isst, Mahlzeiten auslässt und auf Lieblingsspeisen verzichtet, der muss nicht nur mit körperlichen Folgen rechnen. Auch das seelische Wohlbefinden, der Umgang mit dem Essen und soziale Gepflogenheiten werden sich durch das ständige Nachdenken über Schokoladeneis, Haxen und Kalorien verändern.

Das Verlangen nach »verbotenen Früchten« kann ins Unermessliche steigen. Gerade die »Diäterfahrenen« berichten häufig über Schwierigkeiten mit ihrem Essverhalten: Sie erleben Heißhungerattacken, oder gieren nach Süßigkeiten, die ja während der Diät meist als erstes vom Speiseplan gestrichen wurden. Je häufiger jemand Diäten gemacht hat, desto größer sind seine Schwierigkeiten beim Essen. [18, 92]

Diese Probleme entstehen, weil durch bewusstes Handeln in den spontan und automatisch ablaufenden Prozess der Sättigung eingegriffen wird. Psychologen nennen das »kognitive Kontrolle«. [79]

Vom Schlankheitsideal und den Diätberatern zu irrealen Zielen getrieben, verleugnen die Menschen ihren Körper: Sie trauen ihrem Appetit und der natürlichen Sättigungsregulation nicht mehr. Stattdessen überlegen, rechnen und beschließen sie, nach 450 Kalorien beim Mittagessen aufzuhören. Das bedeutet, auf die Suppe, die Soße und das Dessert zu verzichten, egal ob man noch Hunger oder Appetit darauf verspürt. Ob sie dann letztlich wirklich nur 450 Kalorien gegessen haben, ist – wie weiter oben dargelegt – ohnehin fraglich, da Kalorienangaben und Tabellenwerte äußerst zweifelhaft sind.

Im Gegensatz zur natürlichen, flexiblen und unbewussten Regulation ist das kognitive, vom Denken gesteuerte Handeln sehr anfällig für Störungen. Wird die selbst auferlegte »Diätgrenze« einmal überschritten, ist man einmal »schwach« geworden, dann bricht nicht selten die gesamte Kontrolle zusammen: man isst hemmungslos und oft mehr, als zum Satt- und Zufriedenwerden notwendig gewesen wäre. [79, 92]

In zahlreichen Versuchen haben Psychologen die verschiedenen Essmuster untersucht. Es stellte sich heraus, dass Menschen, die ihre Kalorienaufnahme sehr stark kontrollieren, normalerweise weniger essen als spontane Esser – sofern man sie in Ruhe lässt.

Sobald jedoch Störungen auftreten, etwa indem sie in Stress versetzt werden, bricht die kognitive Esskontrolle zusammen. Die »Diätgrenze« wird überschritten und es wird hemmungslos gegessen. [801] Bei solchen Gelegenheiten, die im täglichen Leben sicher keine Seltenheit sind, verspeisen die ursprünglich stark kontrollierten Esser deutlich mehr als Menschen, die spontan essen. [79, 92, 93]

Das deutet darauf hin, dass der Körper versucht, vom Verstand »angeordnete« Obergrenzen zu umgehen, sofern sie nicht mit seinen Bedürfnissen übereinstimmen. Der Körper von gezügelten Essern lebt quasi im ständigen Entzug. Ihre Stimmung ist schnell im Keller. Um sich effektiv zu holen, was ihm fehlt, steigert ihr Körper die Lust aufs Essen, auf Süßes und Fettes, die Lust auf mehr. Die geplagten »Diäter« empfinden sich als willensschwach und unbeherrscht. In dem Maße, wie ihr Gewicht wieder steigt, schwindet das Selbstwertgefühl. Es leuchtet außerdem ein, dass die normale Sättigung irgendwann tatsächlich nicht mehr funktioniert, wenn sie nur oft genug durch Diäten gestört wird.

Es gibt heute viele Menschen, die die Psychologen als »gezügelte Esser« bezeichnen: Sie sind dadurch gekennzeichnet, dass sie ständig versuchen, ihre Kalorienaufnahme einzuschränken, insbesondere indem sie sich bei Fett und Zucker zurückhalten. [79, 801] Diese Menschen haben das Prinzip Diät verinnerlicht. Man könnte auch sagen, dass sie Opfer des Diätenwahns geworden sind, denn das lustvolle »Essen, worauf man Appetit hat« wurde ihnen genommen.

Das Minnesota-Experiment

Die Erkenntnisse über die Probleme, die durch Diäten entstehen, sind durchaus nicht neu. Am Ende des Zweiten Weltkrieges, als in Europa und vielen anderen Teilen der Welt die Nahrung knapp war, wollte man genauer wissen, welche Folgen das Hungern hat. 1944 nahmen 36 junge gesunde Männer in Minnesota, statt in den Krieg zu ziehen, an einem Experiment teil.

Für drei Monate erhielten sie eine normale sättigende Kost. Dann folgte die sechsmonatige Hungerphase, in der ihre Ration halbiert wurde. Anschließend gab's noch einmal drei Monate lang ausreichend zu essen.

Diese Studie ließ damals schon erahnen, welche Probleme später durch die Diäten auf uns zukommen würden. Und sie zeigte, dass Kalorienrechnen keinen Sinn hat, da der Körper versucht, dem drohenden Gewichtsverlust entgegenzuwirken. So kam es, dass die Versuchspersonen im Durchschnitt nur etwa halb so viel abnahmen, wie rein rechnerisch aufgrund der »Kalorieneinsparung« zu erwarten gewesen wäre. Es lag daran, dass ihr Grundumsatz bis zu 40 Prozent erniedrigt war und dass sie ihre körperlichen Aktivitäten verringert hatten.

Aber auch die Essgewohnheiten der Teilnehmer veränderten sich: Sie sprachen ständig übers Essen, das zum zentralen Lebensinhalt wurde. Sie litten unter Konzentrationsstörungen, ihr sexuelles Interesse sank, Depressionen und Stimmungsschwankungen peinigten sie – alles Dinge, die wir heute von Diätgeschädigten kennen. Die Sättigungsregulation der »Testhungerer« war gestört, zum Teil so nachhaltig, dass die Probleme auch nach Versuchsende nicht verschwanden: Es kam zu Heißhungeranfällen, sie konnten nicht mehr gut mit dem Essen aufhören, das Sättigungsempfinden war geschwächt und trat nur zögernd ein. [79, 868]

Abnehmen, um gesund zu sterben

Und doch gibt es immer wieder einige wenige Menschen, die es tatsächlich schaffen, ihr Übergewicht auf Dauer zu senken. Werden diese Glückspilze dafür wenigstens mit Gesundheit und langem Leben belohnt? Schließlich gilt immer noch die Gleichung der Ernährungsmedizin: schlank – gesund. Leider haben die Diät-Experten offenbar noch nie einen Blick in die bisher abgeschlossenen Langzeitstudien riskiert. Vielleicht, weil die Ergebnisse sie arbeitslos machen würden?

Denn 25 Langzeitstudien kamen zu dem Ergebnis, dass die Sterblichkeit nach dem Abnehmen zunimmt. Wer erfolgreich schlanker wurde, starb im statistischen Mittel also früher als diejenigen, die dick geblieben waren. Als Todesursache wurden besonders häufig Herz- und Hirninfarkte diagnostiziert, Krankheiten also, von denen angeblich vor allem Übergewichtige bedroht sein sollen. Besonders ernüchternd für die Ernährungsmedizin: Die Patienten hatten nach dem Gewichtsverlust viel günstigere Cholesterinspiegel als vorher – ein weiterer Hinweis, dass der Cholesterinspiegel nicht viel mit dem Herzinfarkt zu tun haben kann. Keine einzige Studie konnte eine Senkung der Sterblichkeit nach dem Abnehmen belegen. [840, 858]

Beinahe wie Blasphemie muss eine Studie der israelischen Ärzte Shlomit Yaari und Uri Goldbourt auf die Glaubensbekenntnisse der Experten wirken. Das Ergebnis ihrer Studie mit 9.228 Männern zwischen 40 und 65 Jahren: Wem sein Leben lieb ist, der sollte – egal wie schwer er ist – sein Gewicht halten oder leicht zunehmen. Männer, die im Untersuchungszeitraum mehr als 5 Kilogramm abgenommen hatten, hatten ein annähernd doppelt so großes Risiko zu sterben, wie Männer, deren Körpergewicht stabil geblieben war. Dies galt für alle Gewichtsklassen – auch für schwer Übergewichtige. [859]

Auch der berüchtigte Jo-Jo-Effekt ist keineswegs nur eine lästige, aber harmlose Begleiterscheinung erfolgloser Schlankheitskuren. Er begünstigt Bluthochdruck, Diabetes und Herzinfarkt. [861–863, 867]

Speziell fettarme Diäten führen häufig zu Gallensteinen und Gallenkoliken. [864, 866] Die Gallenflüssigkeit wird benötigt, um das Fett zu verdauen. Wird der Gallenfluss bei fettarmer Ernährung gebremst, wird die Galle dickflüssiger und kann leichter als »Stein« auskristallisieren. Doch damit nicht genug. Diäten stören die Östrogenproduktion, was zum Verlust von Knochenmasse führt. Deshalb dürfen Diäten in der westlichen Welt als Hauptursache von Osteoporose angesehen werden. [860]

Fasst man die Fülle der Studien zusammen, die zum Thema Diäten, Übergewicht und Abnehmen durchgeführt worden sind, so bleiben fünf Schlussfolgerungen übrig:

1. Der Körper lässt sich nicht beliebig manipulieren. Das Körperge-

wicht und die Tatsache, ob jemand ein guter oder schlechter Futterverwerter ist, wird überwiegend von den Erbanlagen bestimmt. [92, 94, 799, 857]

2. Das ständige Denken ans Essen führt in vielen Fällen zu Essstörungen. [92, 801, 868]

3. Diäten machen dick. [792, 800]

4. Diäten machen krank und unglücklich. [840, 861, 863, 867]

5. Wer Diäten macht – egal ob erfolgreich oder nicht – stirbt eher. [863, 865, 866]

Die tatsächlichen oder vermeintlichen Probleme einer »falschen Ernährung« verblassen angesichts der gesundheitlichen Schäden durch den Volkssport »Diätmachen«. Jede verantwortungsbewusste Ernährungsberatung wird deshalb von sich aus auf die gravierenden Folgen einer Diät hinweisen.

Das organisierte Erbrechen: Süchte, die Beifall finden

Ein nachhaltig gestörtes Essverhalten ist vielleicht die tragischste Folge des Schlankheits- und Diätenwahns. Rund 90 Prozent der Menschen, die mehr als vier Diäten ausprobiert haben, berichten über Schwierigkeiten im Essverhalten. [18] Dabei sind es gerade die Diäterfahrenen und die gezügelten Esser, die den Forderungen der Ernährungsaufklärung gefolgt sind: Sie essen nicht mehr spontan, sie kontrollieren ihre Nahrungsaufnahme, sie ernähren sich bewusst – genau so wie es die Ernährungsaufklärung wollte. [92] Sie kauen jeden Bissen zwanzigmal, kennen die vermeintlichen »Kalorien« jeder Speise exakt und achten aufs Cholesterin. Daher findet ihr Verhalten auch großen Beifall: Es ist ein gesellschaftlich angesehenes Verhalten, ein sozial akzeptierter Einstieg in die Sucht.

Magersucht und Stierhunger

Zwei Formen der Essstörungen, die sich in unseren Breiten epidemieartig ausbreiten, sind die Magersucht (Anorexie) und die Ess-Brechsucht (Bulimie, Stierhunger). Magersüchtige leiden nicht etwa unter Appetitmangel. Sie sind abhängig, süchtig nach Hunger. Sie können einfach nicht mehr damit aufhören, hungern sich förmlich zu Tode. Als Folge ihrer Sucht empfinden sie ihren ausgemergelten Körper noch als zu dick, drangsalieren ihn mit extremen Anstrengungen, Abführmitteln und Entwässerungstabletten und können nicht einsehen, dass sie lebensbedrohlich krank sind. Schätzungsweise 15-20 Prozent der Magersüchtigen sind nicht mehr zu retten, sie sterben den Hungertod im Schlaraffenland. [387, 503] Am Anfang ihrer Sucht stand sehr oft eine Diät. [96, 99, 431, 801]

Ess-Brechsüchtige bekommen (manche mehrmals täglich) heftige unkontrollierbare Essanfälle, bei denen sie sich mit unvorstellbaren Lebensmittelmengen vollstopfen. Sie können erst dann aufhören, wenn ihr Bauch so schmerzt, dass partout nichts mehr hineinpasst oder wenn sie von jemandem gestört werden. Nach dem großen Fressen kommt der Katzenjammer, und die meisten Bulimiker beeilen sich, den Inhalt ihres Magens schleunigst wieder loszuwerden: Sie brechen alles wieder aus.
Ess-Brechsüchtige leiden unter ihrer Krankheit, fühlen sich pervers und abnormal. Deswegen halten sie ihre Sucht geheim. Selbst Lebenspartner und Familienangehörige ahnen oft nichts von den beiden Süchten, die sie plagen, wissen nichts von den hemmungslosen Fress- und Kotzorgien. Aus Angst vor dem Zunehmen machen Bulimiker immer wieder strenge Diäten und nehmen große Mengen Abführ- und Entwässerungsmittel ein. Schätzungen zufolge sind in Deutschland zwischen 1 und 5 Prozent der Frauen im Alter von 15–35 Jahren betroffen. [92, 387] Das sind über eine Million Frauen, Tendenz steigend. Wahrscheinlich liegt ihre Zahl noch wesentlich höher, denn

> Ess-Brechsüchtige sind meist schlank, fallen daher nicht auf und werden sogar bewundert. Auch am Anfang ihrer Sucht stand sehr oft eine Diät. [97, 99, 431, 801]

Das Leid Essgestörter lässt sich schwer in Worte fassen. Kann man sich wirklich vorstellen, dass Menschen kaum noch an etwas anderes denken als an Essen, Kalorien und Abnehmen? Dass der Wunsch nach der schlanken Figur jemanden so besessen macht, dass er seinen Körper und seine Gesundheit ruiniert, Familie und Freunde vernachlässigt? Magersucht und Stierhunger sind Süchte, genau wie die Sucht nach Heroin, Kokain oder Crack. [99] Außenstehende können diese Abhängigkeit kaum nachvollziehen und halten sie nicht selten für eine Art von Verstocktheit, die mit ein wenig guten Willen und ein paar psychologischen Tips leicht zu beheben wäre. »Es ist leicht, die Macht des Wunsches, schlank zu sein, zu unterschätzen«, mahnt Hans Huebner, Psychiatrieprofessor an der Cornell-Universität. [99] Die körperlichen und seelischen Folgen der Magersucht und der Ess-Brechsucht aufzuzählen, würde viele Seiten in Anspruch nehmen. Als Beispiele seien genannt: Veränderungen des Blutbildes, des Hormonhaushaltes und des Gehirnstoffwechsels, Ausbleiben der Monatsregel, Gefahr des Knochenschwundes (Osteoporose), trockene Haut, Haarwuchs am ganzen Körper, Störungen des Körpersalz- und Körperwasserhaushaltes, Zahnschäden durch die erbrochene Magensäure, Schwellungen der Speicheldrüsen, Herzrhythmusstörungen, Nierenversagen, Unterkühlung, niedriger Blutdruck und eine Verkleinerung des Gehirns. [91]
Und trotzdem hungern, schlingen und kotzen sie weiter. Ein solches Verhalten erinnert an den Jogger auf der Jagd nach dem Runner's High (s. S. 232), an Fixer und Alkoholabhängige – kurz, es ist das typische, selbstzerstörerische Verhalten von Süchtigen. Um zu verstehen, wie man von Hunger, Magerkeit und Erbrechen so abhängig wie von harten Drogen werden kann, schauen wir uns einmal die Entstehung von Essstörungen an.

Von der Diät zur Sucht

Eine große amerikanische Untersuchung, die Minnesota-Studie (s. S. 257 f.), hat deutlich gezeigt, was durch Wenigeressen, sprich Diät halten, passiert: Vorher gesunde Menschen klagen über Essanfälle, Heißhunger, fehlende Sättigung und ständige Beschäftigung mit dem Essen – selbst dann noch, wenn die »Diätphase« längst vorüber ist. Von der Diät bis zur Essstörung sind es oft nur wenige Schritte. Beim kontrollierten gezügelten Essen während einer Abmagerungskur beenden nicht die physiologischen körperlichen Sättigungssignale (s. S. 256) die Mahlzeiten, sondern kognitive, vom Verstand gesetzte Grenzen. Durch die Diät oder das gezügelte Essverhalten entsteht ein doppelter Druck, denn der Körper ist ständig »auf Entzug«. Einerseits steigern die ständigen Entbehrungen die Lust auf Nahrung. Andererseits können die natürlichen Sättigungsmechanismen nach und nach abstumpfen, denn man isst nach Plan, die Mahlzeiten werden zu früh beendet oder sie bestehen aus Light-Produkten, die dem Körper nicht das geben, was er erwartet (s. S. 268 ff.). Da wundert es nicht, wenn das Essverhalten immer anfälliger für Störungen wird und die natürliche Regulation eines Tages zusammenbricht. [92, 431]

Diese Überlegungen könnten erklären, warum Menschen, die Diäten machen, Schwierigkeiten mit dem Essen bekommen. Sie erklären aber noch nicht, warum manche so schwere Essstörungen wie Anorexie und Bulimie entwickeln. Wie kommt es zu diesen fatalen Süchten, was hält sie aufrecht, so lange bis Körper und Seele ruiniert sind?

Hunger – die Droge junger Mädchen

Erinnern Sie sich an die Genussmittel in Kapitel 6? Dort haben wir erläutert, dass die Attraktivität vieler Lebens- und Genussmittel und vieler Verhaltensweisen (wie dem Rennen bis zum Umfallen) vom Serotonin, von Opiaten und körpereigenen Drogen, den Endorphinen, bestimmt wird. Auch bei den Esssüchten spielen diese Faktoren eine Rolle. Halten wir fest: Essen verbessert die

Laune, entweder direkt über opiatwirksame Stoffe oder indirekt über eine Erhöhung des Serotoninspiegels im Gehirn. Außerdem kann der Organismus selbst Drogen herstellen, die Endorphine. [550]

Mit Endorphinen belohnt sich der Körper, und sie helfen ihm, in Krisenzeiten zu überleben: sie verscheuchen Depressionen, verringern das Schmerzempfinden und die Angst – kurz, sie erhöhen das Wohlbefinden. Auch hier stoßen wir wieder auf das Lustprinzip. Was Lust bereitet, möchte man immer wieder haben, bei Unlustgefühlen tritt das Gegenteil ein. Mit diesem System von Belohnung und dem Wunsch nach steter Wiederholung hat die Natur lebenserhaltende, notwendige Vorgänge wie Nahrungsaufnahme und Sexualität fest in unserem Verhalten verankert. Endorphine sind starke »Lustmacher«, deshalb können sie unter besonderen Umständen auch süchtig machen. Das ist die Kehrseite der Medaille. [550]

Warum der eine süchtig wird und andere nicht, wissen wir nicht. Es gibt sicherlich Faktoren im Leben eines Menschen, die ihn anfällig für Süchte machen, zum Beispiel die Neigung zu depressiver Stimmung oder ein geringes Selbstwertgefühl. Vielleicht spielen auch Störungen im Endorphin- oder Hormonhaushalt eine Rolle. Neben dieser »Veranlagung« oder Empfänglichkeit für süchtiges Verhalten ist aber noch ein zweiter Punkt ausschlaggebend: Man muss mit der Droge und ihren Wirkungen in Kontakt kommen. Professor Hans Huebner von der Cornell-Universität hält das »Abnehmen als sozial akzeptierten Weg, sich besser zu fühlen« für die erste Kontaktmöglichkeit mit der Droge Hungern. [99]

Versuchen wir uns die Suchtentstehung an einem Beispiel zu verdeutlichen. Nehmen wir ein junges Mädchen in einer westlichen Wohlstandsgesellschaft. Schlanksein ist wichtig und erstrebenswert. Das Mädchen ist in der Pubertät, wechselt die Schule und hat Liebeskummer. Sie hat also eine Menge Stress und ist nicht bester Laune. Zunächst tröstet sie sich mit Schokolade. Auf diese Weise futtert sie sich ein wenig »Kummerspeck« an. Das ist bei Liebeskummer eigentlich ganz normal. In ihrer Schule und bei den Freundinnen ruft es jedoch alles andere als Anerkennung hervor, und gerade die hat sie in ihrem Zustand bitter nötig. Irgendwann ist ihre

Stimmung auf dem Nullpunkt. Nun entscheidet sie sich, eine strenge Diät zu machen. Alles läuft prima, sie nimmt ab und erntet dafür von allen Bewunderung. Ihre Laune ist fantastisch.

Was auf den ersten Blick harmlos und »normal« aussieht, kann jedoch unter Umständen fatale Folgen haben: Dieses junge Mädchen hat zum ersten Mal die Erfahrung gemacht, dass sie durch Verzicht auf Nahrung ihre Stimmung heben kann. [99]

Ihr Körper hat die negativen Seiten einer Diät (Hunger, Gereiztheit, Depression) sehr effektiv mit Endorphinen überdeckt. Mit Endorphinen macht der Körper extreme Schmerz- und Hungerzustände »erträglich«. Diese Anpassung entsteht »binnen weniger Tage strenger Diät und hält so lange an, wie es dem Körper an Essen mangelt«, so Professor Huebner. [99] Daher geht es unserem jungen Mädel während des Hungerns gut, sogar besser als mit der miesen Stimmung vor der Diät. Die erhebliche soziale Anerkennung durch den Gewichtsverlust steigert ihr Wohlbefinden noch. Überwiegt die Belohnung durch die körpereigenen Endorphine die anfänglichen Unlustgefühle durch das Hungern sehr stark, dann ist es kein Wunder, wenn sie süchtig danach wird.

Dass eine echte Abhängigkeit entsteht, zeigt sich spätestens dann, wenn unsere junge Dame ihr »Zielgewicht« erreicht hat und aufhören will, Diät zu halten: Es gelingt ihr nicht. Ihr Körper verlangt weiterhin nach den schönen Gefühlen und dem »High«. Ihre Abhängigkeit wird sie immer weiter hungern lassen, obgleich sie sich viel mit Ernährung und Lebensmitteln befasst, obwohl sie allmählich sozial vereinsamt, sich von Freunden und der Familie zurückzieht und obwohl ihr Körper längst nicht mehr dem Schönheitsideal entspricht, denn sie ist inzwischen ziemlich abgemagert. [99]

Allerdings merkt sie es nicht. Die Sucht verstellt ihr den Blick für die Realität. Die Sucht sorgt dafür, dass sich Menschen, die bis aufs Skelett abgemagert sind, immer noch als zu dick empfinden. Der süchtige Körper tut alles, um an die Stimmungsaufheller zu kommen. Aber nun braucht er immer mehr davon, und zum Entsetzen der Magersüchtigen geht die Wirkung – wie bei jeder echten Droge – langsam aber sicher zurück. Die Angst kehrt zurück, die Stimmung lässt sich nicht mehr so leicht aufputschen. Waren es anfangs noch euphorische Zustände, die als Belohnung winkten, so ist daraus vielleicht schon längst nur noch ein kurzes Auftauchen aus der Depression geworden. [99]

Eine andere Sucht ist die Bulimie, die Ess-Brechsucht. Auch hier steht am Anfang die Tendenz, sich mit Essen zu belohnen, so wie unser magersüchtig gewordenes Mädchen, als es Liebeskummer hatte. Dies ist ganz normal, denn das Verlangen zu essen ist eine universelle Antwort auf Stress, und die Nahrungsaufnahme hat eine beruhigende Wirkung. Während Magersüchtige diesem natürlichen Impuls irgendwann widerstehen und ihre Droge im Hungern finden, geben ihm Esssüchtige und Essbrechsüchtige nach. [99]

Ein großes Problem dabei ist die Angst vor dem »Fettwerden«. So werden immer wieder Diäten gemacht, Abführmittel eingenommen, Appetitzügler geschluckt. Während der Diätphase geht es einer Bulimikerin meist ähnlich gut wie einer Magersüchtigen, denn auch sie profitiert von den körpereigenen Endorphinen während des Hungerns. Doch der ständig wiederkehrende Nahrungsentzug steigert auch ihre Lust zu essen: es kommt zu regelrechten Anfällen, bei denen die Esssüchtigen keine Kontrolle mehr über ihr Verhalten haben. Und irgendwann ist »das« Supermittel entdeckt, »die« Methode, um Fressattacken und Schlankheitsstreben unter einen Hut zu bringen: man steckt den Finger in den Hals und all die scheußlichen Kalorien, die heimtückischen Dickmacher kommen wieder raus. So können Bulimiker schlank bleiben und trotzdem essen, keiner bemerkt ihre Sucht und sie müssen keine hässlichen Fettpolster an ihrem Körper ertragen. Dass Bulimiker nicht unter »dem sozialen Stigma von Über- oder Untergewichtigkeit« zu leiden haben, erklärt nach Professor Huebners Meinung »die extrem große Zahl junger Frauen«, die von Ess-Brechsucht betroffen sind. [99] Deshalb beobachten wir heute auch eine Verschiebung von der Magersucht zur schwerer erkennbaren Bulimie.

Die Süchte verselbständigen sich: Man fühlt sich mies und isst. Das Essen beruhigt und belohnt den Körper. Wer sich jedoch ständig davor fürchtet, dick zu werden, hat wenig von der Belohnung durch Essen, sondern ein »schlechtes Gewissen«. Deswegen werden Bulimiker auch vom Erbrechen abhängig, denn nur das »Wieder-von-sich-Geben« der unseligen Kalorien und Essensmengen kann nun noch Belohnung sein. Selbstverständlich finden auch Bulimiker es anfänglich scheußlich, sich zu übergeben. Doch ist dieser Vorgang erst einmal mit einer belohnenden Endorphinausschüttung verknüpft, werden sie mindestens genauso abhängig davon, wie vom Essen und vom Hungern. Professor Huebner nimmt außerdem an, dass auch die Abführ- und Entwässerungsmittel zu einer Endorphinausschüttung führen können, was den Teufelskreis noch verstärkt. [99]

Wir fassen zusammen: Hungern wirkt wie eine Droge, die süchtig machen kann. Entscheidend ist, dass in einer depressiven Phase mit der Diät begonnen wird. Die gesellschaftliche Anerkennung von Diäten macht die negativen Empfindungen des Hungers erträglich, bis der Körper mit Endorphinen für eine Euphorie sorgt. Die Abhängigkeit vom Hungern beginnt. Die Sucht verlangt nach immer stärkerem Hunger. Irgendwann ist der Körper so ausgemergelt, dass nicht mehr weiter abgenommen werden kann, um das Verlangen nach Endorphinen zu befriedigen. Es kommt schließlich zum »burn out«, zum Ausgebranntsein, wie bei bei einem Fixer. [99]

Bulimiker befinden sich ähnlich wie Magersüchtige im ständigen Nahrungsentzug, weil sie entweder auf Diät sind oder das Heruntergeschlungene wieder erbrechen. Doch weder das Hungern noch das Essen kann ihre Sucht befriedigen. Schließlich erreichen sie ihr »High« nur noch durch Erbrechen. [99]

Bulimie, Anorexie und auch die gemischten Formen der Essstörungen gibt es nicht erst seit gestern. Aber in den letzten Jahren haben sie in unserer Gesellschaft in beunruhigender Weise zugenommen. Ermöglicht wird dies durch die steten Ermahnungen, ja nicht »dick« zu werden. Ohne Schlankheitswahn und Diätenterror hätten wir mit Sicherheit weniger solche Schicksale zu beklagen.

Was bleibt angesichts des Elends essgestörter Menschen vom Glanz der Diäten, von »bewusster Ernährung« als Ausweg aus dem Dilemma zwischen vollen Tellern und erwünschter Magerkeit? Doch nur die Überzeugung, dass der Mensch seine Triebe nicht beliebig manipulieren kann und dass alle Ernährungsberater vorher darüber nachdenken sollten, ob ihre Ratschläge die Klientel nicht in die Sucht treibt.

Wie funktioniert nun unser Essverhalten normalerweise? Wie reguliert der Körper seine Nahrungsaufnahme? Eine Antwort auf diese Fragen fand man bei der Untersuchung solcher Lebensmittel, die den Organismus »austricksen« sollen.

Das Leid mit den Light-Produkten

Das Leben ist leichter geworden mit Light-Butter, Light-Wurst, Light-Cola, Light-Mineralwasser, Light-Zigaretten, Light-Bier und Light-Katzenfutter. Es gibt kaum ein Markenprodukt, das in den letzten Jahren nicht auch als »Light«-Variante erschienen wäre. Und die Kundschaft langte kräftig zu. Schließlich vermitteln die »Leichten« den Eindruck, man könne damit ungehemmt genießen und trotzdem schlank werden.

Glaubt man der Lebensmittelindustrie, so ersann sie für uns einen plausiblen Ausweg aus dem Dilemma zwischen Esslust und Diätenfrust, zwischen Waage und Kühlschrank: Endlich sind die Hersteller den Forderungen von Ernährungsmedizinern und Diätberatern gefolgt und haben dafür gesorgt, dass es Lebensmittel mit weniger Kalorien gibt. Man darf nun offensichtlich wieder zulangen und essen, was und wie viel das Herz begehrt. Nach dem Motto »Mehr Genuss pro Kalorie« sollen Light-Produkte ein wenig Wonne und Leichtigkeit in das Leben der Diätgeplagten bringen. Die Lebensmittelhersteller haben uns das Nachdenken über gesunde Ernährung und das mühsame Kalorienzählen abgenommen.

War es vor der Light-Ära noch so, dass alles, was Spaß machte, entweder verboten, unmoralisch oder als Dickmacher verschrien war, so brechen jetzt goldene Zeiten für figurbewusste Schlemmer an. Die Dickmacher scheinen entwaffnet. Das Prinzip ist denkbar einfach: Raus mit dem Zucker und dem Fett und rein mit Süßstoff, Fettersatz oder Wasser! Das spart mächtig Kalorien. Und das fade Wasser »frisieren« die Hersteller dann mit Geschmacksstoffen und »Mundgefühlregulatoren« so zurecht, dass wir den Unterschied zum Original nicht merken. [453]

Angeschmiert mit Pseudofett

Light-Produkte sind Imitate, denn bei ihrer Herstellung werden traditionelle Lebensmittelbestandteile durch etwas völlig anderes, meist Wasser, ersetzt. Greifen wir beispielhaft eines der größten Wunderwerke moderner Lebensmitteltechnologie heraus: Die »Light-Butter«, auch »Halbfett-Butter« genannt. Mit diesem High-tech-Erzeugnis wird versucht, unsere klassische Butter zu imitieren. Die Hälfte der Butter ist hier durch Wasser ersetzt. Dank moderner Chemie ist sie streichfähig, sie schmilzt im Mund wie echte Butter und kleidet den Gaumen aus wie Sahne – und ist doch nur Wasser. Man muss natürlich ein bisschen nachhelfen, damit flüssiges Wasser schnittfest wird. Zum Beispiel mit einem Verdickungsmittel wie Gelatine. Und da sich Fett und Wasser nicht mischen, ist auch noch ein Emulgator nötig, der die beiden sich widerstrebenden Stoffe miteinander vereint. Das Ganze noch mit etwas Farbstoff, Aroma und Konservierungsmittel aufgepeppt – und fertig ist das Kunst-, pardon Light-Produkt.

Wenn das keine geniale Idee ist! Satte 4.000 Mark pro Kubikmeter Wasser blättern die Kunden auf den Ladentisch. Eine teurere »Verpackung« als die »Panschbutter« wurde für das kostbare Nass wohl noch nicht erfunden. Das sollten sich die städtischen Wasserwerke mal zum Vorbild nehmen: Bei ihnen kostet dieselbe Wassermenge zur Zeit maximal 7 Mark, mitsamt der Kanalisationsgebühr.

Doch die Methode mit dem Wasser funktioniert leider nicht bei allen Imitaten. Liest der interessierte Kunde auf der Zutatenliste eines Salatdressings für die schlanke Linie etwas von »modifizierter Stärke«, so ahnt er meist nicht, welche Funktion diese ominöse Substanz in dem »Salatbenetzer« wirklich hat: Modifizierte Stärke taugt als Fettersatzstoff. [613-615] Stärke ist aber staubtrocken, wie jeder weiss, der schon mal eine Soße damit angedickt hat. Wie also kann ein Stärkeprodukt das cremig-weiche, sahnig-gleitende Mundgefühl von Fettigem nachahmen?

Damit die mehlige Stärke einen »fettigen« Geschmackseindruck hinterlassen kann, müssen Chemiker ran. Sie bearbeiten das Kohlenhydrat, in der Regel ist es Maisstärke, mit Salzsäure oder Schimmelpilz-Enzymen. [613-615] Das Resultat quillt in Wasser unter

Ausbildung einer cremigen Konsistenz auf. Im Mund des Kunden hinterlässt sie dann ein ähnliches Gefühl wie Sahne.

Wer Stärke in Fettähnliches verwandeln kann, sollte das auch mit Eiweiß schaffen. Billiges Eiweiß steht als Molke, die bei der Käserei in riesigen Mengen anfällt, zur Verfügung. Hier allerdings sind nicht die Chemiker gefragt, sondern die Technologen. »Mikropartikulation« heißt ihr Zauberwort. Dabei werden die Eiweißteilchen unter Druck in winzigste Kügelchen von einigen tausendstel Millimeter umgewandelt. Sie müssen sehr klein und gegeneinander verschiebbar sein, damit die Zunge sie nicht als einzelne Partikel erkennen kann, sondern als gleitenden Film wahrnimmt. Dann fühlen sie sich im Mund des Kunden beinahe so sahnig an wie echtes Fett. [444]

Die Herstellerfirmen geben diesen Fettersatzstoffen aus Eiweiß und Kohlenhydraten dann so wohlklingende Namen wie »Simplesse«, »Trailblazer« und »Nutrifat PC«. In den USA sind solche Produkte schon längst auf dem Markt. [444] Bei uns kann man die Fettersatzstoffe aus Eiweiß leider nicht ohne weiteres erkennen, denn auf den Bechern von Light-Speiseeis oder Light-Puddings genügen unverfängliche Begriffe wie »Molkeneiweißerzeugnis«. Und falls sie für Light-Käse eingesetzt werden, braucht gar nichts davon in der Zutatenliste stehen, denn Milchbestandteile gelten in Milchprodukten als Selbstverständlichkeit und müssen nicht extra deklariert werden. [616, 617]

Dummerweise haftet sowohl der Halbfettbutter und –margarine als auch den Fettimitaten auf Kohlenhydrat- und Eiweißbasis ein Schönheitsfehler an: Sie taugen weder zum Kochen noch zum Braten. Zu viel Hitze bekommt ihnen nicht: Die Fettersatzstoffe verlieren ihre »fettigen« Eigenschaften, während Light-Butter und Light-Margarine Wasser lassen, das einem um die Nase spritzt. Um aber auch Brat- und Fritierfette »leicht« zu machen, schufen die Chemiker beispielsweise Ersatzfette auf Silikonbasis. [739] Silikone waren bislang eher Heimwerkern als anschmiegsame Dichtmasse für Fugen bekannt. Anscheinend taugt, was die Badewanne abdichtet, nun auch als »Öl« in der Bratpfanne.

Der amerikanische Waschmittelkonzern Procter & Gamble erschuf ein Pseudofett aus Fett und Zucker, das jedoch unverdaulich wie ein

Kunststoff bleibt. [422, 740] Sein Name: »Olestra«. Dieses Kunstfett übersteht nicht nur höhere Temperaturen, sondern auch die Passage durch unseren Magen-Darm-Kanal unbeschadet: Es kann von den Verdauungsenzymen nicht »geknackt« werden. Die Unverdaulichkeit macht den »diätetischen Wert« dieses Erzeugnisses aus, der simplen Logik folgend: Was nicht verdaut wird, liefert auch keine Energie. Und was keine Energie liefert, kann auch nicht dick machen.

Leider haften auch diesem Pseudofett noch einige Mängel an: »Olestra« geht buchstäblich in die Hose, das heißt, es verursacht Durchfall. Da das »Öl« nicht verdaut wird, kommt es unverändert wieder zum Vorschein. Die Herstellerfirma ließ jedoch den Mut nicht sinken: Kurzerhand ersann sie eine »anale Auslaufsperre« (»anti-anal leakage agent«), eine Mixtur, die den Fettersatz auf seinem Weg in die Freiheit bremst. [422, 740]

In den Augen des Herstellers hat »Olestra« unbestreitbare gesundheitliche Vorteile: Es senke den Cholesterinspiegel [618], unter anderem weil es das Cholesterin direkt aus dem Körper fischt und herausbefördert. [619] Ein versteckter Hinweis, dass wahrscheinlich auch andere fettlösliche Wirkstoffe dran glauben müssen, wie zum Beispiel fettlösliche Vitamine.

Wie der Körper das Gleichgewicht hält

Können solche Light-Produkte schlank machen? Dass es nicht so ist, weiß praktisch jeder, der über längere Zeit einmal versucht hat, mit Light-Produkten abzunehmen. Man nimmt kein Gramm ab und bleibt bestenfalls so, wie man vorher war. Irgendwie »weiß« der Körper, dass die »Leichten« ihm Energie vorenthalten wollen, und er scheint sich gegen diesen Betrug zu wehren.

Um etwas über diese Vorgänge zu erfahren, testeten Forscher von der Universität Illinois das Essverhalten von Kleinkindern. Kinder sind für solche Versuche am besten geeignet, denn sie essen nicht »über den Kopf« und interessieren sich weder für Diäten noch für Kalorientabellen. Und sie können auch nicht die Nährwertangaben auf ihrem Cornflakes-Karton lesen. Die Ausgangsfrage war, ob

Kleinkinder, deren Nahrung teilweise aus Light-Produkten besteht, insgesamt weniger Energie aufnehmen und an Gewicht verlieren. Die Kinder bekamen zum ersten und zweiten Frühstück sowie zu Mittag Speisen vorgesetzt, die mit Light-Fett zubereitet waren. Nach dem Mittagessen und am folgenden Tag erhielten sie dann wieder normales Essen. [430]

Schauen wir den Kindern auf die Teller: Bis zum Frühstück des zweiten Tages aßen sie noch ihr gewohntes Maß. Doch schon im Verlauf des zweiten Vormittags bekamen sie immer mehr Appetit. Das faszinierende Ergebnis: Bis zum Abend hatten ihre kleinen Körper die Energieaufnahme wieder ausgeglichen, und zwar ziemlich exakt um die Menge, die am Vortag durch Fettersatz »eingespart« worden war.

Abb. 7: Gewichtsentwicklung von Hunden bei Fütterung mit Pseudofett

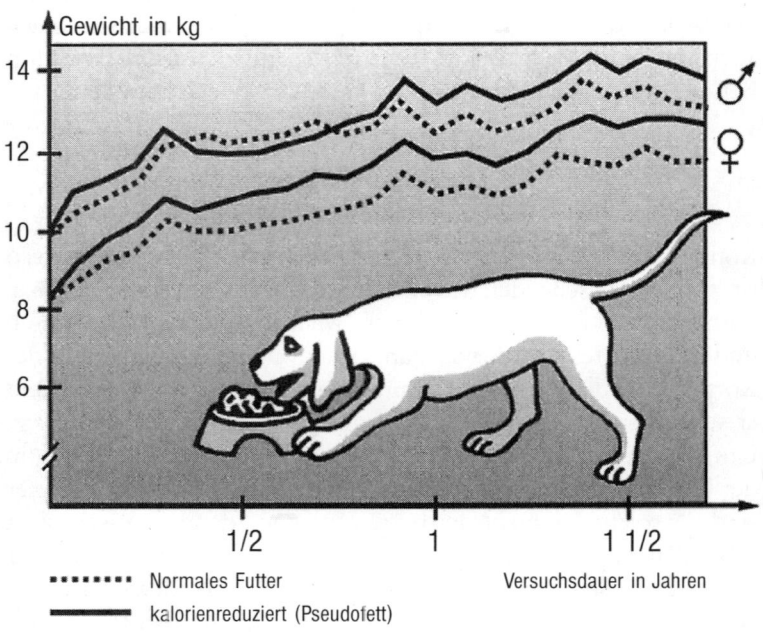

Einen weiteren Beweis für die natürliche Sättigungsregulation lieferte ein anderer Versuch. [426] Sechs Tage lang durften 2- bis 5-jährige Kinder zu jeder Mahlzeit ohne Beeinflussung durch Erwachsene essen, was und so viel sie wollten. Die Kinder bekamen auch Süßigkeiten und andere als »ungesund« geltende Kost. Die Wissenschaftler hielten genau fest, wie viel jedes einzelne Kind pro Mahlzeit und innerhalb von 24 Stunden aß. Einige Kinder aßen bei manchen Mahlzeiten wie Spatzen. Dafür langten sie später wieder tüchtig zu und glichen so das Fehlende aus. Die Energieaufnahme der Kinder war, trotz der großen Energieunterschiede bei einzelnen Mahlzeiten, über den Tag praktisch konstant!

Zweifelsohne wissen auch die Hersteller von Light-Produkten längst, dass es einen inneren Regelmechanismus gibt. Zum Beispiel aus den Ergebnissen ihrer eigenen Fütterungsversuche, denn auch Versuchstiere lassen sich mit Light-Fetten nicht hinters Licht führen. Der unverdauliche Fettersatzstoff »Olestra« wurde beispielsweise 20 Monate lang an Hunde verfüttert. Das Pseudofett senkte das Gewicht der Tiere nicht – ein vernichtendes Resultat für ein Produkt, das beim Abmagern helfen soll. Im Gegenteil: Die Olestra-Hunde, mit 10 Prozent Pseudofett im Futter, legten sogar an Gewicht zu. [451]

Ähnliches beobachtete auch die Konkurrenzfirma Kraft General Foods Inc., aus deren Ernährungsabteilung die folgende Tabelle stammt. Über zwei Monate wurde entweder gewöhnliches Fett oder ein Fettersatz aus Stärke und Eiweiß an Ratten verfüttert, um die Gewichtsentwicklung der »diätenden« Ratten zu verfolgen. [441] Zu Beginn des Versuchs wogen alle Ratten gleich viel. Eine Kontrollgruppe erhielt 10 Prozent echtes Fett mit dem Futter, die Versuchsgruppe bekam dagegen Futter mit 10 Prozent Light-Fett. Das Ergebnis: Die fettarm ernährten Ratten wogen am Schluss genauso viel wie ihre Artgenossen, die herkömmliches Futter erhalten hatten!

Tab. 4: Gewichtsentwicklung und Futterverzehr von Ratten bei Fütterung mit Fettersatz

Diät	10 % Öl	10 % Fettersatz	10 % Öl & 30 % Margarine	10 % Öl & 15 % Margarine & 15 % Fettersatz
Anfangsgewicht	216 g	216 g	216 g	216 g
Futterverzehr	149 g	176 g	129 g	163 g
Endgewicht	229 g	234 g	267 g	265 g

In einem zweiten Versuch erhielten die Tiere Futter mit 40 Prozent Fett. Bei der Versuchsgruppe wurden 15 Prozent des Fettes durch Fettersatz ausgetauscht. Wie schon im ersten Versuch änderte das am Gewicht der auf Diät gesetzten Nager nichts: Alle Ratten waren am Ende gleich schwer – egal ob sie Light-Fett oder richtiges Fett gefressen hatten. Ein Blick in den Futternapf zeigte, wie dieses erstaunliche Ergebnis zustande kommen konnte: Die Tiere, die Light-Fett erhielten, hatten schlicht mehr gefressen, um den fehlenden Energiegehalt ihres Futters auszugleichen. [441]

Diese und andere Versuche zeigen deutlich, dass Light-Fette den Appetit anregen und nicht zur Gewichtsreduktion taugen. [418, 620–623] Denn je höher der Energiegehalt der Nahrung, desto eher werden wir satt. Oder umgekehrt: Wer »light« isst, nimmt kein Gramm ab. Was den Light-Produkten an Energie fehlt, wird durch Masse ausgeglichen: Man isst einfach mehr. Der Körper lässt sich eben nicht so leicht hintergehen, wie es uns Wissenschaft und Werbung vorspiegeln möchten.

Im Übrigen sind diese Erkenntnisse gar nicht so neu: Einerseits stammen die Versuchsergebnisse von den Herstellern »leichter« Ware selbst, andererseits weiß der Lebensmittelhandel längst, dass Light-Produkte nicht etwa anstelle ihrer »schweren« Verwandten verzehrt werden, sondern zusätzlich. Auf die Frage, ob Light-Produkte auf Kosten der »Originale« gehen oder zusätzlichen Umsatz bringen, antwortete Paul Müller, Zentraleinkäufer einer großen Handelskette, dass dort, wo »die Light-Varianten hinzugestellt« wurden, »das Light-Produkt immer für zusätzlichen Umsatz gesorgt« hat. [419] Sonst wären sie nämlich gar nicht in die Regale unserer Supermärkte gelangt.

Die oben beschriebenen Versuche zeigen, dass es eine präzise Regulation der Nahrungsaufnahme gibt. Man spricht vom »Ponderostat«, also einem Regler, der dafür sorgt, dass unser Appetit erst dann gestillt ist, wenn wir die Energiemenge verzehrt haben, die unser Stoffwechsel erwartet. [416, 418, 425, 434–436, 452, 627] Weder Tiere noch unsere Vorfahren bekamen etwas über den Energiegehalt ihrer Nahrung »gesagt«. Also mussten Rückkopplungssysteme vorhanden sein, deren Aufgabe darin besteht, Körpergewicht und Nahrungsaufnahme zu regulieren: Es ist der Appetit, der die Nahrungsaufnahme überwacht und der Ponderostat, der das Körpergewicht möglichst konstant hält.

Der Körper verfügt über zahlreiche Regelkreise dieser Art. Bei den Mineralstoffen (s. S. 58 ff.) haben wir die Homöostase kennengelernt, das Gleichgewicht zwischen Aufnahme und Ausscheidung der Nährstoffe. Einem anderen Regelkreis verdanken wir, dass unsere Körpertemperatur bei 37 °C konstant gehalten wird. Diese Regelkreise funktionieren so ähnlich wie der Thermostat Ihres Kühlschranks: Er ist auf eine bestimmte Temperatur, sagen wir 7 °C, eingestellt. Das Thermometer im Inneren misst die Temperatur. Sinkt sie unter 7 °C, schaltet der Thermostat die Kühlung ab. Klettert die Temperatur über 7 °C, wird die Kühlung angeworfen.

Nach dem gleichen Prinzip funktioniert die körpereigene Messstation für aufgenommene Energie. Haben wir genug gegessen, werden von Mund, Magen, Darm und Leber Signale ans Gehirn weitergeleitet, damit das Nervensystem den Befehl gibt, Messer und Gabel zur Seite zu legen. [425, 432, 569, 603] War's noch nicht genug, kommen Signale zum Weiteressen. Gäbe es dieses Regulationssystem nicht, würden wir bis zum Zerplatzen essen – oder aber verhungern. Weil die Sättigungsregulation so wichtig ist, erlaubt es der Körper unter keinen Umständen, dass wir den Ponderostaten einfach verstellen oder gar abschalten, wie es beim Kühlschrankthermostat möglich ist. Die »Schalter« des Körpers sind dem willentlichen Zugriff nicht zugänglich. Essen Sie, weil es Ihnen so gut schmeckt, mal etwas über den Appetit, sinkt Ihr Hunger eben tags darauf.

Der Ponderostat misst nur den Energiegehalt der Mahlzeit. Es ist

ihm daher vollkommen gleich, ob Sie Ihren Hunger mit Schweins-
haxe oder Light-Joghurt stillen. Seine Befehle sind eindeutig: Je
weniger Energie in einem Nahrungsmittel steckt, umso mehr
muss gegessen werden. Wenn das nicht sofort geht, dann wird
eben im Laufe der nächsten Tage kräftiger zugelangt, wie die oben
beschriebenen Versuche mit Kindern zeigten. Auf diese Weise
wird ein bestimmtes Körpergewicht aufrechterhalten. Man nennt
diesen vom Körper vorgegebenen Gewichtsbereich »Setpoint«. [79,]
[435] Selbstverständlich hat jeder Menschen einen individuellen »Setpoint«, der sich übrigens nicht um das gerade gültige Schönheitsideal kümmert.
Manche Zeitgenossen sind jedoch nach dem Durchblättern einer
Modezeitschrift nicht mehr mit ihrem Gewicht zufrieden. Es nützt
den etwas Fülligeren unter ihnen allerdings überhaupt nichts, sich
nun auf 1.000 Kalorien pro Tag zu beschränken, um an Gewicht
zu verlieren. Wenn ihr Ponderostat der Meinung ist, dies sei zu
wenig Energie, wird er spätestens nach ein paar Tagen gegenregu-
lieren, um den vorgegebenen »Setpoint« wieder zu erreichen. Sie
werden daher mehr Appetit bekommen, und wenn dann immer
noch keine Nahrung kommt, geht's mit der Stimmung bergab, bis
wieder ausreichend gegessen wird.
»Kann dieser Setpoint verstellt werden und wenn ja, wie?« So lautet sicher die nächste Frage all derer, die immer noch mit ihrem
Gewicht unzufrieden sind. Die nüchterne Antwort lautet: Er kann
sehr wahrscheinlich verstellt werden, aber nur nach oben! Das
könnte – Sie werden es schon ahnen – bei häufigem Diäthalten passieren. In diesem Fall bleibt dem Körper nur die Erkenntnis, dass
es im Leben dieses Menschen regelmäßig Hungersnöte gibt. Deshalb versucht er, auch bei normaler Essenslage vorsorglich Reser-
vepölsterchen für schlechte Zeiten anzulegen. Letztendlich geht
das Gewicht immer weiter rauf. Sie wissen schon, der Jo-Jo-Effekt.
Da der Ponderostat nicht außer Kraft gesetzt werden kann, sorgt
er dafür, dass dieses höhere Gewicht auch immer wieder erreicht
wird. So machen Diäten dick.
Viele Menschen haben ihre Gewichtsregulation aber ganz unbeab-
sichtigt verwirrt: Durch den überreichlichen Verzehr »unphysiolo-
gischer« Nahrungsmittel. Sie können die Sättigungsregulation hin-

276

tergehen. Man isst davon mehr, als der Körper braucht und nimmt dadurch besonders leicht zu. Die ungeheuren Ausmaße vieler schwergewichtiger US-Amerikaner lassen erahnen, wo es hinführt, wenn immer mehr »unphysiologische« Nahrung gegessen wird. Lässt man sich dann zu regelmäßigen Diäten hinreißen, gerät man in einen Teufelskreis.

Wie Kalorien sich dünne machen

Was passiert eigentlich mit überschüssiger Energie, die jeder gelegentlich aufnimmt? Wird alles im Fettgewebe gespeichert, wie es die Lehrmeinung vertritt? Sie erinnern sich vielleicht: Wer jeden Tag eine Kalorie zu viel isst, nimmt dadurch angeblich so lange zu, bis er schwer wie ein Nilpferd wird. Daher auch die Kalorienzählerei. Doch wer anderen Menschen einmal beim Essen zugeschaut hat, weiß, dass das nicht stimmt.
Des Rätsels Lösung: Überschüssige Kalorien können zum Beispiel in Wärme umgewandelt werden und dampfen einfach ab. Wie das funktioniert? Der Mensch besitzt von Geburt an recht ansehnliche Mengen an braunem Fettgewebe. Als Baby reguliert er damit seinen Wärmehaushalt: Energie aus der Nahrung wird in dem gut durchbluteten Fettgewebe in Wärme umgewandelt. Früher dachte man, der Erwachsene besäße dieses Gewebe nicht mehr, doch das stimmt nicht. Es ist recht verstreut und befindet sich z. B. in der Nähe der großen Schlagadern und unter den Achselhöhlen. [445]
In diesem braunen Fettgewebe existiert ein besonderer Mechanismus, der aus den Nährstoffen Wärme erzeugt. [102, 387, 445, 446, 448]
Es gibt mittlerweile Forschungsergebnisse, die nahe legen, dass dieser Mechanismus bei einigen korpulenten Mitmenschen gestört ist. Sie sind die sprichwörtlichen »guten Futterverwerter«. Klar, dass hier Diätempfehlungen keinen Sinn haben. Eine interessante Frage wäre, inwieweit Abspeckdiäten die Funktion des braunen Fettgewebes stören.

Vor lauter Light-Fettnäpfchen hätten wir beinahe die klassischen »Light-Zucker«, die Süßstoffe, übersehen. Durch die Presse geistern mit konsequenter Boshaftigkeit widersprüchliche Meldungen über deren Nutzen beim »Kaloriensparen«. Obwohl es doch eigentlich keiner weiteren Begründung bedarf, dass auch Süßstoffe als Schlankmacher eher von zweifelhaftem Wert sind. So ergab eine Untersuchung an 80.000 Amerikanerinnen, dass die Süßstoff-Verwender unter ihnen übers Jahr mehr an Gewicht zugenommen hatten als solche, die keinen Süßstoff benutzten.[410] Und interessanterweise hat der Verbrauch von Zucker mit der Verbreitung von Süßstoffen nicht ab- sondern zugenommen.[18]

Einen Grund für das Versagen der Süßstoffe kennen Sie ja nun: den Ponderostat. Doch bei Süßstoffen kommt noch ein weiterer Effekt ins Spiel, und zwar ein Reflex unseres Körpers. Wer künstliche Süßstoffe isst, kann sogar seinen Appetit anheizen! Was den Kalorienzähler vielleicht überraschen mag, ist in der Tierernährung längst eine Selbstverständlichkeit: Dort werden Süßstoffe als Masthilfsmittel eingesetzt. Saccharin ist in der Futtermittelverordnung unter der Rubrik »appetitanregende Stoffe« zu finden.[421] Ein Hersteller wirbt damit, dass sein Produkt der erste einer neuen Generation hochgradig intensiver Süßstoffe ist, der »die tägliche Futteraufnahme bei Ferkeln und Jungschweinen« und sogar »bei Sauen mit gezügeltem Appetit« stimuliert.[624]

Wie das funktioniert? Schauen wir doch einmal, was passiert, wenn der Reiz »süß« den Geschmacksnerv kitzelt. »Süß« bedeutet in natürlichen Nahrungsmitteln immer »Zucker«. Zucker geht schnell (schon innerhalb von 3-5 Minuten) ins Blut über. Allerdings muss der Blutzuckerspiegel im Zaum gehalten werden, weil sowohl Über- als auch Unterzuckerung für den Körper nur in engen Grenzen zu ertragen ist. Da wir nicht erst lange darüber nachdenken können, wie unsere Nahrung am sinnvollsten zu verdauen ist, sind dafür angeborene Reflexe zuständig.[417]

Einer dieser Reflexe wurde bereits Ende des letzten Jahrhunderts von dem Nobelpreisträger Pawlow entdeckt.[417] Sie erinnern sich? Hunden wurde ein appetitliches Futter vorgesetzt, und schon kam es zur Speichelsekretion. Wir Menschen reagieren auch nicht anders als die Versuchshunde: Kaum haben wir etwas Leckeres erspäht, läuft uns das sprichwörtliche Wasser im Munde zusammen. Genauso reagiert auch unsere Bauchspeicheldrüse. [79] Nehmen wir Süßes auf der Zunge wahr, so »weiß« sie, dass der Blutzuckerspiegel schnell ansteigen wird und schüttet »vorsorglich« Insulin aus, das der Körper zur Zuckerverarbeitung benötigt. Dies ist der so genannte Pawlow'sche Reflex, heute auch »Kopfphasenreflex« genannt. [424, 428, 431, 432, 438, 459]

Was hat das nun alles mit Süßstoffen zu tun? Isst man etwas Süßstoff-Süßes, so laufen unbarmherzig die eben beschriebenen Mechanismen ab. Der Körper erwartet Zucker – und wird schmählich im Stich gelassen. Er hat reflexhalber schon eine Portion Insulin bereitgestellt, das nun arbeitslos im Blutstrom treibt. Bevor es zerfällt, verarbeitet es einen Teil des stets vorhandenen Blutzuckers. Wenn aus der Nahrung kein Zucker nachgeliefert wird, sinkt der Blutzuckerspiegel. Ein zu niedriger Blutzuckerspiegel ist für den Körper jedoch gefährlich, und deshalb signalisiert er Hunger, nicht selten sogar Heißhunger. [420, 423, 427, 429, 433, 437, 458] Und der wird dann meistens mit Zuckersüßem gestillt. Mit den Süßstoffen hat man schlussendlich meist das genaue Gegenteil von dem erreicht, was man beabsichtigte: Statt Zucker-Kalorien zu sparen, stieg der Appetit auf mehr, insbesondere auf Zuckriges. [424, 625, 626, 794, 805]

Natürlich kommt der anpassungsfähige Körper, wenn er ständig mit Süßstoff gefüttert wird, nach einiger Zeit dahinter, dass er beim Reiz »süß« auf der Zunge »betrogen« wird. Die vorsorgliche Insulinausschüttung unterbleibt. Wer jetzt meint, Süßstoffe seien doch eine tolle Sache, irrt: Der Körper reagiert auf den Betrug mit den Süßstoffen sogar ganz besonders »sauer«.

Sie kennen das Motiv für unsere Lust auf echte Süße schon: Zucker hebt zumindest kurzfristig die Stimmung, indem er, vermittelt durch Insulin, den Serotoninspiegel im Gehirn erhöht (s. S. 204). Unterbleibt die Insulinausschüttung, bleibt auch die Stimmung im Keller. Es muss dann doch wieder Zucker zugeführt werden, damit der Körper Insulin bereitstellen kann. Doch das erwähnen die Süßstoffverfechter lieber nicht. Sie zählen uns einzig die Kalorien vor, getreu dem Motto »Iss weniger Kalorien, und du wirst schlank«. Der biologische Wirkungsmechanismus, der einem Stoff wie Zucker innewohnt, wird dabei ignoriert.

Übrigens haben auch »nichtsüße« Kohlehydrate wie die Stärke aus Mehl und Kartoffeln einen positiven Einfluss auf die Stimmung. Schließlich wird Stärke im Verdauungstrakt in einzelne Zuckermoleküle zerlegt. Das sollten sich die Befürworter von Diäten, die den Verzehr von Kohlenhydraten in Form von Kartoffeln oder Nudeln verbieten, einmal durch den Kopf gehen lassen. Professor Richard Wurtman beobachtete, dass kohlenhydratarme Ernährung sogar Depressionen verstärken kann [546], vor allem, wenn zum Beispiel im Herbst und Winter Lichtmangel hinzukommt. Das könnte der Grund dafür sein, warum in keiner Zeitschrift »Novemberdiäten« angepriesen werden, sondern bevorzugt »Frühjahrskuren«. Im Frühjahr sind die Menschen besser gelaunt, denn die Tage sind länger und man bewegt sich wieder mehr an der frischen Luft. Dann sinkt das Körpergewicht von alleine etwas ab. Auch der Setpoint unterliegt jahreszeitlichen Schwankungen. Im Frühjahr sinkt er, zum Herbst nimmt das Körpergewicht dann wieder zu.

Aspartam – nicht jedermanns Sache

Aspartam ist ein Süßstoff aus zwei Eiweißbausteinen, die zusammen wider Erwarten süß schmecken. [458] Mit Aspartam gesüßte Produkte sind für Menschen mit der zum Glück seltenen angeborenen Stoffwechselkrankheit Phenylketonurie (PKU) ungeeignet. Die Patienten können den Eiweißbaustein Phenylalanin, der auch im Aspartam enthalten ist, nicht normal abbauen und dürfen daher nur sehr wenig davon in der Nahrung haben. Glücklicherweise werden heutzutage alle Neugeborenen auf diese Erbkrankheit untersucht. [454, 458]

Wer erkrankt nun an diesem schweren Stoffwechseldefekt? Nur wenn sowohl die Mutter als auch der Vater eine Veranlagung für diese Krankheit vererben, kommt es zur sichtbaren

Krankheit beim Kind. Steuert nur ein Elternteil die Erbanlage bei, scheint der Nachwuchs gesund, denn er kann Phenylalanin verarbeiten. Für größere Mengen braucht er allerdings längere Zeit. [458]

Während einer Schwangerschaft ist die Situation komplizierter. Was der Mutter nicht schadet, kann durchaus den Fötus beeinträchtigen, denn der ist viel empfindlicher. Nach vorsichtigen Schätzungen ist mindestens eine von 100 Frauen Trägerin einer PKU-Erbanlage. [458] Nimmt sie Aspartam zu sich, kann der Phenylalanin-Gehalt in ihrem Blut deutlich ansteigen. [454, 455] Professor William Pardridge vom Massachusettes Institute of Technology in Los Angeles weist darauf hin, dass es möglicherweise einen Zusammenhang gibt zwischen den erhöhten Phenylalaninwerten im mütterlichen Blut und einem niedrigen Intelligenzquotienten ihrer Kinder. »Eine Steigerung im Plasma-Phenylalaninwert um das Fünffache kann«, so Professor Pardridge, »leichte, aber doch erkennbare Beeinträchtigungen der Gehirnentwicklung beim Föten ... verursachen«. [454] Professor Pardridge geht davon aus, dass eine solche Erhöhung der Blutwerte von Menschen, die eine PKU-Erbanlage tragen, erreicht wird. Er rät Schwangeren aus diesem Grund vom Gebrauch des Aspartams ab. [454, 455]

Außerdem steht dieser Süßstoff in Verdacht, bei besonders empfindlichen Personen akute Gesundheitsbeeinträchtigungen hervorzurufen: Kopfschmerzen, Depressionen, Schwindelgefühle, Gedächtnisverlust, aber auch Übelkeit, Panikattacken und epileptische Anfälle, um nur einige zu nennen. Aus den USA sind nach Befragungsaktionen mittlerweile mehrere Tausend Fälle bekannt geworden. [458, 628, 629] Wie erklären sich aber gerade die ausgeprägten Wirkungen auf das Nervensystem? Das Aspartam wird nicht unbedingt im Verdauungstrakt in seine beiden Bestandteile zerlegt. Es gelangt möglicherweise unverändert in den Blutstrom und auch direkt ins Gehirn [442, 458], wo es die Botenstoffe des Körpers beeinflussen kann.

Interessant ist auch, dass Aspartam im Gegensatz zu anderen Süßstoffen, zumindest bei einigen Menschen, den Appetit hemmen kann. Als der britische Psychobiologe Professor Peter

Rogers seinen Versuchspersonen das Aspartam in Gelatinekapseln schlucken ließ, damit sie den süßen Geschmack nicht wahrnehmen konnten, schwand ihr Appetit. [741] Eine Erklärung bietet die Geschichte der Entdeckung des Aspartams: Bei der Suche nach Medikamenten, die das Hormon Gastrin und damit die Magensaftsekretion regulieren, fand man zufällig, dass dieser Stoff süß schmeckt. [440] Gastrin entspricht aber an seinem »wirksamen« Ende dem Aspartam. Dasselbe gilt für ein anderes Hormon, das Cholecystokinin, kurz CCK. Beide vermitteln Sättigung, wenn sie an bestimmte Rezeptoren im Magen andocken. [117, 138, 745] Professor Peter Rogers und seine Kollegen vermuten, dass bei der Ähnlichkeit der Moleküle Aspartam auch dasselbe bewirken könne wie CCK oder Gastrin: Sattheit. [440] Dies würde zwanglos die etwas widersprüchlichen Versuchsergebnisse erklären: Bei manchen Menschen scheint es den Appetit über den Kopfphasenreflex zu erhöhen, bei anderen über das Gastrin zu senken. [744, 748]

Die Rechnung mit den Light-Produkten geht also nicht auf. Sie halten nicht, was sich die Kundschaft davon verspricht: Obwohl nach den Wünschen von Ernährungsberatung, Medizin und Wissenschaft konzipiert, machen sie nicht schlank. Stattdessen sorgen sie dafür, dass unsere Stimmung in den Keller sinkt. Es ist schon ein Leid mit den Light-Produkten.

Ernährungsaufklärung – mehr Schaden als Nutzen

Allgegenwärtig ist sie, die Ernährungsaufklärung. Aus Zeitungen, Radiosendern, Fernsehstationen und bunten Broschüren quellen ihre Botschaften. Wir können ihr nicht entrinnen, wir werden beraten und aufgeklärt, ob wir wollen oder nicht. Unerbittlich greifen die Apostel der gesunden Ernährung alles an, was Genuss und Lebensfreude verspricht. Mit ihren mehrfach ungesättigten Ratschlägen und ballaststofffreichen Faltblättchen verbieten sie uns den

Appetit auf alles Fette und Süße und Genussreiche. Inzwischen ist es ihnen gelungen, vor dem Essen die gleiche Angst aufzubauen wie einst die Kirche vor der Sexualität. Plagen Sie auch manchmal »sündige« Gedanken auf üppiges Eisbein mit Kraut, auf Pommes mit Mayo und Ketchup oder einen Eisbecher mit Sahne?

Die Angst vor dem Essgenuss ist zu einem blühenden Geschäft geworden. Wer Diätmittelchen herstellt, braucht sich um volle Kassen nicht zu sorgen. [88] Griff die Kirche einst nach unserem Unterleib, so legen uns nun Ernährungsexperten die Hand auf den Mund. Diätpäpste können allen nur erdenklichen Unsinn verbreiten, das Volk glaubt (zumindest für eine Weile) an die neuen Ersatzreligionen. Die modernen Prediger missionieren gegen unsere »Ernährungssünden« (wie verräterisch die Sprache doch sein kann), bestimmen, was gut für Leib und Seele ist und warnen vor dem nahen Herztod durch ein weiches Frühstücksei. Die Tetzels von heute verkaufen anstelle der Ablassbriefe Diäten, die die Verdauung beschleunigen sollen: »Wenn das Geld im Kasten klingt, man selig zur Toilette springt.«

Die ständige Ernährungspropaganda wirkt. Der Anteil untergewichtiger Mädchen und Jugendlicher nimmt seit Jahren zu. [80] Heute beginnen bereits 5-jährige Kinder mit Diäten. [98] Es ist ja so wichtig, frühzeitig mit der »Ernährungserziehung« zu beginnen. Nur dann denken auch die lieben Kleinen über ihren Appetit nach und erheben die Kalorientabelle zu ihrem Katechismus. Nur dann bekommen auch sie ein schlechtes Gewissen, wenn sie in der Schulpause dem süßen Angebot der Hausmeistersgattin nicht widerstehen konnten. Hier beginnt übrigens schon die Störung der natürlichen Regulation: Erst wird den Kindern beigebracht, wie schädlich Zuckersüßes ist, um sie in den Pausen vorsätzlich mit genau diesen Schleckereien in Versuchung zu führen. Derart »ernährungserzogene« Kinder werden als Erwachsene artig ihre Kalorien zählen und anhand der Badezimmerwaage die Standhaftigkeit ihres Glaubens überprüfen.

Die Kardinalfrage lautet: Werden die Menschen durch Diäten in Zukunft gesünder sein? Wird es weniger Herzinfarkte, weniger Dicke, weniger Zuckerkranke geben? Wer hat die Erfolge der Ernährungsberatung je gemessen? Als sich die Ernährungsaufklärung in den fünfziger Jahren verstärkte, war es ihr erklärtes Ziel, die bestehenden Zustände »zu viel, zu fett, zu süß« zu verbessern. Seither ist der Verbrauch an Zucker, Eiern, Alkohol, Fett und Fleisch gestiegen. [18, 79] Auf der anderen Seite haben wir heute mehr essgestörte Menschen als damals. Magersüchtige haben das Diätprinzip verinnerlicht, sie kennen die Kalorien der Lebensmittel genau. Ihr Wille hat gesiegt – und ihr Körper wurde krank. Was also bringt uns die Ernährungsaufklärung, außer Essstörungen und einem kollektiven schlechten Gewissen?

Hunger, Appetit und Sättigung sind Vorgänge, die die Evolution mit gutem Grund nicht dem Verstand unterstellt hat. Für die Erhaltung der Art war es offensichtlich sinnvoller, das Essen als Trieb zu verankern und vielfältige Rückkopplungsmechanismen für unsere Sättigung und das Körpergewicht sorgen zu lassen. Ernährungsaufklärung hat aber zum Ziel, das Essen bewusst zu machen. [79] Alle Maßnahmen, ob sie nun Ernährungserziehung, -bildung, -beratung, oder -aufklärung heißen, wollen die Menschen zu kontrollierten Essern machen, möglichst schon ab dem Vorschulalter.

Was nützt es aber zu wissen, dass Gemüse Vitamine enthält, wenn die Körperchemie durch einen Mangel an Licht nach Stimmungsaufhellern verlangt? Was nützt der Wunsch, Kleidergröße 36 tragen zu wollen, wenn der Setpoint auf 68 Kilo »eingestellt« ist? Was nützt der Rat, einen niedrigeren Cholesterinspiegel anzustreben, wenn der Körper dies zu seinem Schutz mit allen Mitteln verhindert? Helfen Kalorientabellen gegen den Süßhunger bei Liebeskummer? Was bringen Light-Produkte, die Genuss ohne Reue versprechen, wenn die körpereigene Regulation gegensteuert?

Und noch etwas ist von entscheidender Bedeutung: die modernen Herstellungsverfahren mancher Lebensmittel. Was nützt eine Ernährungsberatung, die empfiehlt, sich eine Tafel Schokolade pro Woche zu genehmigen? Wo doch jeder weiß, wie schwer das Aufhören fällt, ist die Tafel erst einmal angebrochen. Die wenigsten ahnen, dass die Schokolade extra so »gemacht« worden ist, dass man nicht mehr aufhören kann. Und wer ahnt schon, dass die zahlreichen »Light-Genüsse« vor allem seinen Geldbeutel erleichtern? Während die Kundschaft schuldbewusst Kalorien zählt, erforschen Profis, wie bei Kindern »Nachdurst« erzeugt werden könnte, damit sie mehr Limonade trinken. [733] Unser Körper ist mit ständig wechselnden Designerprodukten konfrontiert, die unaufhörlich versuchen, seine Rückkopplungssysteme zu »linken«. Deswegen brauchen wir nicht etwa mehr Ernährungsberatung, sondern vernünftige Lebensmittel!

Die Ernährungsberatung hat ihr Ziel, dass Menschen bewusster essen und dadurch gesünder bleiben oder werden, nicht erreicht. Sie kann es gar nicht erreichen, denn sie nimmt auf die biologischen Zusammenhänge keine Rücksicht. Ihre Basis sind fragwürdige Nährstoffzahlen und abstruse Kalorientabellen, die – selbst wenn die Zahlen darin einmal richtig wären – keinen Sinn haben. Die Ratschläge entspringen unbewiesenen Theorien und nicht den biologischen Bedürfnissen der Menschen. Mit dem unaufhörlichen Bewusstmachen unbewusster Vorgänge entkoppelt die Ernährungsaufklärung Appetit und Bedarf.

Es ist schon fatal, bei uns im Schlaraffenland: Berufsbedingt bewegen wir uns zu wenig, aufklärungsbedingt herrscht der Schlankheitswahn und überflussbedingt sitzen wir vor vollen Tellern. Es leuchtet ein, dass Diäten und Light-Produkte in dieser Zwickmühle Konjunktur haben. Doch die Aufforderung, vor vollen Kühlschränken zu fasten, kann nicht funktionieren. Wer hat all die Menschen gezählt, die auf dem endlosen Weg zum »Idealgewicht« gescheitert sind, die fett oder gar süchtig wurden? Und wie viele starben an dieser Sucht ebenso wie der Junkie im Bahnhofsklo? Wie lange wollen wir noch Diätbroschüren verteilen, in Schulbüchern vor dem »Über«-Gewicht warnen oder junge Mädchen in hauswirtschaftlichen Bildungseinrichtungen das restriktive Kalorienzählen beibringen?

Die steigende Zahl der Menschen mit Essstörungen zeigt, dass dies auf Dauer nicht gut gehen kann. Sicher, wir sind nicht alle gefährdet, solche schweren Krankheiten zu entwickeln. Aber wer wagt vorherzusagen, was aus den 5-jährigen Diät-Kindern wird? Die Zahl der Gefährdeten ist nicht einmal das Entscheidende. Wichtig ist vielmehr, dass uns kollektiv die Lebensfreude genommen werden soll mit Ernährungstheorien, für die niemals der Beweis eines Nutzens erbracht wurde.

8 Prost Mahlzeit!

Was war alles falsch an der herkömmlichen Ernährungslehre? Fassen wir kurz zusammen: Kalorienzählen ist riskant, Vitamine und Mineralstoffe sind »Wundermittel« falscher Propheten, die das Geschäft mit der Angst betreiben, und das »böse« Cholesterin entpuppte sich als »guter« Schutzstoff. Kurzum: die klassische Ernährungslehre ist gescheitert. Mit großer Geste haben die Experten Stoffe zu »essentiellen Nährstoffen« ernannt, im Glauben, Ernährung sei bloßes Schlucken von Mixturen und ohne zu begreifen, dass Ernährung Kommunikation ist. Eine Kommunikation zwischen drei biologischen Systemen: dem Lebensmittel, das – egal ob Pflanze oder Tier – selbst einmal lebendig war und seinen komplizierten Stoffwechsel in Gang halten musste, dem Ökosystem Darmflora, dem Mittler zwischen Nahrung und Mensch, und dem menschlichen Körper. Zwischen diesen drei Partnern muss die Sprache stimmen. Verändern wir sie einseitig, etwa indem wir unphysiologische Nahrungsmittel essen oder die Darmflora dauerhaft schädigen, hat das ernste Konsequenzen für uns.

Für unseren Körper ist also in erster Linie der Informationsgehalt der Nahrung wichtig. Das heißt, essen ist für unseren Körper das gleiche wie für unseren Verstand die Lektüre eines Buches. Man kann auf die »Kalorien« achten, dann weiß man, wie gut das Buch brennt. Das nützt einem Leser jedoch nichts, denn der Brennwert macht für ihn nicht den Wert seiner Lektüre aus. Man kann auf die einzelnen Buchstaben wie die »Aminosäuren« achten, ohne zu merken, dass Worte und Sätze, wie die größeren Eiweißbausteine, den Informationsgehalt ausmachen. Allmählich beginnen wir, das Buch »Nahrung« aufzuschlagen und darin zu lesen und nicht nur sein Gewicht, seine Kalorien und seinen Gehalt an »Ballaststoffen«, sprich Papier, zu bestimmen.

Die Vollwertkost hat die Fehler der klassischen Ernährungslehre im Grundsatz richtig erkannt, ist aber an ihrer romantischen Betrachtungsweise der Natur gescheitert. Sie hat die Abwehrstoffe unserer Pflanzen nicht wahrhaben wollen. Sie hat geglaubt, dass Lebensmittelverarbeitung stets eine Minderung des vollen Wertes begründet.

Und das war falsch: Die richtige Verarbeitung, so wie sie von unseren Vorfahren über Jahrtausende hinweg ausprobiert und für gut befunden wurde, macht den »Vollwert« der Nahrung dem Menschen erst verfügbar.

Es ist doch auffällig: Regale voller appetitlicher Vollwertkostbücher haben bis heute keinem einzigen neuen Gericht zum Durchbruch oder zu allgemeiner Akzeptanz verhelfen können. Die Produkte waren theoretisch gesund, die Rohkostplatten hübsch anzusehen – und schmeckten auch die ersten Male. Bis unser Körper merkte, dass da etwas nicht stimmt und völlig uneinsichtig den Appetit verweigerte. Wie viele Menschen essen des Morgens aus »Überzeugung« rohes Getreide, obwohl sie es sich reinquälen müssen? Ihr Körper weiß mehr als ihr Kopf.

Auch die westdeutschen Bäckereien sind ein gutes Beispiel: Trotz des Riesenangebotes von Hunderten von Brotsorten sank der Brotkonsum der Bundesdeutschen stetig, seit mit Backmischungen gearbeitet wird. Inzwischen haben viele Bäcker den Sauerteig wieder entdeckt. Seither beginnt sich hier und dort der Absatz zu stabilisieren. Die minderwertigen Backmittelerzeugnisse, die in bundesdeutschen Bäckereien offeriert werden, können sich auch im Ausland nicht durchsetzen. Mit Ausnahme von Pumpernickel: Das ist ein Roggenvollkornbrot aus Sauerteig und lange bei abfallender Hitze gebacken. So, wie es seit Jahrhunderten von den Menschen gemacht wird und so, wie es sich gehört. Sogar die Japaner haben Geschmack daran gefunden.

Auf der anderen Seite hat sich hierzulande eine ganze Reihe neuer Gerichte etabliert: Pizza, Lasagne, Gyros, Nasi Goreng, Paella usw. Das sind nicht nur Urlaubserinnerungen, denn Nasi Goreng oder chinesische Küche essen auch viele Menschen, die noch nicht in Indonesien oder China waren. Es handelt sich um typische Gerichte der jeweiligen Landesküche, um Produkte, die in zahllosen Mägen bewertet und von den Körpern der Menschen für gut befunden wurden. Deswegen konnten sie sich auch bei uns durchsetzen.

Ebenfalls gescheitert sind die Diäten und die Ernährungsaufklärung. Sie haben die Biologie des Menschen missachtet. Die Missionare der reinen Lehre glaubten, unser Ernährungsverhalten sei dem Willen unterworfen, der unseren Appetit beliebig beeinflussen könne. Wer nur ordentlich seine Kalorien zähle und nicht »sündige«, bleibe gesund. Doch mit zunehmender Ernährungsaufklärung beobachten wir nicht etwa ein »gesünderes« Essverhalten. Was sich häuft, sind schwere Erkrankungen wie Essstörungen aller Art.

Wir müssen uns darüber im Klaren sein, dass Hunger wie eine Droge wirkt. Doch während wir von Plakatwänden erfahren (was alle längst wissen), dass Drogen schädlich sind, sprechen wir, ohne mit der Wimper zu zucken, jungen Mädchen und Frauen Mut zu, wenn sie abmagern. So tragen wir dazu bei, dass sie mit der Droge Hunger erstmals in Berührung kommen – nur um einem aberwitzigen Magerkeitswahn zu frönen. Das Leid, das durch diese Art der »Ernährungsaufklärung« und »Ernährungserziehung« angerichtet wurde, ist für die Betroffenen und ihre Angehörigen durchaus mit anderen lebensbedrohlichen Drogensüchten vergleichbar.

Warum wir essen, was wir essen

Ernährung ist für unseren Körper immer ein Abwägen von Vorteilen und Nachteilen, von dem, was er sich wünscht und dem, was er zu vermeiden trachtet. Essen wir Lebensmittel, die unserem Körper gut tun, so merkt er sich das, und wir verspüren zu gegebener Zeit Appetit auf mehr. Er sucht sich zuallererst Eigenschaften, die er braucht: biochemische Wirkungen, Baumaterial wie Eiweiß, Informationen, wie sie zum Beispiel durch Biophotonen (das sind winzige, für unser Auge unsichtbare Lichtspuren, mit denen lebende Zellen kommunizieren) [604, 605] übermittelt werden und anderes Nützliches, wie Mikroorganismen für den Darm, um das System »Körper« gegenüber der Umwelt zu behaupten.

Zugleich versucht er, so weit wie möglich Abwehrstoffe, wie sie zum Beispiel in vielen »Ballaststoffen« vorkommen, zu vermeiden. Beim Genuss eines unphysiologischen Backmittelbrotes oder eines Weizenmüslis gibt der Körper dem Appetit eines Tages die Order, dieses das nächste Mal gefälligst nicht mehr anzurühren. Das ist der zweite Regelmechanismus.

Der dritte Regelmechanismus wird durch Stoffe gesteuert, die unsere Stimmung beeinflussen. Haben sie Kummer, pflegen die meisten Menschen ihn durch Essen und Trinken zu kompensieren. [800]

Dies ist eine natürliche Reaktion, gegen die Kalorientabellen nicht helfen können. Wir versuchen auch zu kompensieren, wenn unsere Stimmung witterungsbedingt sinkt: im Winter, wenn wir vor allem Süßes naschen oder am Morgen, wenn wir Kaffee trinken.

Manchmal ist der Körper allerdings frustriert: Wenn unser Appetit auf gesunde Nahrung nicht befriedigt werden kann, wenn der Appetit durch »falsch« hergestellte Nahrung irregeleitet wird, wenn die erwartete physiologische Befriedigung nicht eintrat. [603] Dann gleichen wir notgedrungen mit Genussmitteln wie Zucker, Schokolade oder Zigaretten aus.

Opiate: Eine Ursache für Verstopfung

Viele Opiate erkennt man daran, dass sie unseren Darm »träger« machen. Je mehr opiatwirksame Stoffe unsere Nahrung enthält, desto langsamer ist die Darmpassage. [784] Vielleicht ist die Zivilisationskrankheit »Verstopfung« nicht etwa ein Mangel an »Ballaststoffen«, sondern der Versuch, mit Opiaten die Stimmung zu verbessern. Ist es etwa Zufall, dass Weißmehlbrötchen, Schokolade oder Bananen stopfend wirken? Weißmehl enthält eine starke opiatähnliche Substanz. [602] Schokolade wahrscheinlich ebenfalls (s. S. 239), und Bananen liefern die bereits erwähnten Stimmungsmacher Serotonin und Salsolinol. In einem einschlägigen Chemielexikon findet sich sogar der Hinweis, dass sich in überreifen Bananen Stoffe finden, »die leichte Rauschzustände erzeugen sollen«. [165]

Dass die völlig überschätzten »Ballaststoffe« gegen Verstopfung wirken, hat einen ganz anderen Grund: Sie enthalten natürlich jede Menge Abwehrstoffe, derer sich der Darm zu entledigen trachtet. Die schnellere Darmpassage wäre dann eine simple Abwehrreaktion des Körpers und keine »Normalisierung« des Stuhlgangs. In diesem Zusammenhang ist die ärztliche Beobachtung auffällig, dass Menschen, die als Idealisten gelten, kaum an Verstopfung leiden. Ihr Körper produziert offenbar genügend eigene Stimmungsmacher, so dass er auf eine Zufuhr von Opiaten verzichten kann. Aus dem bisher Gesagten lässt sich folgende Hypothese formulieren: Verstopfung entsteht z.B. dann, wenn sich Menschen nicht wohl fühlen, wenn ihre Stimmung sinkt und sie deshalb nach Speisen greifen, die mehr Opiate enthalten.

Diese drei Faktoren stehen natürlich in Wechselwirkung zueinander, und manch ein Stoff kann von der einen Seite auf die andere wechseln. So hat der Zucker zwei Wirkungen: Er ist einmal Nährstoff, wirkt aber auch als Genussmittel. Manch ein Opiat ist von der Pflanze eigentlich als Abwehrstoff gedacht. Manche Speicherstoffe sind gleichzeitig Abwehrstoff: Phytin, ein Phosphatspeicher, blockiert die Aufnahme verschiedener Nährstoffe wie Zink oder Eiweiß.

Abb. 8: Was den Appetit bewegt

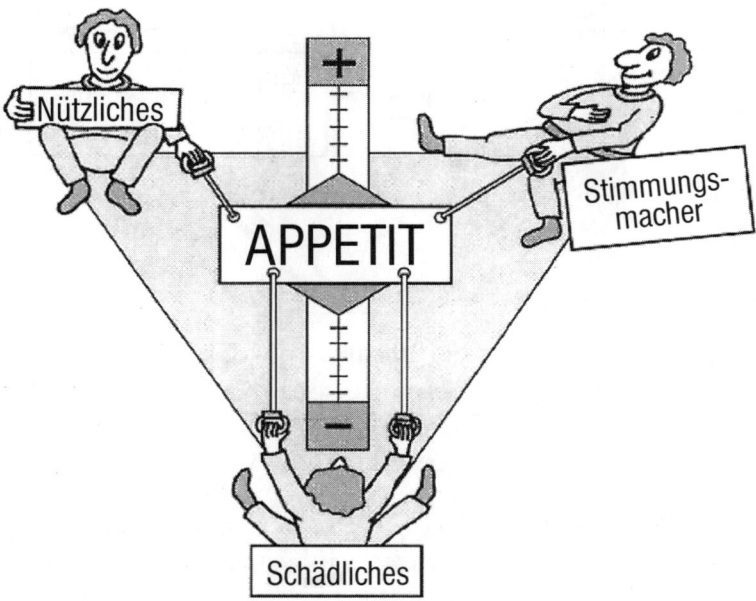

Es sind diese drei Faktoren, die unseren Appetit steuern. Doch wie funktioniert das? Alle Lebewesen müssen in der Lage sein, die richtigen Nährstoffe in der richtigen Menge auszuwählen. Ernährungsbedingte Krankheiten sind in freier Wildbahn praktisch unbekannt. Kein Schaf »überlegt«, ob die Wiese auch genügend Kalorien liefert, bevor es ins Gras beißt. Und die Löwen der Serengeti denken auch nicht darüber nach, ob ihnen die erlegte Antilope zu fett ist, bevor sie sie fressen. Dennoch laufen auch ohne Ernährungsberatung nicht allerorten sieche Tiere herum. Sie alle sind in der Lage, sich optimal zu ernähren und erfolgreich fortzupflanzen. Wenn sie dann noch das gesamte Nahrungspotential ihres Umfeldes ausschöpfen, muss eine außerordentlich präzise und umfassende Feinregulation vorliegen. [713]

Abb. 9: Die Steuerung des menschlichen Appetits

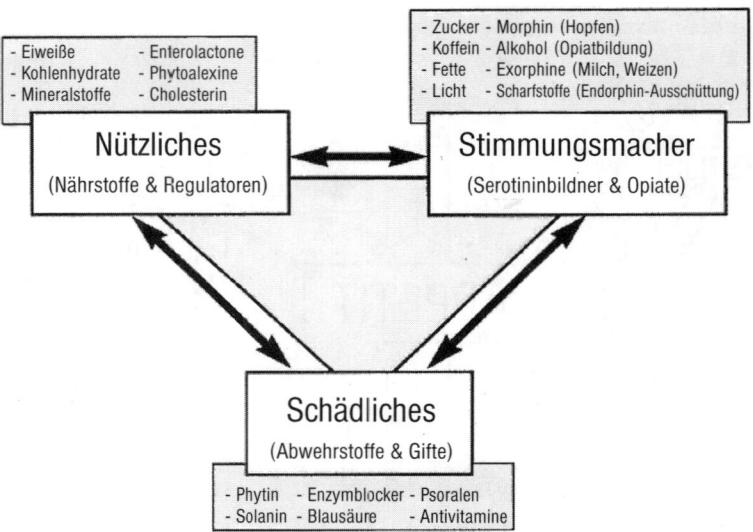

Unser Appetit ist das Resultat dreier Wirkungen: dem Nährstoffgehalt der Nahrung, dem Gehalt an Abwehrstoffen und Giften und dem Verlangen nach Stimmungsverbesserern. Das Zusammenwirken dieser drei regelt, wann wir auf was Lust haben.

Heute stellt man sich das so vor: Im Verdauungstrakt, insbesondere in der Leber befinden sich Sensoren, also Messfühler, die die Bedürfnisse des Körpers feststellen, um die Aufnahme von Energie, Vitalstoffen, Nährstoffen und Flüssigkeit zu regeln. [594, 569, 627] Nun stehen die wünschenswerten Nährstoffe nicht im Reinzustand zur Verfügung, sondern als komplexe Systeme, eben als Lebensmittel. Insofern muss der Organismus in der Lage sein, nicht nur »Essbares« von Ungenießbarem zu unterscheiden, sondern darunter seine Lebensmittel so auszuwählen, dass sich ihre Nährstoffe optimal ergänzen und in die Bedürfnisse seines Stoffwechsels passen. [474, 713]

Dieses Modell ist schön und gut, hat aber eine Schwäche: Es reicht nicht, den Nährwert oder die Schädlichkeit Stunden nach dem Verzehr mit den Lebersensoren zu erkennen. Der Mensch muss ja schon vorher die richtige Auswahl treffen können. Hier tritt der Geruchs- und Geschmackssinn auf den Plan. Prompt stehen wir vor der nächsten Schwierigkeit: Beim Verzehr fallen der Nase und dem Gaumen nur wenige Inhaltsstoffe auf, etwa Salz oder Aromen. Was wir schmecken und riechen hat überwiegend keinerlei eigenen Nährwert. Die meisten Vitalstoffe wiederum haben gar keinen Geruch und Geschmack. Insofern muss ein indirekter Mechanismus der Nahrungswahl angenommen werden. [456, 603, 639] Den Schlüssel dazu liefert die Tatsache, dass unser Appetit in der frühesten Kindheit programmiert wird.

Der kindliche Stoffwechsel sammelt mit den Nahrungsmitteln Erfahrungen, die zusammen mit dem Geschmack abgespeichert werden. Der Körper verknüpft ganz von alleine den Geschmack mit den Wirkungen, die das betreffende Nahrungsmittel auf ihn hat. Entscheidend für den Körper ist also, dass er die *Wirkung* lernt, die ein Nahrungsmittel mit einem bestimmten Geruch oder Geschmack auf seinen Stoffwechsel ausgeübt hat. [603] Diese merkt er sich und kann sie ein Leben lang über den Appetit auch jederzeit wieder abrufen. Der sagt uns dann, was der Körper gerade braucht: Vielleicht eine Wurstsemmel, einen sommerlichen Salat oder etwas Schokolade, um die Stimmung zu heben? Der Verstand ist an diesem Vorgang nicht beteiligt.

Natürlich funktioniert die körpereigene Regulation nicht immer.

Dafür sorgen nicht nur die ungezählten Abspeck-Diäten, sondern ungewollt auch viele moderne Verfahren der Lebensmittelindustrie. Da gibt es zahllose Produkte mit ähnlichem oder gleichem Geschmack, aber ganz unterschiedlicher Herstellungsmethode. Sie werden aus den verschiedensten Rohstoffen produziert, schmecken den uns vertrauten Originalen zum Verwechseln ähnlich. Kann es da nicht sein, dass unser Appetit zeitweise die Orientierung verliert und sich dann vorzugsweise an Genussmittel hält? Wie soll der Körper denn reagieren, wenn er am Geschmack gerade nicht mehr erkennen kann, welche Wirkungen mit einer Speise verbunden sind? Und wenn sich die Produkte schneller ändern, als die Rückkopplung des Appetits reagieren kann?

Die Regulationsmechanismen können heute leichter entgleisen. So gibt es Menschen, vor allem Kinder und Jugendliche, die sich extrem einseitig ernähren, indem sie z.B. fast nur Götterspeise oder Pommes mit Ketchup verzehren. Es handelt sich dabei nicht selten um »verdeckte« Allergiker, die sich damit eine Ausschüttung der Hormone der Nebennierenrinde verschaffen. Diese serotonin-ähnlichen Hormone sorgen dann für eine Verbesserung der Stimmung. Die Kinder werden abhängig von diesem »Kick«. Für sie erforderliche und nützliche Speisen mögen sie nicht mehr. [640]

Sicher kann unser Modell der körpereigenen Appetitsteuerung nicht alle Facetten der menschlichen Ernährung erklären. Es passt sicher nicht auf alles und jeden, und es ist noch viel Arbeit zu leisten, bis die Sache rund wird. Eines ist jedoch sicher: wir müssen uns und unsere Ernährung als Teil eines Ökosystems begreifen. Anstatt auf vermeintliche Vitamine zu schielen und absonderliche Kalorien zu zählen, sollten wir endlich damit anfangen, uns als Teil der Natur zu betrachten, der wir nun einmal sind.

Was dem Säugling so schmeckt

Die Ernährung des Säuglings bietet die Chance, unser Konzept kritisch zu überprüfen. Schließlich wird das Ernährungsverhalten in dieser Zeit geprägt. Gleichzeitig könnten wir Antworten auf einige offene Fragen bekommen: Wie bilden sich Geschmacksvorlieben aus, wann setzt die Appetitsteuerung ein? Bekommen wir die Vorliebe für Linsen mit Spätzle mit in die Wiege gelegt, lernen wir sie erst als Leibspeise zu schätzen, weil wir sie daheim oft vorgesetzt bekommen, oder mögen wir sie, weil unsere Eltern sie auch gerne essen? Ist Appetit das Produkt unserer Erziehung, also erlerntes Verhalten, oder das Ergebnis komplizierter Stoffwechselabläufe im Körper, also von der Biologie bestimmt? Die Antworten, die Wissenschaftler in den letzten Jahren darauf fanden, lassen zumindest den Schluss zu, dass unser Essverhalten nichts ist, was wir mit unserem Verstand steuern können. Die Wurzeln hierzu werden bereits gelegt, wenn wir noch im Bauch der Mutter im Fruchtwasser schwimmen.

Schwangerschaftserbrechen – damit's ein Prachtkerl wird

Jeder kennt sie, auch wer noch nicht schwanger war, denn es wurden schon viele Witze darüber gemacht: die ersten Symptome einer Schwangerschaft. Da bekommen Frauen die heftigsten Abneigungen gegen bisher geschätzte Kost, stehen bevorzugt morgens am Toilettenrand und entleeren ihren Mageninhalt, schon leichteste Essensdüfte verursachen Übelkeit. Dieser Zustand hält drei Monate an und verschwindet so plötzlich, wie er gekommen ist.
Manche Psychoanalytiker deuten das so: Schwangerschaftserbrechen ist ein Zeichen dafür, dass die Frau Ekel vor ihrem Ehemann empfindet oder den Wunsch hat, das Kind über den Mund abzutreiben. Hätten sie Recht, wäre der weibliche Teil der Menschheit eine perverse Mixtur aus Männerhassern und Kindesmördern. Denn die Symptome befallen alle Schwangeren mehr oder weniger stark. Die Übelkeit ist auch über alle Kulturen und alle Völker verbreitet. Jäger und Sammler wie die Kung in Afrika oder die Aborigines in Australien kennen sie ebenso wie die New Yorkerin. So wissen zum Beispiel Pygmäenfrauen in Zaire, dass sie schwanger sind, wenn ihnen das »Essen schlecht schmeckt«. [490]
Übelkeit und Erbrechen während der ersten drei Monate sind sicher keine Krankheit und keine Psychose, sondern eine natürliche Reaktion des Körpers. Offenbar erhält der Körper der Mutter in der

dritten Woche des beginnenden Lebens ein Signal, seine Essgewohnheiten zu ändern. Viele Gerüche und Geschmäcker, die die Frau normalerweise schätzt, werden in den ersten drei Monaten abgelehnt und lösen Übelkeit und Erbrechen aus. [490]

Was könnte der Sinn für dieses Verhalten sein? Nahrungsmittelaversionen sind gewöhnlich Mechanismen, die uns helfen, Gifte zu vermeiden. Was uns nicht gut tut, merkt sich der Körper unwillkürlich und mag es – zumindest für eine bestimmte Zeit – nicht mehr. Jeder, der schon einmal verdorbenes Fleisch oder Muscheln gegessen hat, kann das bestätigen. Wer das Pech hatte, kurz vor dem Ausbruch einer Kinderkrankheit zum ersten Mal Ananas zu probieren, dem wird diese Frucht zeit seines Lebens nie wieder schmecken. [569, 712] Er kann es willentlich auch nicht mehr ändern, denn gelernt ist gelernt.

Unsere Lebensmittel können aber nicht nur gesundheitsschädlich sein, wenn sie verdorben sind. Neben bakteriellen Giften und Krankheitserregern gibt es natürlich noch die zahllosen Abwehrstoffe in pflanzlichen Lebensmitteln, so z.B. das recht giftige Solanin der Kartoffel (s. S. 145 f.). Durch Verarbeitung und Züchtung haben wir dafür gesorgt, dass uns diese Gifte in aller Regel nicht mehr gefährlich werden können. Anders im Falle einer Schwangerschaft. Auf den Embryo, der sehr empfindlich ist, wirken schon kleinste Mengen, die das Befinden seiner Mutter noch gar nicht beeinträchtigen. Bei ihm kann beispielsweise das Solanin Missbildungen wie offene Rückenwirbel (Spina bifida) auslösen. [331] In Irland, einem Land, in dem viel Kartoffeln verzehrt werden, gibt es auch die meisten Babys mit Spina bifida. Pflanzenkrankheiten wie die Kartoffelfäule regen zur vermehrten Bildung der Abwehrstoffe an. Überall dort, wo die Fäule auftritt, kommen vermehrt Kinder mit dieser Missbildung zur Welt. [213, 327]

Den Schutz, den der Embryo vor natürlich vorkommenden Pflanzen- und Bakteriengiften aus der Nahrung hat, ist das Erbrechen der Mutter. Diesen Schutz benötigt er nur in den ersten drei Monaten, denn in dieser Zeit ist er am empfindlichsten. Vom 20. bis 56. Tag nach der Empfängnis bilden sich die Organe aus, das Zentrale Nervensystem, Herz, Augen und Ohren werden angelegt. In diesem Zustand braucht er noch nicht viele Nährstoffe. Für ihn ist wichtiger, dass diese äußerst empfindlichen Prozesse ungestört und ohne die geringste Gifteinwirkung ablaufen können. Das heißt, für ihn ist es optimal, wenn die werdende Mutter gerade jetzt nicht viel isst, wenn sie jetzt auch eine Abneigung gegen Genussmittel wie Tee, Kaffee und Kakao empfindet. Und genau dies ist eine Konsequenz aus der Übelkeit während der Schwangerschaft. [490]

Medizinische Studien belegen, wie wichtig dieser Schutzmechanismus ist: Frauen, die während der ersten drei Monate stark an Übelkeit litten, haben weniger Fehlgeburten als jene, denen es in dieser Zeit gut ging. [490] Sind die Organe beim Embryo erst einmal angelegt, wird aus ihm ein Fötus. Jetzt kann nicht mehr so viel passieren. Das Wachstum setzt ein, er braucht viele Nährstoffe und – wie auf Knopfdruck – ist es auch mit der Übelkeit der Mutter vorbei. Sie isst wieder normal, nimmt an Gewicht zu und ihr Baby auch. [490, 788]

Offenbar kann aber auch der heranwachsende Fötus das Essverhalten der Mutter beeinflussen. Daher auch das rätselhafte Verlangen auf Saures, das Schwangere oft befällt. Natürlich gesäuerte Produkte, wie etwa die berühmte Gewürzgurke, enthalten besonders viel eines Wirkstoffes namens PQQ, der für den Aufbau der Placenta benötigt wird. [41-45]

Diese feinen Regulationsmechanismen laufen für die Schwangere unbewusst ab, zum Wohle des Embryos. Für den beginnt nicht nur die Ernährung im Mutterleib. Föten von Säugetieren können bereits Gerüche erkennen. [610] Wenn wir einen biologischen Sinn unterstellen – und die Biologie macht nichts »umsonst« –, dienen die Geruchsnerven des Ungeborenen wohl dazu, die Eigenschaften des Fruchtwassers wahrzunehmen. Denkbar ist, dass die Nahrung der Mutter dessen sensorische Qualitäten beeinflusst. Dies würde Sinn machen, denn es handelt sich um Speisen, die erprobt sind und geschätzt werden. So wird der Appetit des Kindes möglicherweise individuell an das Nahrungsangebot seines späteren Lebensraumes angepasst. Aus Tierversuchen ist jedenfalls bekannt, dass bereits Föten ausgeprägte Geschmacksvorlieben entwickeln können. [630]

Man weiß auch, dass Föten ab und zu Fruchtwasser schlucken, und das schon im ersten Schwangerschaftsdrittel. [491] Eigentlich bräuchte das Kind das nicht, denn es wird über die Nabelschnur gut mit Nährstoffen versorgt. Doch das Fruchtwasser enthält Substanzen, die die Reifung des Magen-Darm-Traktes fördern, zum Beispiel die so genannten epidermalen Wachstumsfaktoren sowie Gastrin, ein Verdauungshormon. Bei Kaninchenföten, denen man die Speiseröhre abschnürte, damit sie kein Fruchtwasser trinken konnten, war die Darmentwicklung erheblich gestört. [491] Durch das Schlucken von Fruchtwasser wird das Verdauungssystem gewissermaßen trainiert, um auf die Nahrung nach der Geburt vorbereitet zu sein: die Muttermilch.

Die Schluckimpfung aus der Brust

In gewisser Hinsicht ist die Stillphase für die Frau eine Fortsetzung der Schwangerschaft. Vor der Geburt wurde der Fötus über das Blut und die Nabelschnur mit allem, was er brauchte, versorgt. Jetzt bekommt er als Säugling das Gleiche frei Haus über die Brust geliefert. Die Muttermilch ist das Lebenselixier, auf das er in den ersten Monaten angewiesen ist und ohne das er nicht optimal wachsen und gedeihen kann. Muttermilch ist und bleibt das maßgeschneiderte Lebensmittel für den Säugling. Selbst die Industrie gibt inzwischen kleinlaut zu: Stillen sei das Beste für das Kind. [443]
Sicher, Muttermilch ist stark mit Umweltgiften belastet, die wir im Laufe der letzten Jahrzehnte in die Welt gesetzt haben. Das liegt daran, dass viele Fremdstoffe, ob es nun Pestizide, Kühlmittel oder Sexuallockstoffe aus Kosmetika sind, sich in der Nahrungskette anreichern – und an deren Ende steht der Mensch. Keine andere Bevölkerungsgruppe nimmt größere Mengen an solchen Schadstoffen auf als der gestillte Säugling. [492] Und als käufliche Säuglingsnahrung wäre die Muttermilch aufgrund der hohen Belastung längst nicht mehr zugelassen. Ihre Rückstandsgehalte liegen sogar zehnmal höher als die der Kuhmilch, weil die Frau vor der ersten »Milchabgabe« ca. 20 Jahre lang Umweltgifte in ihrem Körper speichert. Und weil ein Rind mit etwa 5.000 Litern Milch pro Jahr die Schadstoffe viel stärker verdünnt. Das Schadstoffproblem lässt sich nicht durch den Kauf rückstandsgeprüfter Gläschenkost lösen, son-

dern nur durch eine Chemiepolitik, die dafür sorgt, dass das Grundnahrungsmittel des Säuglings wieder schadstoffarm wird.

In den 50er Jahren, als die Ersatzmilchen der Industrie mit einem unvergleichlichen Werbefeldzug die Supermarktregale bei uns eroberten, als es »modern« wurde, nicht zu stillen und selbst Hebammen und Kinderärzte die Ersatzmilchen empfahlen, da betrachtete man die Muttermilch noch als reines Nährstoffgemisch, das man einfach nachmachen und sogar verbessern kann, wenn man ihre stoffliche Zusammensetzung analysiert und optimiert.

Aber wie so oft, wenn Menschen versuchen, die Natur auszutricksen, erlitt man auch hier Schiffbruch. Zahlreiche Studien bewiesen, dass im Gegenteil gerade gestillte Kinder seltener an Allergien, Zuckerkrankheit oder Arteriosklerose leiden als Flaschenkinder. [470, 471, 493, 495] Muttermilch lässt seltener Mundfäule und Karies auftreten, schützt besser vor Magen- und Darminfekten, vor Mittelohrentzündungen und vor Erkrankungen der Lunge. [496, 497-499, 593, 709, 710]

Geburt und Kinderkrankheiten stellen seit jeher eine große Gefahr für die Menschen dar. Der modernen Hygiene und den Antibiotika ist es zu verdanken, dass die Säuglings- und Kindersterblichkeit in Europa drastisch gesunken ist. Früher wurden die Kinder länger gestillt, und das mit gutem Grund. Es war die Frauenmilch, die das Überleben der Kinder bei Wundstarrkrampf, Kinderlähmung, Diphtherie und Keuchhusten sicherte. Sie half zwar nicht immer, aber oft.

Das Immunsystem des Säuglings ist erst nach neun Monaten Stillen voll ausgebildet und selbständig. Für die Zwischenzeit erhält er Krankheitsschutz von der Mutter. In den ersten Lebenswochen finden sich in der Frauenmilch enorme Mengen an lebenden weißen Blutkörperchen. [110, 593] Diese Blutkörperchen sind die Polizisten des Körpers. Sie »fressen« die Krankheitserreger auf oder »vergiften« sie mit schädlichen Sauerstoffradikalen. Da sich die Keime verständlicherweise gegen einen Verzehr sperren, hilft den Blutkörperchen ein weiterer Stoff aus der Muttermilch, das Fibronectin, beim »Verschlucken« der Bösewichte. [110]

Der Schutz vor Krankheitserregern ist für das Neugeborene so wichtig, dass die Abwehr, die ihm die Mutter via Milch liefert, breit gefächert ist. Eine zentrale Rolle spielt dabei das Lactoferrin. Es entreißt den Mikroben einen ihrer wichtigsten Wuchsstoffe, das Eisen. Weil es für die meisten Krankheitserreger lebenswichtig ist, bedroht Eisen immer ein wenig unsere Gesundheit. Natürlich braucht unser Körper das Eisen auch, zum Beispiel für einen reibungslosen Transport von Sauerstoff. Zum Schutz vor Krankheitskeimen reguliert der Körper das verfügbare Eisen stets auf ein niedriges Niveau. Bei Infekten sinkt der Eisenpegel im Blut sofort ab. [102] Damit wird auch klar, weshalb es in den letzten Wochen der Schwangerschaft zu einem scheinbaren »Eisenmangel« kommt: Es ist die uralte Versicherung für Mutter und Kind gegen Infektionen bei der Geburt. (s. S. 63 f.)

Einerseits muss zwar der Säugling mit Eisen versorgt werden, andererseits müssen Krankheitserreger von ihm ferngehalten werden. Dem Lactoferrin in der Muttermilch obliegt nun die Aufgabe, im Darm des Säuglings jedwedes Eisen sofort abzufangen oder es den Mikroben zu entreißen, um ihre Vermehrung zu stoppen. [634, 782] Es liefert das Eisen dann an der Darmwand ab, wo es vom Säugling aufgenommen wird. Lactoferrin ist ein Eiweiß, dass so konstruiert ist, dass es vom Säugling kaum verdaut und damit unwirksam gemacht werden kann. [494, 699, 750] So bleibt es bis in die Windeln aktiv. [447, 636, 637] Diese »Eisenverarmung« durch das Lactoferrin ist so effektiv gegen ungebetene Gäste, dass es inzwischen auch als Konservierungsmittel benutzt wird. [634]

Lactoferrin ist nur einer von mindestens zwanzig Eiweißstoffen, die die mütterliche Brust produziert und deren Aufgabe darin besteht, Krankheitserreger abzutöten. [110] Zu nennen wäre zum Beispiel noch das Lysozym, das die Zellwände der Mikroben zerschneidet. [710] Auch das Lysozym wirkt bis in die Windeln. Und es kann sogar zwischen »guten« und schädlichen Bakterien unterscheiden. Die nützliche Darmflora des Säuglings lässt es ungeschoren. [637] Übrigens lindern sowohl das Lysozym als auch das Lactoferrin Entzündungen. Und Lysozym wird wie Lactoferrin inzwischen zur Lebensmittelkonservierung benutzt. [635]

Zu den »Waffen« der Muttermilch gehören auch noch bestimmte Zuckerstoffe, die so genannten Oligosaccharide. Sie enthält über 130 verschiedene Arten davon, die für den Säugling unverdaulich sind. Sie dienen weniger der Ernährung als der Verteidigung, indem sie den Angriff von Krankheitserregern im Darm blockieren. Salmonellen beispielsweise suchen spezielle Ankerplätze an der Darmwand auf, an denen sie sich festhalten. Diese Ankerplätze werden von den Oligosacchariden besetzt, so dass die Erreger »abrutschen« und mit dem Stuhl in der Windel landen. [633, 637, 780]

Die Oligosaccharide entfalten aber noch eine besondere Wirkung. Mit ihnen reguliert die Mutter die Darmflora ihres Sprösslings. Sie fördern das Wachstum der Bifidobakterien, die Kennzeichen einer gesunden Verdauung sind. Diese Bakterien bauen die Oligosaccharide und den Milchzucker zu Milchsäure und Essigsäure ab. In diesem sauren Milieu können Krankheitserreger wie Clostridien und Enterobakterien wiederum nicht mehr gedeihen. [447]

Neben diesem allgemeinen Schutz produziert die Mutterbrust aber auch noch maßgeschneiderte Abwehrstoffe gegen die gerade grassierenden Infekte. Hier wird der Säugling quasi gegen alle aktuellen Keime geimpft, die in der Umgebung der Mutter herumschwirren. Diese ganz individuelle »Schluckimpfung« nimmt ihren Anfang im Darm der Mutter. Dort befinden sich spezielle Zellgruppen, die so genannten Peyerschen Plaques. Hier werden die Keime erkannt und ihre Oberflächenstruktur auf weiße Blutkörperchen »eingeprägt«. Sie transportieren diese Information zur Brustdrüse, wo entsprechende Antikörper gegen genau diese Keime gefertigt werden. Diese so genannten Immunoglobuline werden nun noch mit einem Schutz vor der Verdauung des Säuglings ausgestattet und in die Muttermilch entlassen. Beim Stillen gelangen sie in den Darm des Säuglings, wo sie sich anheften und auf »ihren« Erreger warten, um sich an ihm festzuklammern. Damit verhindern sie, dass sich der Erreger an der Darmwand festhaken kann. [637, 709]

Der gleiche Vorgang findet auch in der Lunge der Mutter statt, um so den Nachwuchs gegen Infekte aus der Atemluft zu schützen. [637]

Das bedeutet, dass jede Mutter, die ihr Kind stillt, automatisch ihr Kind gegen alle aktuellen Keime ganz individuell »impft«. [632] Es sind also nicht die einzelnen »Nährstoffe« der Ernährungswissenschaft, die der Menschheit das Überleben sichern, sondern das System Muttermilch, das weit mehr als die Summe seiner (immer noch weitgehend unbekannten) Einzelteile darstellt.

Allen Müttern kann man nur raten, ihrem eigenen Körper und dem gesunden Menschenverstand zu vertrauen. Allen, die nicht stillen können, zum Trost: Natürlich sind lebensbedrohende Infekte bei Säuglingen dank moderner Hygiene und entsprechender Antibiotika in unserer Gesellschaft relativ selten. Die Unterschiede zwischen gestillten und nicht gestillten Kindern fallen hierzulande deshalb nicht so krass aus, wie die Ausführungen vielleicht vermuten lassen. In den Ländern der Dritten Welt sieht das allerdings anders aus. Dort sind die hygienischen Bedingungen einfach so schlecht, dass das Stillen das billigste und wirksamste Mittel zum Überleben ist. [709] Leider gilt es aber auch in diesen Ländern – dank findiger Werbestrategien – als chic, dem Kind die Flasche zu geben. Das hat, wie die *Ärzte-Zeitung* berichtete, die traurige Konsequenz, dass jährlich über eine Million Kinder an den Folgen falscher Ernährung stirbt. [256] Diese Toten tauchen in keinem Geschäftsbericht auf.

Hat der Herrgott geschlampt?

Säuglinge und die Muttermilch gelten den Ernährungsberatern als wichtigste Mangelkandidaten für Vitamin D. Ausgerechnet ihr, dem einzigen Lebensmittel, das eigens für den Menschen gemacht ist, wird ein Mangel, ein Konstruktionsfehler unterstellt. Um der Rachitis, der kindlichen Knochenverformung, vorzubeugen, sollen alle stillenden Mütter ihren Säuglingen Vitamin-D-Tabletten verabreichen: »Von größter Bedeutung«, so die Expertenmeinung, sei die regelmäßige Vitamin-D-Pille für die Babys. Die Vitamin-D-Gehalte von Frauenmilch und Kuhmilch reichen »für eine Deckung des Bedarfs keinesfalls aus«. [1] Es lässt sich unschwer vorstellen, welchem Druck die Mütter damit ausgesetzt sind. Nichts ist für sie schlimmer als das Gefühl, ihr Kind nicht ausreichend zu versorgen.

Vitamin D ist eigentlich gar kein Vitamin, denn der Körper kann in der Haut mit Hilfe der Sonnenstrahlen aus Cholesterin ausreichende Vitamin-D-Mengen bilden. [58, 754] Von seiner Wirkungsweise her betrachtet, ist Vitamin D eher ein Hormon. [2, 21, 58] Bei Erwachsenen hält es der Wissenschaftliche Lebensmittelausschuss gar für »zwecklos«, Empfehlungen für die Vitamin-D-Zufuhr auszusprechen, »da der Vitamin-D-Stand bei den meisten Erwachsenen nicht von der Ernährung abhängt.« Es gebe jedoch »einzelne Personen, die Vitamin D mit der Nahrung zuführen müssen«. [754]

Kaum jemand verrät den Müttern aber etwas über die Gefahren einer Vitamin-D-Überdosis. [2, 58, 67, 75] Immerhin sieht die Vitamin-D-Vergiftung einer Rachitis recht ähnlich [30, 337, 755], denn werden »große Mengen Vitamin D gegeben, so wird Kalk aus den Knochen mobilisiert«, so Professor Ernst Lindner von der Universität Gießen. [337] Vitamin D ist so riskant, dass es Lebensmitteln, ähnlich wie Vitamin A, nur unter strengen Auflagen zugesetzt werden darf. [31]

Verantwortlich für die Mangeltheorie der Muttermilch ist ein fehlendes Verständnis für biologische Systeme. Hier wird dem Herrgott Schlamperei unterstellt! Hat er vergessen, der Muttermilch genügend Vitamine mitzugeben? Wie kommt es, dass die Menschheit bis heute überlebt hat, ohne sich die teuren Vitamin-Präparate kaufen zu können? Bevor es Vitamin-D-Tabletten gab, galt übrigens eben diese Muttermilch als bewährtes Heilmittel gegen Rachitis. [757]

Wozu braucht der Mensch Vitamin D? Unter anderem, um den Mineralstoff Calcium aus dem Darm ins Blut aufnehmen zu können. In Muttermilch ist von Natur aus wenig Vitamin D enthalten. Trotzdem wird das Calcium der Muttermilch vom Säugling hervorragend verwertet. Wie kommt's? Wir wissen heute, dass es mindestens zwei Stoffe sind, die die Funktion des Vitamin D als Calciumtransporteur im Säuglingsdarm übernehmen: der überreichlich vorkommende Milchzucker sowie bestimmte Eiweiße der Muttermilch, die Phosphocaseine. [29, 64, 72, 74, 590]

Da es der Körper mit Hilfe des Sonnenlichtes selbst herstellen kann, bilden gesunde Kinder genügend Vitamin D, sobald sie an die frische Luft kommen. [68, 754, 759] Eine Vitamin-D-Vorsorge ist also nur in bestimmten Fällen notwendig und »bedarf«, so die DGE, »sorgfältigster ärztlicher Überwachung«. [1] Im Übrigen hat sich gezeigt, dass sich der Vitamin-D-Gehalt der Milch nicht mit Vitamingaben an die Mutter erhöhen lässt. [32, 651] Man darf daher annehmen, dass der Säugling vor diesem Vitamin geschützt werden soll. Es gibt Hinweise, dass zu viel Vitamin D Arteriosklerose begünstigen kann. [71, 73, 337, 650, 755] Vitamin D kann außerdem recht giftig sein. So waren 1991 in den USA Tote zu beklagen, als in einer kleinen Molkerei das der Milch zugesetzte Vitamin D nicht gleichmäßig verrührt war. [33] Und schließlich ist Vitamin D ein sehr probates Rattengift, wenn alle anderen Gifte versagen. [34, 343, 415]

Stillen – prägend fürs Leben

Je mehr die Wissenschaft über die Wirkungen der Muttermilch auf den Säugling herausfindet, desto mehr Überraschungen erlebt sie. So weiß man erst seit kurzem, dass die Eiweiße der Milch, entgegen der klassischen Vorstellung, im Darm des Säuglings nicht komplett in ihre Bausteine, die Aminosäuren, zerlegt werden, sondern als größere Bruchstücke ins Blut gelangen. [607] Im Körper wirken diese Bruchstücke dann als Hormone und Opiate (s. S. 233 f.), die die Verdauung, aber auch die Stimmung und das Verhalten des Kindes steuern. Sie regulieren den Einbau von Calcium in den Knochen genauso wie das Wachstum der Nerven. Ihre Zahl ist kaum noch zu überblicken.
Ob solche nervenbildenden Hormone der Grund dafür sind, dass gestillte Kinder im Durchschnitt klüger sind als Flaschenkinder, kann man bezweifeln, die intelligenzsteigernde Wirkung von Muttermilch dagegen nicht. Diese konnten englische Kinderärzte beweisen. Sie untersuchten 1.000 Frühgeborene. Schon nach 18 Monaten zeigte sich ein deutlicher Entwicklungsvorsprung der Kinder, die überwiegend mit Muttermilch ernährt wurden. Erst kürzlich hat man rund 300 dieser Kinder im Alter von 7-8 Jahren nachuntersucht. Ergebnis: ein um knapp 10 Punkte höherer Intelligenzquotient bei den Muttermilchgenährten. Die Wissenschaftler vermuten, dass in der Muttermilch wichtige Inhaltsstoffe enthalten sind, die die »Gehirnentwicklung und Reifung besser fördern können«. [606]
Einer dieser wichtigen Inhaltsstoffe könnte, neuesten amerikanischen Forschungen zufolge, das allseits verteufelte Cholesterin sein. Fertignahrungen für Babys enthalten weniger Cholesterin als die Muttermilch. Um sie auf den Stand der Muttermilch zu bringen,

müsste man sie extra damit anreichern. Man stelle sich die Reaktion der verunsicherten Mütter vor, wenn sie auf der Packung lesen würden: »jetzt mit extra viel Cholesterin«. Da packt man zur Beruhigung der Mütter doch lieber ein paar dubiose Vitamine hinein. Cholesterin ist wichtig für den Aufbau der Nervenzellen und des Gehirns, das zu 10 bis 20 Prozent aus purem Cholesterin besteht, lässt man den Wassergehalt unberücksichtigt (s. S. 84 f.). Offenbar reicht die körpereigene Synthese des Säuglings nicht aus, um den Bedarf zu decken. Zumindest bei Schweinen scheint es so zu sein, dass eine ungenügende körpereigene Cholesterinbildung eine normale Gehirnentwicklung verhindert. [595] Gab man diesen Tieren Cholesterin mit der Nahrung, so verbesserte sich ihr Zustand. Dasselbe konnte auch für Kälber nachgewiesen werden. [595] Der hohe Cholesteringehalt der Muttermilch könnte deshalb verantwortlich dafür sein, dass Stillkinder geistig »fitter« sind.

Muttermilch – das Geheimnis liegt in der Verpackung

Wie schafft die Muttermilch nur diese vielfältigen Wirkungen? Mit einem reinen Nährstoffmix entsprechend der üblichen Nährstoffempfehlungen gelänge das sicher nicht. Würde man z.B. wichtige Mineralien wie Sulfat, Calcium und Magnesium auf einmal verabreichen, wären sie für den Körper wertlos. Sulfat würde mit dem Calcium zu unlöslichem Gips reagieren. Käme Magnesium hinzu, bildeten sich unverdauliche chemische Verbindungen. [494] Und in diesem Zustand kann der Körper des Kindes sie nicht aufnehmen, sie würden mit dem Stuhl ausgeschieden werden. Daher schwimmen die vom Säugling dringend benötigten Mineralien nicht etwa einfach in der Milch herum, sondern sind in kleine Eiweißkügelchen gepackt. [494] Das Sulfat ist dann an einen Transporteur gekoppelt, an die N-Acetylneuramin-Lactose. Erst im Darm des Neugeborenen wird das Sulfat freigesetzt. Auch ein Teil des Calciums ist vorsorglich an ein Eiweiß gebunden, damit es geschützt die Darmwand des Säuglings passieren kann und vom Blut an die

Stellen des Körpers transportiert wird, an denen es auch wirkt.
494, 716

Auch Fett ist nicht einfach »Fett«, zumindest nicht in der Milch. Hier ist es in kleine Kügelchen verpackt, die von einer Eiweißhülle umgeben sind. Diese schützende Hülle verhindert, dass das Fett zusammenklebt und als großes Fettauge obenauf schwimmt. Sie sorgt aber auch dafür, dass die Nähr- und Spurenstoffe in der Milch gut verpackt sind. Das ist wichtig, denn bei der Verdauung werden die verschiedenen Schichten des Kügelchens erst nach und nach angegriffen. So werden die eingelagerten Spurenstoffe wie Kupfer und Eisen erst dann freigegeben, wenn der Körper sie auch verwerten kann. Ein großer Teil dieser Kügelchen geht jedoch unversehrt vom noch unvollständig ausgebildeten Darm des Säuglings direkt ins Blut über, wo sie andere wichtige Funktionen haben. [234, 638]

Abb. 10: Die Kugeln in der Kugel – eine ideale Verpackung

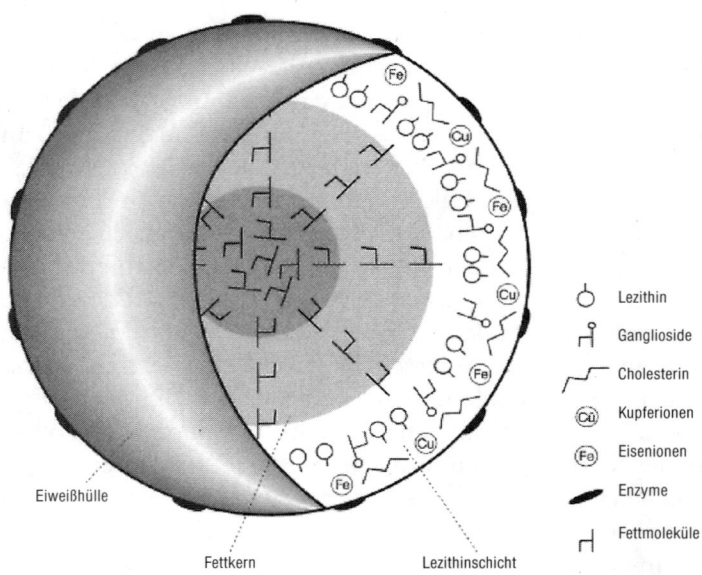

Eiweißhülle
Fettkern
Lezithinschicht

Lezithin
Ganglioside
Cholesterin
Kupferionen
Eisenionen
Enzyme
Fettmoleküle

Die Hülle des Kügelchens ist eine komplizierte Membran, die neben Eiweiß auch viele andere biologisch wirksame Substanzen wie zum Beispiel Ganglioside enthält. [596, 633] Ganglioside gelten als Nervenschutzstoffe und werden vom wachsenden Gehirn benötigt. Sie haben, wie die meisten Stoffe in der Muttermilch, vielfältige Aufgaben, die sie der Reihe nach wahrnehmen. Bevor sie ins Gehirn eingelagert werden, regeln sie Wachstum und Zellkommunikation. [631] Außerdem helfen sie bei Krankheiten: Ganglioside fangen bakterielle Gifte wie das der Cholera-Erreger ab und binden Grippeviren. Dafür reichen bereits einige millionstel Milligramm aus. [596]
Ein spezielles Enzym aus dem Speichel des Säuglings ist in der Lage, durch die Kugelhülle durchzuschlüpfen und im Innern der Fettkügelchen ganz bestimmte Fettsäuren freizusetzen. [633] Diese freien Fettsäuren, die sich im Innern des Kügelchens befinden, helfen bei der Krankheitsabwehr. Sie sind in der Lage, Durchfallviren abzutöten. [609] Die eigentlichen Wirkstoffe entstehen also oft erst auf dem Weg vom Mund zum Darm.

Stillen hat aber auch noch ganz andere Auswirkungen auf das weitere Leben des Kindes. So weiß man, dass Flaschenkinder eher zu Fettsucht neigen. [14, 608, 611] Babys scheinen an der Flasche viel mehr zu trinken, als ihnen gut tut, sie scheinen nicht rechtzeitig zu merken, wenn sie satt werden. An der Brust kann das nicht passieren, denn Frauenmilch ändert während des Stillens ihre Zusammensetzung. Anfangs ist sie etwas wässriger, damit das Baby seinen Durst stillen kann, dann wird sie dicker, damit der Säugling auch satt wird. [488] Da dies für den Säugling mit kräftiger Saugarbeit verbunden ist, lernt er, energetische Unterschiede zu erkennen und zu bewerten. Bei der Flasche, aus der eine gleich bleibende, leicht verfügbare Lösung rinnt, wird die Sättigungsregulation nicht in gleichem Maße trainiert. [488]
Sogar ein Einfluss des Stillens auf das spätere Sexualverhalten konnte nachgewiesen werden. Die Brustwarzen sind von Drüsen

umgeben, die vermittels ihrer Duftstoffe dem Säugling beim Auffinden der Nahrungsquellen helfen. [711] Aus Tierversuchen ist bekannt, dass die Wahrnehmung dieses Geruchs später die Potenz der männlichen Nachkommen positiv beeinflusst. [597] Eine solche Wirkung ist nahe liegend, da diese Geruchsstoffe aus Sexualhormonen entstehen.

Der Geschmack der Muttermilch ändert sich mit der Speisenfolge der Mutter. Dadurch werden bestimmte Geschmacksmuster erlernt und bei Bedarf im späteren Leben vom Appetit aktiviert. [514] Die prägende Wirkung der ersten Geschmackseindrücke wird übrigens zu einem perfiden Kunstgriff in der Schweineproduktion missbraucht: Futteraromen beseitigten den misslichen Tatbestand, dass man mit dem erneuten Decken der Zuchtsau normalerweise so lange warten muss, bis die Ferkel entwöhnt sind. Die Sauen bekommen deshalb gleich nach dem Werfen Aromapräparate ins Futter, die bis in die Sauenmilch gelangen. Damit prägen sie die neugeborenen Ferkel auf eine bestimmte Geschmacksrichtung. Hat sich der Nachwuchs daran gewöhnt, wird das gleiche Präparat dem Ferkelfutter beigemischt, das nun viel früher verfüttert werden kann. [612]

Zur Klärung, inwieweit solches auch für den Menschen gilt, führte das Sensorik-Unternehmen ASAP in München zusammen mit einem der Autoren einen Versuch durch. Da die Muttermilch-Ersatzpulver gewöhnlich mit dem Aromastoff Vanillin geschmacklich korrigiert wurden, ließen wir 130 Jugendliche und Erwachsene zwei fast identische Proben handelsüblichen Ketchups probieren, die sich lediglich dadurch unterschieden, dass einer Probe etwas Vanillin zugesetzt war. Der vanillinhaltige Ketchup wurde von ehemaligen »Flaschenkindern« viermal so häufig bevorzugt als von Testpersonen, die angaben, gestillt worden zu sein. Das heißt, dass wir den in frühester Kindheit einmal erlernten Geschmacksprägungen bis ins Erwachsenenalter treu bleiben. [891]

Die Muttermilch ist ein schönes Beispiel dafür, wie die Natur vorsorgt. Sie ist ein optimales Nährsystem für den Säugling, seine beste Krankenversicherung und prägt ihn bis ins Erwachsenenalter. Trotzdem schaffen es hierzulande nur 2–6 Prozent aller Mütter, ihren Nachwuchs bis zum Alter von vier Monaten zu stillen. [598] Zu viel steht dagegen: stillunfreundliche Kliniken, die Hektik des Alltags, eigene Angewohnheiten (so fangen besonders Raucherinnen das Stillen oft gar nicht erst an), eine Gesellschaft, in der das Stillen immer noch verpönt ist, weil es »der Figur schadet«, die Bequemlichkeit der Fertigkost und nicht zuletzt die Verunsicherung der Mütter durch Werbung. So bedauern Dortmunder Kinderärzte, die das Stillverhalten von 1.500 Frauen untersuchten, dass »selbst viele vollstillende Mütter Beikost nach den notorisch verfrühten Empfehlungen der Industrie einführten«. [598]

Training für den Appetit

Versetzen wir uns doch einmal in die Situation eines Kleinkindes. Kaum von der Mutterbrust entwöhnt, fängt das Elend mit dem Essen an. Da bekommt es Breie verabreicht, aus Milchpulver, Aroma, Molkeeiweißen und mit heißem Wasser angerührt, Babygläschen, die nichts Besseres sind als dreimal erhitzte Konserven. So, als ob es all die leckeren Sachen, die Papa und Mama essen, nicht gäbe. Die Obstschale zum Beispiel mit Kiwis, Äpfeln, Orangen und Birnen. Für das Baby gibt's da höchstens mal eine Banane. Die leckere Brokkolisuppe, die es zum Mittag gab, die Leberwurst zum Vesper oder der Kräuterquark »sind nichts« für Kinder. Und geht's mal in die Wirtschaft, findet sich auf jeder Karte ein »Kindermenü«, das aus Schnitzel mit Pommes, Salat und einem Lutscher besteht. Seien Sie ehrlich: Hätten Sie Lust, diesen Einheitsbrei zu essen?
Die Mär, dass Kinder spezielle, für sie gemachte Nahrung essen sollten, wird von der Industrie nur allzu gerne verbreitet. Hat sich doch ein ganzer Wirtschaftszweig auf Breie und Gläschenkost spezialisiert. Kinder- und Juniormenüs aus dem Glas oder aus der Mikrowelle, hübsch bunt verpackt, sind der Renner. Schließlich wird auch das Gewissen der Mutter beruhigt, wenn sie dieses kontrolliert schadstoffarme, biologisch angebaute, vitamin- und mineralstoffangereicherte Produkt kauft. Und schließlich (aber das gibt keine Mutter gerne zu) dient eine solche Kinderernährung auch der eigenen Bequemlichkeit. Mama muss sich keinen abwechslungsreichen Speiseplan überlegen und noch nicht mal eine Kartoffel kochen.

Vom Supermarktregal in die Mikrowelle auf den Teller: bequeme, sichere, moderne Kinderernährung. Die Frage ist bloß, ob sie auch dem Kind nützt.

Wie können die Eltern aber nun ein gesundes Essverhalten fördern, was können, sollen und dürfen Kinder essen? Können Kinder überhaupt schon wissen, was ihnen bekommt und was nicht? Diesen Fragen ging eine amerikanische Kinderärztin, Dr. Clara Davis, in den 20er Jahren unseres Jahrhunderts nach. Ihre Experimente zur bedarfsgerechten Kinderernährung wurden zu Meilensteinen der Ernährungsforschung. [599, 600]

Forschungsobjekt waren in einem ihrer Versuche drei Jungen im Alter von 6 bis 9 Monaten, die von ihren Müttern noch voll gestillt wurden. Nach drei Tagen, in denen sich die Babys an ihre neue Umgebung, der Kinderstation des Mount-Sinai-Krankenhauses in Cleveland, gewöhnt hatten, begann das Abstillen. Die Kinder wurden einzeln vor ein Tablett mit Schälchen voller Nahrungsmittel gesetzt. Von diesen konnten sie probieren, was und so viel sie wollten. Eine Krankenschwester saß still dabei und gab ihnen nur etwas mit dem Löffel, wenn sie auf ein Schälchen deuteten und ihren Mund öffneten. Die Kinder konnten mit den Fingern oder mit dem Löffel essen, wie es ihnen beliebte.

Das Angebot war breit gefächert. Da gab es alle möglichen tierischen und pflanzliche Produkte: Knochenmark, Äpfel, Fisch, Bananen, Innereien, Eier, Ananas, Erbsen, Pfirsiche, Rote Beete, Sauermilch, Karotten, Blumenkohl, Spinat, Kartoffeln, Vollkornmehle, Rindfleisch und Lamm oder Hühnchen. Sie wurden grob zerkleinert und roh serviert oder in Dampf gegart, ohne Salz oder Gewürze. Sogar Innereien, Knochenmark und Fleisch wurden auch roh angeboten. Dazu wurde Wasser, Orangensaft, Milch und Sauermilch zum Trinken gereicht. Es gab keinen Zucker, Trockenfrüchte oder Honig, ebenso keine Verarbeitungsprodukte wie Brot, Butter, Käse oder Wurst, mal abgesehen von ein paar »Roggen-Crisps«, von denen Dr. Davis annahm, sie seien »natürlich«.

Es gab Anfangsschwierigkeiten: Ein Kind versuchte, direkt mit dem Mund vom Tablett zu essen, ein anderes, von den Schälchen zu trinken. Aber nach zwei Wochen aßen alle mit den Fingern. Anfangs probierten sie alles aus, spuckten es vielleicht beim ersten

Abb. 11: Anteile der Lebensmittel am Speiseplan der drei Kinder über den gesamten Versuchszeitraum

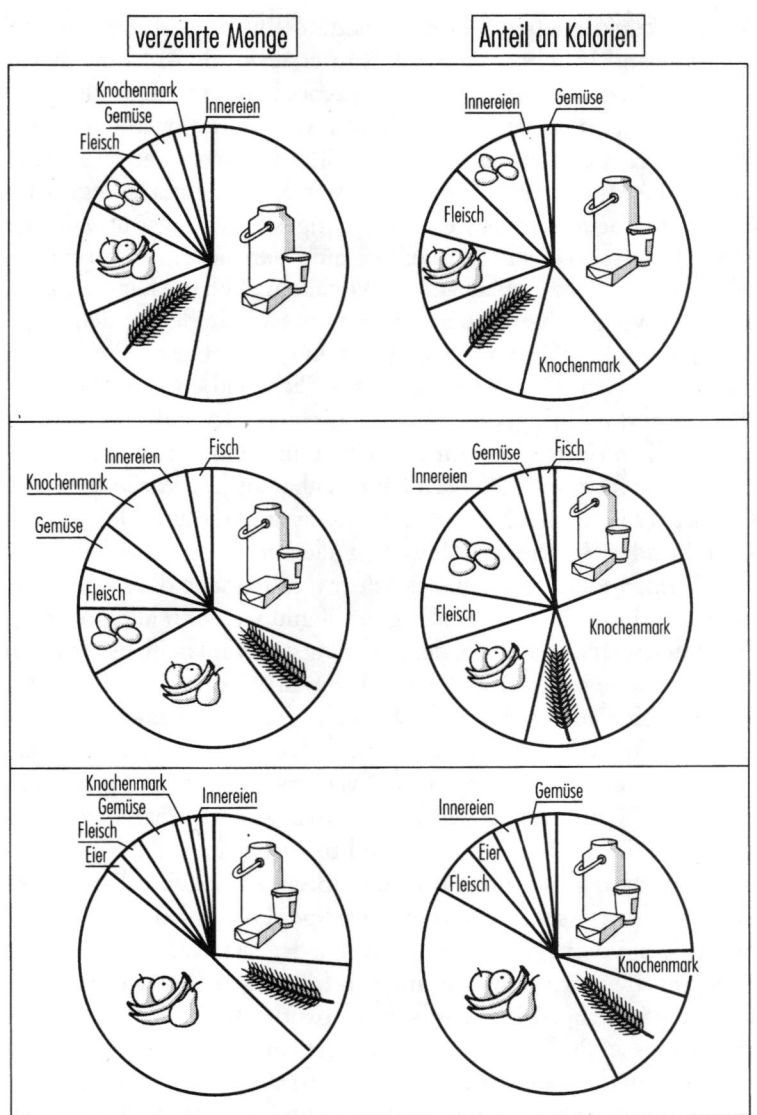

Mal aus. Später gab es keine Probleme mehr, kein Theater beim Essen, kein Spucken, kein Bauchweh und keine Verdauungsstörungen.

Alle drei Kinder haben sich etwas anderes ausgesucht. Ein Kind aß überwiegend Früchte, ein anderes in erster Linie Milchprodukte, das Dritte vertilgte erstaunlich viel Knochenmark. Das alles verwundert nicht: Obst ist relativ frei von Abwehrstoffen gegen unsere Verdauung, es wird vom Kleinkind gut vertragen. Gleiches gilt für die Milch. Auch der Verzehr von Knochenmark liegt nahe, wenn man bedenkt, dass es ein wichtiges Nahrungsmittel in der Menschheitsgeschichte darstellte. Auch der niedrige Getreideanteil vermag nicht zu überraschen. Vor allem aßen die Kinder Hafer, der, wie wir gesehen haben, als einziges Getreide für den Menschen in Form von (fast) rohen Flocken verzehrbar ist. Ansonsten nahmen sie sehr wenig, aber ausschließlich gekochtes Vollkorngetreide – und natürlich die »Roggen-Crisps«. Rohe Breie aus Mais oder Weizen rührten sie nur einmal an und dann nie wieder. [599]

Halten wir fest: Jeder Mensch hat offenbar andere Vorlieben – von Geburt an. Für jeden Menschen ist etwas anderes gut. Das ist auch kein Wunder. So wie wir Menschen alle anders aussehen, manche sind klein, andere groß, manche dürr und manche dick, so gibt es keine »verbindlichen Ernährungsempfehlungen« für alle. In einem Fachbuch über die Biologie der Nahrungsauswahl heißt es: »Mägen beispielsweise variieren in Größe, Form und Kontur. ... Sie unterscheiden sich auch in ihrer Arbeitsweise ... Eine Studie der Mayoklinik an 5.000 Personen ergab ..., daß sich der Pepsingehalt (ein wichtiges Verdauungsenzym) der Magensäfte wenigstens um den Faktor 1.000 unterschied. Ähnlich schwankt der Gehalt an Magensäure. ... Solche Unterschiede sind teilweise für die Tatsache verantwortlich, daß wir nicht mit derselben Häufigkeit oder die gleichen Mengen essen, noch dieselben Speisen wählen.« [449]

So auch bei dem Versuch von Dr. Davis. Die Nahrungsauswahl erfolgte offenbar spezifisch auf den jeweiligen Stoffwechsel, das heißt die jeweiligen Bedürfnisse des Kindes hin. Denn es stellten sich gewisse Präferenzen ein, die sich an den physiologischen Merkmalen des Körpers orientierten: So aß zum Beispiel ein Kind mit wenig Magensäure vorzugsweise saure Produkte, die von dem

Kind mit der meisten Magensäure gemieden wurden. Ein rachitiskranker Junge bekam Lebertran mit aufs Tablett. Von diesem aß er ab und zu, aber nur so lange, bis seine Rachitis ausgeheilt war.

Dr. Davis: »Die unmittelbaren Resultate (hinsichtlich der Ernährung) erscheinen mindestens gleichwertig mit den besten Resultaten, die mit den üblicherweise empfohlenen Diäten erreicht werden können.« Ein zweites Experiment, in dem Dr. Davis 15 Kinder im Alter von 6 bis 11 Monaten über 6 Jahre hinweg genauso ernährte, kam zum selben Schluss. [600] Diese Ergebnisse waren damals eine Provokation, denn die Kinder hatten im Gegensatz zu den »Experten« ja nicht mal studiert, geschweige denn Berufspraxis. Auch jegliches Nachahmungslernen war ausgeschlossen. Die Kinder waren gezwungen, ihre Auswahl nach eigenem Gusto zu treffen.

Erwähnenswert ist vielleicht noch, dass die Menüzusammenstellung der Kinder jeder Diätassistentin die Haare zu Berge stehen ließe. Da bestand zum Beispiel das Frühstück aus einem Glas Orangensaft und Leber, zu Mittag gab's einige Eier, Bananen und Milch und zum Abendbrot Fisch, Bananen, Tomaten und Orangen. Die Kinder ernährten sich jedoch vollkommen bedarfsgerecht, nahmen an Gewicht überdurchschnittlich gut zu, waren aber keineswegs fett, sondern einfach kräftig. Am Ende des Experiments mit den drei Kindern, an dem zwei der Jungen sechs Monate, der dritte ein Jahr lang teilgenommen hatten, waren es »lachende, aktive, glückliche Kinder, voller Pep, schliefen ruhig durch und zeigten keinerlei Zeichen von Nervosität«. [599]

»Der Trick des Experiments«, so Dr. Davis, ist der, »daß der Appetit der Kleinen sicher auch mal Fehler machte ..., daß diese Fehler aber keine Rolle spielen, ... wenn solche natürlichen Nahrungsmittel angeboten werden.« Diese Appetitsteuerung, vermutet sie, scheint aber zu versagen, »wenn stark verarbeitete Nahrungsmittel wie Zucker und Weißmehl angeboten werden, die ihre natürlichen Inhaltsstoffe verloren haben, aber ein so wichtiger Bestandteil der modernen Ernährung geworden sind«. [600]

Man mag der Interpretation von Clara Davis zustimmen oder nicht. Wesentlich ist, dass der Mensch über eine angeborene Steuerung seiner Nahrungsauswahl verfügt. Im Säuglingsalter wird die Steuerung auf die ihm offerierte Nahrung abgestimmt. Die metabolische Prägung, die wir in Kapitel 5 postuliert haben, funktioniert also, eine Beobachtung, die längst von aufmerksamen Ärzten bestätigt wurde. So erklärte Professor Ferdinand Hoff von der Uniklinik in Frankfurt/Main bereits vor drei Jahrzehnten, dass die instinktive Nahrungswahl ein Regulationsfaktor bei Krankheiten sei: »Nicht selten ist der Instinkt des Kranken eine bessere Richtschnur für die Diätetik, als eine unzureichend oder falsch begründete ärztliche Diätvorschrift«. [450]

Gerade dieser Instinkt ist es, der unserem Appetit eine so ungeheure Macht verleiht. Professor Hoff [450]: »Die Natur belohnt die Erfüllung des instinktiven Triebverlangens mit Lustgefühlen, sie belastet die Nichterfüllung mit Unlustgefühlen. Wir kennen die Lust, die der erquickende Trank dem Durstenden, die nahrhafte Speise dem Hungernden bereitet. Die höchste Lust und das tiefste Leid, das durch die Erfüllung oder Enttäuschung des Geschlechtstriebes zustande kommt, ist von jeher ein Hauptthema der Dichtung. Friedrich Schiller, der ja seine Laufbahn als Militärarzt begann, sah die Zusammenhänge wohl richtig, denn er sagt über die Natur:

›Einstweilen, bis den Bau der Welt
Philosophie zusammenhält,
Erhält sie das Getriebe
Durch Hunger und durch Liebe‹«

Ein kleiner »Lichtblick«

Der Herrscher eines großen Reiches suchte das Herz einer jungen Dame zu erobern, was ihm durch willentliches Brüten einfach nicht gelingen wollte. Er rief seinen Hofzauberer. Der braute ihm nach einigem Überlegen einen Trank, der den Liebeshungrigen seinem Ziele näher bringen sollte. Als dieser den Becher an die Lippen setzte, ermahnte ihn sein Zauberer: »Herr, das Wichtigste hätte ich beinahe vergessen. Wenn du diesen Trank zu dir nimmst, darfst du niemals an einen Bären denken. Sonst wirkt er nicht.« Und wenn er nicht gestorben ist, dann wandelt dieser unglückliche

Monarch – vom Gedanken an Bären verfolgt – noch immer als Junggeselle durch seinen Palast.

So wie der Zauberer dieses Märchens, arbeitet auch die Ernährungsaufklärung. Sie bringt uns bei, möglichst intensiv daran zu denken, was wir alles nicht essen dürfen. Bis unsere Gedanken nur noch ums Essen kreisen. Was wir aber brauchen, ist eine neue Lust am Essen, eine neue Esskultur. Nicht das Schielen auf irgendwelche Pläne oder Tabellen hält uns gesund, sondern das Vertrauen auf die Eigenregulation unseres Körpers.

Nein, jetzt reden wir nicht mehr über Ernährung. Das Wesentliche ist gesagt. Wir wollen die selbstgefälligen Phrasen von »Ernährungsaufklärung«, von »Ernährungsbewusstsein« und »Ernährungserziehung« nicht mehr diskutieren. Wer etwas ändern will, muss andernorts ansetzen: beim Hersteller in der Lebensmittelproduktion, beim Koch, beim Bäcker, in der Käserei, beim Bierbrauer und in der Schokoladenfabrik. Und nicht im Kopf des Verbrauchers!

Lebensmittel müssen auf die Physiologie des Körpers »passen« und nicht auf Modetheorien. Sie müssen so hergestellt sein, dass jedermann ohne nachzudenken essen kann, was ihm schmeckt. Eben so, wie es sich gehört. Gewöhnlich weiß jeder erfahrene Produktionsleiter recht genau, was darunter zu verstehen ist. Auch er wird in der Regel Verfahren und Rezepturen bevorzugen, mit denen wir eine »kulturelle Erfahrung« besitzen. Natürlich wird man immer wieder Änderungen und auch Neues probieren, aber orientieren sollte man sich zunächst an den erprobten Vorbildern. Dann wird die Kundentreue steigen, was nebenbei auch langfristig die Rendite sichert.

Eine weitere Überlegung hat rein gar nichts mit Lebensmitteln zu tun. Sie gilt dem Licht. An sonnigen Tagen fühlen wir uns besser als bei Regen. Bleibt es ein paar Tage bedeckt, werden die Klagen über das »triste Wetter« zum Dauerthema: Der Mensch ist süchtig nach hellem Sonnenlicht. Das hat die Natur so eingerichtet, als sich die Menschheit im tropischen Klima entwickelte. Je weniger Licht in einem Land, also je nördlicher die Lage, desto mehr Depressive gibt es. Warum fahren die Menschen aus dem relativ sonnenarmen Deutschland im Urlaub vorzugsweise in den Süden? [673]

Offenbar entscheidet die Lichtmenge in einem Land auch über den Konsum von »ungesunden« Genussmitteln. Die Wirkung des

Lichts ist immerhin so stark, dass nicht nur Depressive damit geheilt werden [790], sondern auch Alkoholiker entwöhnt werden können, ohne dass sie ein Verlangen nach Psychopharmaka verspüren. [489] Psychopharmaka, die sie vielleicht in die nächste Sucht führen.

Sonnenscheindauer und Lichtintensität auf Erden können wir nicht beeinflussen. Was wir aber beeinflussen können, ist, wie oft wir ans Tageslicht treten. Als der größte Teil der Bevölkerung noch seine Arbeit draußen auf dem Felde verrichtet hat, war dies noch nicht wichtig. Heute, da wir uns überwiegend in geschlossenen Räumen aufhalten, wäre es eine Untersuchung wert, wie beispielsweise Glühbirnen, Halogenlampen und anderes Leuchtgerät auf unsere Stimmung und damit auf unseren Appetit wirken. Die Lichtintensität eines gleißenden Sommertages liegt bei 100.000 Lux. In einem hell erleuchteten Büro sind es 600 Lux, vor dem Bildschirm des Computers 300 Lux und in einem mäßig erleuchteten Zimmer 100 Lux, also nur noch ein Tausendstel dessen, was ein Sommertag bietet. [601] Auch wenn wir die Unterschiede nicht so krass empfinden, weil sich unser Auge anpasst und wir »trotzdem« noch alles sehen können, so leben wir in unseren Büros und Wohnungen aus Sicht des Körpers in der Dunkelheit, in der Nacht, im Winter. Dies hat natürlich Auswirkungen auf unsere Befindlichkeit. [673]

Sicherlich spielen auch die Eigenschaften des Lichtes und nicht nur seine Intensität eine Rolle: Warum empfinden wir den Blick in eine Kerzenflamme als so angenehm, dass sich damit in Restaurants der Umsatz steigern lässt? Sollte das nur eine späte Reminiszenz an jene Zeit sein, als die Menschheit in Ermangelung eines Fernsehers ins flackernde Lagerfeuer starren musste?

Ein anderer Vorschlag: Unser Fensterglas fängt einen Teil der Strahlung, den die Sonne zur Erde schickt, ab. Längst gibt es geeignete Materialien, die Fensterglas mehr als ersetzen und für einen größeren Strahlungsbereich durchlässig sind. Auch dies dürfte sich auf die Laune und die Gesundheit des modernen Menschen auswirken. Doch bevor wir voreilige Schlüsse ziehen, muss man diese Überlegungen und Beobachtungen experimentell überprüfen und in geeignete neue Produkte umsetzen.

Das allerdings verlangt eine Abkehr von den bisherigen Ideologien, die, als »Wissenschaft« getarnt, von den Hochschulen wie den Massenmedien in die Köpfe der Menschen lanciert werden. Wir wollen nicht wieder der ach so bösen Industrie und der Werbung die Schuld für alles in die Schuhe schieben. Sie waren nicht die Verursacher des Magerkeitswahns, der Kalorienzählerei und der Vitamanie. Sie haben sie später nur genutzt, zum Teil gezwungenermaßen. Kein Unternehmen hatte Interesse daran, seine Rezepturen zu ändern, mit Light-Produkten der eigenen Produktpalette Konkurrenz zu machen oder die Säfte mit teurer Chemie, spricht mit Vitaminen zu »verunreinigen«. Nur wenige Bäcker versuchen, sich gegen den Unsinn, Brot und Gebäck zu jodieren, zur Wehr zu setzen. Mit begrenztem Erfolg. Denn die Verbraucher werden verführt, ihre »Marktmacht« ins Spiel zu bringen und nicht mehr zu jenen Bäckern zu gehen, die schlicht Brot verkaufen.

Heute hat sich aus den ernährungswissenschaftlichen Wunschvorstellungen eine Industrie entwickelt, die jene Wissenschaftszweige und ihre Vertreter nährt, die die Menschen erst verrückt gemacht haben. Heute ist es ein gewaltiges Geschäft – ein Geschäft mit der Angst! Solche Milliardenmärkte gibt niemand freiwillig preis. Die Angegriffenen, die etablierten »Experten«, die ihre Mitmenschen ins Unglück geführt haben, werden ihre Posten und Pfründe zu verteidigen wissen. Da wird hinter den Kulissen noch so manche Schlacht geschlagen.

Lehnen Sie sich derweil entspannt zurück. Lassen Sie es sich ruhig schmecken, bis alle diese Fragen geklärt sind. Das ist allemal gesünder, als sich ums Essen und die Figur zu sorgen. Oder werden Sie aktiv. Tun Sie etwas, irgendetwas, das Ihnen Spaß macht. Gehen Sie raus, unternehmen Sie was, allein oder mit anderen. Fordern Sie Ihren Körper und Ihren Verstand, denn Aktivität steigert die Stimmung. Keine Fahrt mit der Seilbahn vermag die angenehme Erschöpfung nach einer Bergtour zu ersetzen. Suchen Sie sich spannendere und erfüllendere Aufgaben als Diäten. Das bringt Erfolgserlebnisse, und Sie fühlen sich wohl in Ihrer Haut, es hebt die Stimmung und schmeichelt der Seele.

Seien Sie bitte nicht enttäuscht, weil Sie hier keine Liste vorfinden mit all jenen Speisen, die man unbesorgt essen dürfe oder weil Ihnen die praktischen »Verbrauchertips« fehlen, die einem verrieten, welche Produkte gerade auf dem Index stünden. Ihre Gesundheit und Ihr Wohlbefinden profitieren mehr, wenn Sie Ihre Nährwerttabellen, Diätratgeber und Multivitaminpillen in den Müll werfen. Und haben Sie um Himmels willen kein schlechtes Gewissen dabei. Die Angst vor »Essenssünden« sollten Sie für alle Zeiten von Ihrem Tisch verbannen. Sie gewinnen damit Zeit für Dinge im Leben, die wichtiger und erfreulicher sind, als das Lesen all der nutzlosen Ratschläge. Und Sie ersparen sich Enttäuschungen. Genießen Sie in der gewonnenen Zeit Ihr Leben, gehen Sie – so Sie möchten – für das gesparte Geld anständig essen, gönnen Sie sich ein gepflegtes Schöppchen Wein und lassen Sie es sich gut gehen. Wir wünschen Ihnen dabei ein recht herzliches:

Prost Mahlzeit!

9 Literaturverzeichnis

1 DGE, Empfehlungen für die Nährstoffzufuhr. Frankfurt 1991
2 Bayer W, Schmidt K, Vitamine in Prävention und Therapie. Stuttgart 1991
3 Cremer H-D et al, Die große Nährwert-Tabelle. München 1984
4 Pudel V, Ernähr. Umsch. 1975/22/S.58
5 Zwiauer K et al, Akt. Ernähr. 1988/13/S.62
6 Schuphan W, Mensch und Nahrungspflanze. Den Haag 1976
7 Souci SW et al, Die Zusammensetzung der Lebensmittel, Nährwerttabellen 1978. Deutsche Forschungsanstalt für Lebensmittelchemie, Stuttgart 1978
8 Waterston JA, Gilligan BS, Med. J. Aust. 1987/147/S.640
9 Stellungnahme des Ausschusses Ernährung der DDG, Ernähr. Umsch. 1993/40/S.500
10 Honikel KO, Ernähr. Umsch. 1994/41/S.B1
11 Steinhart H in: GDCh, Schriftenreihe Lebensmittelchemie, Lebensmittelqualität. Hamburg 1989/15/S.65
12 Heseker H, Heseker B, Nährstoffe in Lebensmitteln. Frankfurt 1993
13 Owen OE et al, Am. J. Clin. Nutr. 1987/46/S.875
14 Elmadfa I, Leitzmann C, Ernährung des Menschen. Stuttgart 1990
15 Ausschuss »Empfehlungen für die Nährstoffzufuhr« der DGE, Ernähr. Umsch. 1991/38/S.479
16 Forschungsinstitut für Kinderernährung, Empfehlungen für die Ernährung von Mutter und Kind. Dortmund 1993
17 Bergmann M in: DIfE-Jahresbericht 1993, Potsdam-Rehbrücke 1994
18 DGE, Ernährungsbericht 1992. Frankfurt 1992
19 Tainsh AR, Nutrition and Health 1984/3/S.189
20 Hanke H, Vitamine und Chirurgie. Leipzig 1943
21 Combs GF, The Vitamins: Fundamental Aspects in Nutrition and Health. San Diego 1992
22 Glatzel H, Sinn und Unsinn der Vitamine. Stuttgart 1987
23 Dalvi RR in: [325] S.437
24 Luft FC in: Holtmeier H-J, Bedeutung von Natrium und Chlorid für den Menschen. Berlin 1992/S.94
25 Schoental R, Biochem. Soc. Transact. 1980/8/S.147

26 National Research Council, Recommended Dietary Allowances. Washington 1989

27 Martin G, Science 1996/274/S.203

28 Berg H van den in: Schlemmer U, Bioavailability '93. Karlsruhe 1993/2/S.267

29 Cochet B et al, Gastroenterol. 1983/84/S.935

30 Würgler FE, Naturwiss. Rundsch. 1993/46/S.485

31 Verordnung über vitaminisierte Lebensmittel. Zuletzt geändert 31.8.1990, BGBl I/S.1989

32 Ala-Houhala M et al, Am. J. Clin. Nutr. 1988/48/S.1057

33 Fd. Chem. News 1991/33/S.19 zit. n. BIBRA Bull. 1991/30/S.200

34 Hadler MR, Span 1984/27/S.74

35 Bitsch R in: GDCh, Schriftenreihe Lebensmittelchemie, Lebensmittel-qualität. Hamburg 1989/15/S.193

36 Schramm W, Bitsch R in: Schlemmer U, Bioavailability '93. Karlsruhe 1993/S.417

37 Berger A, Schaumburg HH, N. Engl. J. Med. 1984/311/S.986

38 Roughead ZK, McCormick DB, J. Nutr. 1990/120/S.382

39 Leitzmann C, Vollwert-Ernährung und Vitamin B$_{12}$, Vortragskurzfassung 6. UGB-Kongress. Gießen 1993

40 Herbert V, Am. J. Clin. Nutr. 1988/48/S.852

41 Jongejean JA et al, Trends Biochem. Sci. 1986/11/S.511

42 Yamaguchi K et al, Biosci. Biotech. Biochem. 1993/57/S.1231

43 Anon, Nutr. Rev. 1988/46/S.139

44 Gallop PM et al, Trends Biochem. Sci. 1989/14/S.343

45 Killgore J et al, Science 1989/245/S.850

46 Zhang N et al, Cereal Chem. 1997/74/S.119

47 Sugerman AA, Clark CG, JAMA 1974/288/S.202

48 Cochrane WA, Can. Med. Assoc. J. 1965/93/S.893

49 Lamden MP, N. Engl. J. Med. 1971/284/S.336

50 DGE, Vollwertig essen und trinken nach den 10 Regeln der DGE. Frankfurt 1993

51 Schaumburg H et al, N. Engl. J. Med. 1983/309/S.445

52 Dalton K, Lancet 1985/I/S.1168

53 Gardner LI et al, Lancet 1985/I/S.636

54 Marshall CW, Am. J. Clin. Nutr. 1989/49/S.718

55 Mosher LR, Amer. J. Psychiat. 1970/126/S.1290

56 Einstein N et al, Digestive Diseases 1975/20/S.282

57 Bray GA in: [439] S.281

58 Machlin LJ, Handbook of Vitamins. New York 1991

59 Herbert V, N. Engl. J. Med. 1993/328/S.1127

60 Rivlin RS, Ann. N. Y. Acad. Sci. 1990/587/S.55

61 Kommission der Europäischen Gemeinschaften, Berichte Wissen-schaftl. Lebensmittelausschuss 1992/H.27/S.25

62 Ditschuneit H, Diät bei Adipositas. Kurzfassung zum Adipositaskongress. Ulm 1993

63 Roux C, Am. J. Clin. Nutr. 2000/71/S.1270S

64 Gammelgaard-Larsen C in: Hoogland AJ et al, Food Ingredients Asia. Maarssen 1991/S.53

65 Glatzel H, Nahrung und Ernährung. Berlin 1984

66 Luft F, Ganten D, Dtsch. med. Wschr. 1987/112/S.1391

67 Holick MF et al, N. Engl. J. Med. 1992/326/S.1178

68 Haddad JG, N. Engl. J. Med. 1992/326/S.1213

69 Stumpe K et al in: Holtmeier H-J, Bedeutung von Natrium und Chlorid für den Menschen. Berlin 1992/S.81

70 Tadera K, Orite K, J. Food Sc. 1991/56/S.268

71 DiPalma JR, Ritchi DM, Ann. Rev. Pharmacol. Toxicol. 1977/17/S.133

72 Kitts DD et al, Brit. J. Nutr. 1992/68/S.765

73 Toda T et al, Fd. Chem. Toxicol. 1985/23/S. 585

74 Miller SC et al, J. Nutr. 1988/118/S.72

75 Jacobus CH et al, N. Engl. J. Med. 1992/326/S.1173

76 Gross EM, J. Food Protect. 1992/55/S.116

77 Bertling L, Tietz I, Fleischwirtschaft 1978/58/S.621

78 Hudson PJ, Vogt RL, J. Food Protec. 1985/48/S.249

79 Pudel V, Westenhöfer J, Ernährungspsychologie. Göttingen 1991

80 DGE, Ernährungsbericht 1984. Frankfurt 1984

81 Etcoff NL, Nature 1994/368/S.186

82 Brodersen I, Duve F, Ökotest Ratgeber Diät. Hamburg 1989

83 Andres R in: Andres R et al, Principles of Geriatric Medicine. New York 1985/S.311

84 Bennett W, Ann. N. Y. Acad. Sci. 1987/499/S.250

85 Lissner L, Brownell KD in: [439] S.653

86 Dwyer JT in: [439] S.662

87 tz-Redaktion, Schlankheits-Kur 76. München 1976

88 Schumacher H, Wilmes F, Wirtschaftswoche Nr. 12, 18.3.1994/S.42

89 DGE, DGE-info Juli-August 1993/S.33

90 Odenwald M, Natur 1990/H.1-Beilage Bio/S.7

91 Fichter MM, Goebel G, Internist 1991/32/S.38

92 Westenhöfer J, Gezügeltes Essen und Störbarkeit des Essverhaltens. Göttingen 1992

93 Pudel V, Zur Psychogenese und Therapie der Adipositas. Berlin 1982

94 Bouchard C in: [439] S.343

95 Perrett DI et al, Nature 1994/368/S.239

96 Devlin MJ, Walsh BT in: [439] S.436

97 Paul T, Pudel V, Ernähr. Umsch. 1985/32/S.74

98 Maloney MJ et al, Pediatrics 1989/84/S.482

99 Huebner HF, Endorphins, Eating Disorders and Other Addictive Behaviors. New York 1993

100 Kaunitz H, Schriftenreihe SZE Zürich 1982/H.3/S.83

101 Haque ZU, Mozaffor Z, Biosci. Biotech. Biochem. 1992/56/S.1351

102 Linder MC, Nutritional Biochemistry and Metabolism. New York 1991

103 Glatzel H, Sinn und Unsinn in der Diätetik. München 1978

104 Gallagher C, Allred J, New Scientist 27.2.1993/S.45

105 Holtmeier H, Biolog. Med. 1992/21/S.327

106 King J et al, Am. J. Clin. Nutr. 1997/65/S.1434

107 Schettler G, Praxis-Kurier 1979/23/S.13

108 Arnheim K et al, Lexikon der Biochemie und Molekularbiologie. Freiburg 1991

109 Ravnskov U, Brit. Med. J. 1992/305/S.15

110 Edelman R, Ann. N. Y. Acad. Sci. 1990/587/S.232

111 Morgan R et al, Lancet 1993/341/S.75

112 Henning J et al, Verhaltenstherapie 1993/3, Suppl 1/S.A11

113 Smith GD, Pekannen J, Brit. Med. J. 1992/304/S.431

114 Martin T, Topp H, Dt. Ärzteblatt 1992/89/S.1561

115 Herbert V, J. Nutr. 1996/126/S.1197S

116 Cook HW, Lipids 1981/16/S.920

117 Wilson JD, Foster DW, Williams Textbook of Endocrinology. Philadelphia 1992

118 Kern F, N. Engl. J. Med. 1991/324/S.896

119 Vorster HH et al, Am. J. Clin. Nutr. 1992/55/S.400

120 Anitschkow N, Beitr. Pathol. Allg. Path. 1913/56/S.379

121 Bauer A et al, Nutr. Rev. 1989/47/S.202

122 Forette B et al, Lancet 1989/I/S.868

123 Greiling H, Gressner AM, Lehrbuch der Klinischen Chemie und Pathobiochemie. Stuttgart 1989

124 Homberg E, Forsch. Report 1990/H.5/S.10

125 Newbold HL, Intern. J. Vit. Nutr. Res. 1986/56/S.190

126 Stehbens WE, Nutr. Rev. 1989/47/S.1

127 Wong ND et al, Pediatrics 1992/90/S.75

128 Smith RL, Pinckney ER, The Cholesterol Conspiracy. St. Louis 1991

129 Yeagle PL, Biology of Cholesterol. Boca Raton 1988

130 Anon, N. Engl. J. Med. 1960/262/S.149

131 Michel D, Fortschr. Med. 1992/110/S.117

132 Pok SJ et al, Sonderdruck: Institut für klinische Biochemie und Toxikologie, MSM. München 1981/S.39

133 Roberts DCK, Food Australia 1993/42/S.431

134 Elstner EF, Der Sauerstoff. Mannheim 1990

135 Keys A, Circulation 1970/51-52/Suppl 1/S.1

136 Vinson JA et al, J. Agric. Food Chem. 1999/47/S.4821

137 Souci SW et al, Die Zusammensetzung der Lebensmittel, Nährwerttabellen 1989/90. Deutsche Forschungsanstalt für Lebensmittelchemie. Stuttgart 1989

138 Becker KL, Principles and Practice of Endocrinology and Metabolism. Philadelphia 1990

139 Faidley TD et al, J. Nutr. 1990/120/S.1126

140 Koseki M et al, Agric. Biol. Chem. 1991/55/S.1441

141 Khan OG et al, Voprosi Onkol. 1987/33/H.12/S.38

142 Olson RE, Science 1987/238/S.1635

143 Kaunitz H, Milchwiss. 1988/43/S.165

144 Hoffmeister H, Wiesner G, Bundesgesundhbl. 1993/36/S.130

145 Mohler H, Belegte und unbelegte Theorien über Arteriosklerose und Herzinfarkt. Zürich 1983

146 Sieber R, Ernährung Nutr. 1986/10/S.547

147 Oliver MF, Brit. Med. J. 1992/304/S.393

148 Lück E, Kuhnert P, Lexikon Lebensmittelzusatzstoffe. Hamburg 1998

149 Forth W in: Wolfram G, Kirchgeßner M, Spurenelemente und Ernährung. Stuttgart 1990/S.67

150 O'Dea K, Phil. Trans. R. Soc. Lond. B 1991/334/S.233

151 Harris M, Wohlgeschmack und Widerwillen. Stuttgart 1988

152 Milton K, Phil. Trans. R. Soc. Lond. B 1991/334/S.253

153 Chen C, Loo G, Atherosclerosis 1995/112/S.177

154 Kirnich P, Berliner Zeitung 29.7.2000/S.35

155 Mitteilungen der Beri-Beri-Studien-Kommission. Tokyo 1911

156 Chen J et al, Diet, life-style and mortality in China: a study of the characteristics of 65 Chinese counties. Oxford 1990

157 Farese RV, Herz J, Trends Genetics 1998/14/S.115

158 Thomas LH, Scott RG, J. Epidemiol. Community Health 1981/35/S.251

159 Gurr M, Lipid Techn. 1992/4/S.118

160 Okayama A et al, Intern. J. Epidemiol. 1993/22/S.1038

161 Michaelsson K et al, Intern. J. Epidemiol 1995/24/S.771

162 Ramsey LE et al, Brit. Med. J. 1991/303/S.953

163 Hicks P, Genetic Engineering News 1998/18/Nr.16/S.1,14,18

164 Devlin TM, Textbook of Biochemistry: With Clinical Correlations. New York 1992

165 Falbe J, Regitz M, Römpp Chemie Lexikon. Stuttgart 1989-1992

166 Anon, Nutr. Rev. 1991/49/S.60

167 Bräuer H et al, Fortschritte Med. Sonderdruck 22.1.1987

168 De Groen PC et al, N. Engl. J. Med. 1987/317/S.861

169 Agus DB et al, Cancer Res. 1999/59/S.4555

170 Assmann G et al, Dt. Ärzteblatt 1990/87/S.1358

171 Frick MH et al, N. Engl. J. Med. 1987/317/S.1237

172 Reiter-Theil S, »Die Angst vor dem Herztod«. Südd. Ztg. 25.11.1985

173 Sleisinger MH, Fordtran JS, Gastrointestinal Disease: Pathophysiology, Diagnosis, Management. Philadelphia 1989

174 Ternes TA, Umweltplanung, Arbeits- und Umweltschutz 1998/H.254/S.21

175 Petkov V, Manolov P, Arzneimittel-Forschung 1972/22/S.1476

176 Engelberg H, Lancet 1992/339/S.727

177 Eastham RD, Jancar J, Brit. Med. J. 1989/298/S.1176

178 Isles CG et al, Brit. Med. J. 1989/298/S.920

179 Kark JD et al, Brit. Med. J. 1982/284/S.152

180 Rose G, Shipley MJ, Lancet 1980/1/S.523
181 Beaglehole R et al, Brit. Med. J. 1980/1/S.285
182 Williams LD, Penn. med. J. 1959/62/S.1113, zit nach [103]
183 Herbert V et al, J. Nutr. 1996/126/S.1213S
184 Zhou Q et al, Proc. Soc. Exp. Biol. Med. 1993/202/S.75
185 Hubbard RW et al, Prog. Food Nutr. Sci. 1989/13/S.17
186 Kohyama N et al, Biosci. Biotechn. Biochem. 1997/61/S.347
187 Smith LL, Chem. Phys. Lipids 1987/44/S.87
188 Jürgens G et al, Chem. Phys. Lipids 1987/45/S.315
189 Fischer K-H et al, Z. Lebensm. Unters. Forsch. 1985/181/S.14
190 Transparenz-Telegramm, Ausgabe 1990/91 Berlin
191 Kubow S, Trends Food Sci. Techn. 1990/1/S.67
192 Fidanza F, Proc. Nutr. Soc. 1991/50/S.519
193 Ritter E, Z. Physiol. Chem. 1901-02/34/S.461
194 Goodman Gilman A et al, The Pharmacological Basis of Therapeutics. New York 1990
195 Coghlan A, New Scientist 12.2.2000/S.14
196 Anon. Deutsche Milchwirtsch. 1999/50/S.716
197 Proc. 3. Intern. Congr. Biol. Value Olive Oil, Chania (Kreta) 8.-12.9.1980
198 Frost & Sullivan, Funktionale Milchprodukte: ein gesunder Markt. Report 3631-88, Juli 2000
199 Hermle S, Krämer K, Zeitschr. ges. Lebensmittelrecht 1997/24/S.238
200 Neumann B, EU.L.E.n-Spiegel 2000/H.3
201 Schardt D, Center for Science in the Public Interest, CSPI, persönliche Mitteilung 23.2.2000
202 Atlas RM, Environm. Microbiol. 1999/1/S.377
203 Dannon: http://www.actimelusa.com
204 Havenaar R, Huis int Veld JHJ in: Wood BJB (Ed), The Lactic Acid Bacteria in Health & Disease. London 1992/1/S.151
205 Teuber M, Rundgespräche der Kommission für Ökologie 1998/Bd.15/S.93
206 Metschnikoff E, The Prolongation of Life. New York 1908
207 Bouhnik Y et al, Europ. J. Clin. Nutr. 1996/50/S.269
208 Nestlé, Probiotische Milchprodukte. Eine Darstellung wissenschaftlicher Zusammenhänge. Frankfurt o. J.

325

209 Spiegel online, http://www.spiegel.de/wissenschaft/0,1518,59196,0-0.html

210 Anon, Format 2000/H.2/S.72

211 Teuber M, Zeichen der Zeit – Was in unserem Essen steckt. TV-Dokumentarfilm, SWR 2000

212 Tannock GW, Antonie Leeuwenhoek 1999/76/S.265

213 Renwick JH, Brit. J. Prev. Soc. Med. 1972/26/S.67

214 McCormick J, Skrabanek P, Lancet 1988/2/S.839

215 Porz P, EU.L.E.n-Spiegel 1999/H.4/S.6

216 Verbraucherzentralen e.V., Nahrungsergänzungsmittel. Untersuchungsbericht 2000

217 Naito C et al, Ann. N. Y. Acad. Sci. 1993/676/S.27

218 Anon, Lancet 1980/1/S.964

219 Hassenstein S et al, Circulation 1992/86/S.1575

220 Yang BC et al, Free Radic. Biol. Med. 1993/14/S.295

221 Hadjiisky P et al, Arch. Mal. Coeur 1991/84/S.1593

222 Guardiola F et al, Food Chem. Toxicol. 1996/34/S.193

223 Zylka-Menhorn V, Dt. Ärztebl. 1994/91/S.344

224 Kolata GB, Science 1981/211/S.1410

225 Jost M, Bracher-Jabkob A, Landwirtsch. Schweiz 1991/4/S.615

226 Caster WO, Parthemos MD, Am. J. Clin. Nutr. 1976/29/S.529

227 Kröher MOR, Manager online http://www.manager-magazin.de/magazin/artikel/0,1113,66323,00.html

228 Nefedov YG et al in: Vishniac W, Life Science and Space Research IX. Berlin 1971/S.11

229 Bengson MH, Am. J. Clin. Nutr. 1970/23/S.1525

230 Raettig H-J, Krankenhausarzt 1976/49/S.177

231 Grütte F-K, Ernährungsforschung 1980/25/S.1

232 Frederick DJ, Chemistry 1998/Oct./S.3

233 Koishi H in: Yoshida A et al, Nutrition: Proteins and Amino Acids. Tokyo 1990/S.109

234 Loew W, Haubold H, Int. J. Vitalstoffe Zivilisationskrankh. 1969/H.4

235 Burtis G et al, Applied Nutrition and Diet Therapy. Philadelphia 1988

236 Rong N et al, J. Nutr. 1991/121/S.1955

237 Adlercreutz H in: Rowland IR, Nutrition, Toxicity, and Cancer. Boca Raton 1991/S.137

238 Mayr A, Siebert M, Tierärztl. Umsch. 1990/45/S.677

239 Duchmann R et al, Eur. J. Immunol. 1996/26/S.934

240 Fotsis T et al, Proc. Natl. Acad. Sci. USA 1993/90/S.2690

241 Nestlé Pressemitteilung vom 28.1.2000

242 Adlercreutz H et al, Acta Oncol. 1992/31/S.175

243 Adlercreutz H, Gastroenterol. 1984/86/S.761

244 Adlercreutz H et al, Lancet 1992/339/S.1233

245 Adlercreutz H, Scand. J. Clin. Lab. Invest. 1990/50/Suppl 201/S.3

246 Spillmann H, Deutsche Molk. Ztg. 1997/H.12/S.515

247 Berg RD in: Fuller R (Ed): Probiotics. The Scientific Basis. London 1992/55

248 Raettig H in: Fülgraff G, Bewertung von Risiken für die Gesundheit. Stuttgart 1977/S.139

249 Raettig H, Fortschr. Vet. Med. 1983/H.37/S.24

250 Mayr A et al, Fortschr. Med. 1979/97/S.1159 & S.1205

251 Schrader C, Die Woche 2.7.1999/S.35

252 Irrgang K, Sonnenborn U, Die histologische Entwicklung der Muta-flor-Therapie. Herdecke 1988

253 Glaubrecht M, Naturwiss. Rundsch. 1990/43/S.314

254 Puska P et al, Brit. Med. J. 1983/287/S.1840

255 Amann M et al, Ernähr. Umsch. 1960/S.129

256 Anon, Ärzte-Ztg. 28.8.1991

257 Anon, Z. gesamte Hyg. 1986/32/S.438

258 Trowbridge FL et al, Pediatrics 1975/56/S.82

259 Barker DJP, Philipps DIW, Lancet 1984/S.567

260 Lauffer RB, Iron Balance. New York 1991

261 Sell JL, Roberts WK, J. Nutr. 1963/79/S.171

262 Bottermann P, Med. Klin. 1986/81/S.753

263 Brug J et al, Ann. Nutr. Metab. 1992/36/S.129

264 Federation Internationale de Laiterie, FIL-IDF-Bulletin Doc 152, 1982/S.4063

265 Stijve T et al, Dt. Lebensm. Rundsch. 1988/84/S.341

266 Becker U, UGB-Forum 1994/H.2/S.102

267 Glatzel H, selecta 1982/40/S.3778

268 Glöbel B et al, J. Hospital Infec. 1985/6 Suppl/S.201

269 Großklaus R, Bundesgesundhbl. 1993/36/S.24

270 Berg KJ van den et al, Arch. Toxicol. 1991/65/S.15

271 Gutekunst R et al, DMW 1983/108/S.1965

272 Emerick RJ, Lievan VF, J. Nutr. 1963/79/S.168

273 Hays MT, Thyroid 1993/3/S.31

274 Haubold H in: Landwirtsch. Forsch. 5. Sonderheft: Forschungen im Dienste der Tierernährung. o.J./S.59

275 Haubold H, Der Kropf eine Mangelerkrankung. Schriftenreihe über Mangelkrankheiten Heft 4. Stuttgart 1955

276 Haubold H in: Bild- und Schriftenreihe für Wirtschaft, Kunst, Kultur: Milchland Bayern. München-Passau o.J./S.21

277 Haubold H, Dt. Landwirtschaftl. Presse 1961/84/S.99

278 Heeschen W, Blüthgen A, Tierärztl. Umsch. 1987/42/S.362

279 Höring H, Bundesgesundhbl. 1992/35/S.194

280 Höring H et al, Z. gesamte Hyg. 1988/34/S.170

281 Hötzel D et al in: Wolfram G, Kirchgeßner M, Spurenelemente und Ernährung. Stuttgart 1990/S.83

282 Kohn LA, Bull. N. Y. Acad. Med. 1976/52/S.770

283 Knauer R, Fortschr. Med. 1993/111/S.14

284 Mahan LK, Arlin MT, Krause's Food, Nutrition & Diet Therapy. Philadelphia 1992

285 Manz F, Ern. Umsch. 1991/38/S.234

286 Manz F et al, Pädiat. Prax. 1986–87/34/S.213

287 Muros P et al, J. Nutr. Sci. Vitaminol. 1992/38/S.603

288 Weinberg ED in: Stuart-Macadam P, Kent S, Diet, Demography, and Disease. New York 1992/S.105

289 Szépvölgyi J et al, Fd. Chem. Toxic. 1989/27/S.531

290 Rasmussen NG et al, Am. J. Obstet. Gynecol. 1989/160/S.1216

291 Ron E et al, JNCI 1987/79/S.1

292 Gutekunst R et al, Med. Klin. 1993/88/S.525

293 JECFA/IPCS, WHO Food Additive Series 1989/24/S.267

294 Braverman LE, Utiger RD, The Thyroid: A Fundamental and Clinical Text. Philadelphia 1991

295 Tiwari I et al, Lancet 1985/I/S.1508

296 Cykrit P, Z. Umweltchem. Ökotox. 1992/4/S.317

297 Ma Tai et al, Chin. Med. J. 1982/95/S.692

298 Lullies H, Trincker D, Taschenbuch der Physiologie. Band 1 Vegetative Physiologie. Stuttgart 1974

299 Giersberg H, Hormone. Berlin 1972

300 Kollath W, Die Ordnung unserer Nahrung. Heidelberg 1977

301 Bruker M-O, Gesund durch richtige Ernährung. Gesellschaft für Gesundheitsberatung, Karlsruhe o. J.

302 Moran N, Baumann P, Trends Ecol. Evol. 1994/9/S.15

303 Koerber K von et al, Vollwert-Ernährung. Heidelberg 1993

304 Bundesministerium für Gesundheit, Ernährungsabhängige Krankheiten und ihre Kosten. Baden Baden 1993

305 Der Gesundheitsberater, Organ der Gesellschaft für Gesundheitsberatung. Lahnstein, fortlaufend ab Heft 12/1988

306 Pirlet K, Erfahrungsheilkunde 1992/41/S.345

307 Lüder W et al, Ernährungsforschung 1968/13/S.201

308 Furtmeier-Schuh A, Postmoderne Ernährung. Stuttgart 1993

309 Pirlet K, Heilkunst 1988/101/H.5

310 Gross D, Z. PflKrankh. PflSchutz 1989/96/S.535

311 Harborne JB, Introduction to Ecological Biochemistry. London 1988

312 Schlee D, Ökologische Biochemie. Jena 1992

313 Rosenthal GA, Berenbaum MR, Herbivores Vol I. San Diego 1991

314 Rosenthal GA, Berenbaum MR, Herbivores Vol II. San Diego 1992

315 Harborne JB, Biochemical Aspects of Plant and Animal Co-evolution. London 1978

316 Harborne JB, Tomas-Barberan FA, Ecological Chemistry and Biochemistry of Plant Terpenoids. Oxford 1991

317 Harborne JB, Phytochemical Ecology. London 1972

318 Fritz RS, Simms EL, Plant Resistance to Herbivores and Pathogens. Chicago 1992

319 Marner F-J, Chemie uns. Zeit 1993/27/S.88

320 Gibson RW, Pickett JA, Nature 1983/302/S.608

321 Pickett JA in: [316] S.296

322 Eskin NAM, Biochemistry of Foods. San Diego 1990

323 Hoechst AG, EP-OS 479180

324 D'Mello JPF et al, Toxic Substances in Crop Plants. Cambridge 1991

325 Sharma RP, Salunke DK, Mycotoxins and Phytoalexins. Boca Raton 1991

326 Norton G in: [324] S.68

327 Keeler RF et al in: [325] S.607

328 Howe HF, Westly LC, Anpassung und Ausbeutung. Heidelberg 1993

329 Teuscher E, Lindequist U, Biogene Gifte. Stuttgart 1987

329

330 Morris SC, Lee TH, Food Technol. Australia 1984/36/S.118

331 JECFA/IPCS, WHO Food Additives Series 1993/30/S.339

332 Johns T, With Bitter Herbs They Shall Eat It. Tucson 1990

333 Plehn G, Naturwiss. Rundsch. 1992/45/S.115

334 Garcia J, Hankins WG, Olfaction & Taste 1974/5/S.39

335 Thorburn AW et al, Am. J. Clin. Nutr. 1987/45/S.98

336 Friedman M, Dao L, J. Agric. Food Chem. 1992/40/S.419

337 Lindner E, Toxikologie der Nahrungsmittel. Stuttgart 1990

338 Kettembeil S, Naturwiss. Rundsch. 1993/46/S.445

339 Arnason JT et al in: [314] S.317

340 WHO, IARC Monographs. Lyon 1986/40/S.327

341 Schlatter J, Mitt. Gebiete Lebensm. Hyg. 1988/79/S.130

342 Textilhilfsmittelkatalog 1991. Leinfelden-Echterdingen 1990

343 Hayes WJ, Laws ER, Handbook of Pesticide Toxicology. San Diego 1991

344 Scheerer E, Naturwiss. Rundsch. 1986/39/S.354

345 Ljunggren B, Archs. Derm. 1990/126/S.1334

346 Tumlinson JH et al, Spektrum Wissensch. 1993/H.5/S.74

347 Miller NF in: Cowan CW, Watson PJ, The Origins of Agriculture. Washington 1992/S.39

348 Brain CK, Sillen A, Nature 1988/336/S.464

349 Bainbridge DA, Ambio 1985/14/S.148

350 Abrams HL, J. Appl. Nutr. 1986/38/S.24

351 Lewin R, Science 1981/211/S.40

352 Musehold J, Getreide Mehl Brot 1980/34/S.304

353 Lászitity R, Lászitity L in: Pomeranz Y, Adv. Cereal Sci. Technol. St. Paul 1990/10/S.309

354 Davídek J et al, Chemical Changes During Food Processing. Amsterdam 1990

355 Kapfelsperger E, Pollmer U, Iß und stirb. Köln 1993

356 Ames BN, Gold LS, Angew. Chem. 1990/102/S.1233

357 Ternes W, Naturwissenschaftliche Grundlagen der Lebensmittelzubereitung. Hamburg 1990

358 Cara L et al, J. Food Sci. 1992/57/S.466

359 Borel P et al, Am. J. Clin. Nutr. 1989/49/S.1192

360 Stokar W von, Die Urgeschichte des Hausbrotes. Leipzig 1951

361 Choct M, Annison G, Brit. J. Nutr. 1992/67/S.123

362 Shewry PR in: MacGregor AW, Bhatty RS, Barley: Chemistry and Technology. St. Paul 1993/S.131

363 Bhatty RS in: MacGregor AW, Bhatty RS, Barley: Chemistry and Technology. St. Paul 1993/S.355

364 Meuser F, Meissner U, Ernährung Nutr. 1987/11/S.102

365 Gupta M, Khetarpaul N, J. Agric. Food Chem. 1993/41/S.125

366 Marfo EK et al, J. Agric. Food Chem. 1990/38/S.1580

367 Faridi H in: Pomeranz Y, Wheat: Chemistry and Technology. St. Paul 1988/S.457

368 Sandberg A-F in: Friedman M, Adv. Exp. Med. Biol. 1991/289/S.499

369 Pusztai A et al, Brit. J. Nutr. 1993/70/S.313

370 Mullin WJ, Emery JPH, J. Agric. Food Chem. 1992/40/S.2127

371 Hengtrakul P et al, J. Food Comp. Anal. 1991/4/S.52

372 Teichgräber P et al, Trends Food Sci. Technol. 1993/4/S.145

373 Niemeyer HM, Phytochemistry 1988/27/S.3349

374 Yamagami T, Funatsu G, Biosci. Biotech. Biochem. 1993/57/S.643

375 Kodama O et al, Biosci. Biotech. Biochem. 1992/56/S.1002

376 Corcuera LJ, Ambio 1990/19/S.365

377 Richardson MD, Bacon CW, J. Chem. Ecol. 1993/19/S.1613

378 Yamada A et al, Biosci. Biotech. Biochem. 1993/57/S.405

379 Daeschel MA, Food Technol. 1989/Jan/S.164

380 Vuyst L De, Vandamme EJ, Bacteriocins of Lactic Acid Bacteria. London 1994

381 Nettles CG, Barefoot SF, J. Food. Prot. 1993/56/S.338

382 Haarmann & Reimer Corp, US-PS 5015487. 14.5.1991

383 Quest Intern Flavors & Food Ingr, US-PS 5175252. 29.12.1992

384 Maurizio A, Die Geschichte der Pflanzennahrung. Berlin 1927

385 Kollath W, Getreide und Mensch. Bad Homburg 1964

386 Reinhardt L, Kulturgeschichte der Nutzpflanzen. München 1911

387 Macrae R et al, Encyclopaedia of Food Science, Food Technology, and Nutrition. London 1993

388 Birket-Smith K, Geschichte der Kultur. München o. J., Kopenhagen 1941/42

389 Vaughn SF et al, J. Food Sci. 1993/58/S.793

390 Vaughn SF, Spencer GF, J. Agric. Food Chem. 1994/42/S.200

391 Liebster G, Warenkunde: Obst & Gemüse. Düsseldorf 1988

392 Wit HCD de, Knaurs Pflanzenreich in Farben. Stuttgart 1964

393 Zohary D, Hopf M, Domestication of Plants in the Old World. Oxford 1993

394 Vander Wall SB, Food Hoarding in Animals. Chicago 1990

395 Leitsätze für Ölsamen und daraus hergestellte Massen und Süßwaren i.d.F. vom 9.6.1987. BAnz. Nr.140a

396 Liener IE, Critical Rev. Food Sci. Nutr. 1994/34/S.31

397 Rodhouse JC et al, Epidemiol. Infect. 1990/105/S.485

398 Krauth-Siegel RL, Schirmer RH, Nachr. Chem. Tech. Lab. 1989/37/S.1026

399 Würgler FE, Naturw. Rundsch. 1988/41/S.407

400 Janzen, DH in: [315] S.163

401 Leopold AS et al, Science 1976/191/S.98

402 Winterhoff H, Zeitschr. Phytother. 1993/14/S.83

403 Ulijaszek SJ, Phil. Trans. R. Soc. London B 1991/334/S.271

404 Murray MJ et al, Brit. Med. J. 21.10.1978/S.1113

405 Ackerman S, Science 1989/246/S.28

406 Vidal-Valverde C et al, Z. Lebensm. Unters. Forsch. 1993/197/S.449

407 Heywood VH, Blütenpflanzen der Welt. Basel 1982

408 Pijl L van der, Dispersal in Higher Plants. Berlin 1972

409 Fowden L, Progr. Phytochem. New York 1970/2/S.203

410 Stellman SD, Garfinkel L, Prev. Med. 1986/15/S.195

411 Francé RH, Die Welt der Pflanzen. München 1969

412 Frank AB, Schul-Naturgeschichte. Hannover 1879

413 Denffer D v et al, Lehrbuch der Botanik für Hochschulen. Stuttgart 1978

414 Burkhardt D, Biologie uns. Zeit 1989/19/S.37

415 Worthing CR, The Pesticide Manual – A World Compendium. Farnham 1991

416 Beaton GH et al, Appetite 1992/19/S.87

417 Penzlin H, Lehrbuch der Tierphysiologie. Jena 1980

418 Birch LL, Deysher M, Appetite 1986/7/S.323

419 Müller P, Lebensm. Ztg. 3.7.1992, »Die Lightvariante bringt zusätzlichen Umsatz«

420 Hommel H et al, Diabetologia 1972/8/S.111

421 Futtermittelverordnung vom 11.11.1992, BGBl I/S.1898

422 Procter & Gamble Comp, US-PS 4919964. 24.4.1990

423 Kun E et al, Proc. Soc. Exp. Biol. Med. 1947/66/S.175

424 Rogers PJ, Blundell JE, Physiol. Behav. 1989/45/S.1093
425 Friedman MI in: Friedman MI et al, Chemical Senses Vol 4, Appetite and Nutrition. New York 1991/S.19
426 Birch LL et al, N. Engl. J. Med. 1991/324/S.232
427 Cechetto DF in: Friedman MI et al, Chemical Senses Vol 4, Appetite and Nutrition. New York 1991/S.427
428 Thompson MM, Mayer J, Am. J. Clin. Nutr. 1959/7/S.80
429 Deutsch R, J. Comp. Physiol. Psychol. 1974/86/S.350
430 Birch LL et al, Am. J. Clin. Nutr. 1993/58/S.326
431 Blundell JE, Drugs 1990/Suppl 3/S.1
432 Blundell J, Trends Pharmacol. Sci. 1991/12/S.147
433 Steffens AB et al in: Friedman MI et al, Chemical Senses Vol 4, Appetite and Nutrition. New York 1991/S.405
434 Cabanac M, Science 1971/173/S.1103
435 Cabanac M in: Friedman et al, Chemical Senses Vol 4, Appetite and Nutrition. New York 1991/S.149
436 Blundell JE, Rogers PJ in: Friedman MI et al, Chemical Senses Vol 4, Appetite and Nutrition. New York 1991/S.127
437 Powley TL, Berthoud H-R in: Friedman MI et al, Chemical Senses Vol 4, Appetite and Nutrition. New York 1991/S.391
438 Friedman MI, Dragoco Report 1991/H.2/S.73
439 Björntrop P, Brodoff BN, Obesity. Philadelphia 1992
440 Rogers PJ et al, Physiol. Behav. 1991/49/S.739
441 Harris RB, Jones WK, J. Nutr. 1991/121/S.1109
442 Matthews DM, Protein Absorption. New York 1991
443 milupa, Unternehmensgrundsätze. 1.3.1992, pers. Mitt.
444 Iyengar R, Gross A in: Goldberg I, Williams R, Biotechnology and Food Ingredients. New York 1991/S.287
445 Himms-Hagen J in: [439] S.15
446 Lean ME in: [439] S.117
447 Harzer G, Haschke F in: Renner E, Micronutrients in Milk and Milk-Based Food Products. London 1989/S.125
448 Kawada T et al, J. Agric. Food Chem. 1991/39/S.651
449 Provenza FD, Cincotta RP in: Hughes RN, Diet Selection. Oxford 1993/S.78
450 Hoff F, Münchn. Med. Wochenschr. 1966/108/S.85
451 Miller KW et al, Fd. Chem. Toxic. 1991/29/S.427

452 Oetting M, Ern. Umsch. 1978/25/S.135

453 Pollmer U, Odenwald M, Natur 1993/H.8/S.76

454 Pardridge WM, J. Am. Med. Assoc. 1986/256/S.2678

455 Pardridge WM, J. Am. Med. Assoc. 1987/258/S.206

456 Scott TR, Wld. Rev. Nutr. Diet 1992/67/S.1

457 Kasper S et al, Psychiatry Res. 1991/36/S.253

458 Roberts HJ, Aspartame. Is it safe? Philadelphia 1990

459 Rogers PJ, Food Qual. Pref. 1990/2/S.103

460 Fellows P, Food Processing Technology. Chichester 1988

461 Skudder P, Intern. Food Ingred. 1992/H.4/S.36

462 Pollmer U, Natur 1993/H.3/S.80

463 Institute of Food Technologists, Food Technol. 1989/Jan/S.117

464 Pollmer U, Wirtz W, Chancen 1988/H.2/S.30

465 Uldo-Backmittel, DE-PS 3708 622. 5.4.1990

466 Feucht W, Back Journal 1993/H.1/S.44

467 Heyse K-U, Handbuch der Brauerei-Praxis. Nürnberg 1983

468 Hoorfar J et al, Brit. J. Nutr. 1993/69/S.597

469 Karjalainen J et al, N. Engl. J. Med. 1992/327/S.302

470 Gerstein HC, Diabetes Care 1994/17/S.13

471 Scott FW, Am. J. Clin. Nutr. 1990/51/S.489

472 Riedel-arom, ZFL 1988/H.1/S.47

473 Leatherhead Food RA, Firmenschrift. Surrey o. J.

474 Pollmer U, Agro-Industry Hi-Tech 1991/H.6/S.43

475 Friedman MI, Dragoco Bericht 1991/36/S.73

476 Tettweiler P, Dragoco Bericht 1984/29/S.80

477 Brondegaard VJ, Naturwiss. Rundsch. 1985/38/S.483

478 Jellinek JS, Dragoco Bericht 1984/29/S.86

479 Pollmer U, Natur 1992/H.3/S.83

480 Müller H, Dragoco Bericht 1981/26/S.3

481 Vickers ZM, J. Texture Stud. 1980/11/S.291

482 Pollmer U, Wirtz W, Chancen 1987/H.10/S.20

483 Szczesniak AS, J. Texture Stud. 1984/15/S.285

484 Dietrich M, Stern 5.12.1991/H.50/S.180

485 Askar A, Bielig HJ, Alimenta 1976/15/S.3

486 Witherly S in: Solms J et al, Food Acceptance and Nutrition. London 1987/S.403

487 Pollmer U, Natur 1993/H.4/S.90

488 Wright P in: Shepherd R, Handbook of the Psychophysiology of Human Eating. Chichester 1989/S.157

489 Dietzel M, Die Lichttherapie der endogenen Depression. Berlin 1990

490 Profet M in: Barkow JH et al, The Adapted Mind. New York 1992/ S.327

491 Uvnäs-Moberg K, Spektrum Wissensch. 1989/Sept/S.13

492 Weigand G, Mücke W, Verunreinigungen der Humanmilch mit Organohalogenverbindungen. GSF Bericht, November 1980

493 Schmidt E in: Stillen und Muttermilchernährung. Schriftenreihe des BMJFFG, Stuttgart 1986/185/S.13

494 Renner E et al in: Renner E, Micronutrients in Milk and Milk-based Food Products. London 1989/S.1

495 Myung-Sook CP, Subbiah MTR, Am. J. Clin. Nutr. 1988/48/S.963

496 Woodbury RM, Am. J. Hyg. 1922/2/S.668

497 Grulee CG et al, J. Am. Med. Assoc. 1934/103/S.735

498 Chandra RK, Acta Paediatr. Scand. 1979/68/S.691

499 Wiedemann W et al, Dtsch. Zahnärztl. Z. 1979/34/S.427

500 McBride R, The Bliss Point Factor. Melbourne 1990

501 Glatzel H, Die Gewürze. Herford 1968

502 Brillat-Savarin, Physiologie des Geschmacks. München 1976

503 Nutzinger DO et al, Nervenarzt 1991/62/S.198

504 Topel H, Naturwiss. Rundsch. 1984/37/S.178

505 Davis VE, Walsh M, Science 1970/167/S.1005

506 Globus, Südd. Ztg. 1.12.1993, »Deutscher Kaffee-Durst«

507 Meisel H et al, Z. Ernährungswiss. 1989/28/S.267

508 Grossman ER, J. Am. Med. Assoc. 1988/259/S.1016

509 Meisel H, Ernährung Nutr. 1989/13/S.667

510 Boublik JH et al, Nature 1983/301/S.246

511 Hoffmann H et al, Zucker und Zuckerwaren. Berlin 1985

512 Merzenich B, Gewürze – Konsequenzen des Geschmacks. St. Gallen 1986

513 Rogers PJ, Richardson NJ, Trends Food Sci. Techn. 1993/4/S.108

514 Burdach KJ, Geschmack und Geruch. Bern 1988

515 Steiner JE in: Thomson DMH, Food Acceptability. London 1988/ S.157

516 Bringmann G et al, Nachr. Chem. Tech. Lab. 1986/34/S.222

517 Bringmann G, Naturwiss. 1979/66/S.22

518 Greden JF, Walters A in: Lowinson JH et al, Substance Abuse: A Comprehensive Textbook. Baltimore 1992/S.357

519 Wohlfahrt R et al, Planta Medica 1983/48/S.120

520 Rosenblum ER, Alcoholism: Clin. Exp. Res. 1992/16/S.843

521 Willfort R, Gesundheit durch Heilkräuter. Linz 1979

522 Hölzl J, Zeitschr. Phytother. 1992/13/S.155

523 Kolata G, Science 1984/225/S.913

524 Feldman D et al, Science 1984/224/S.1109

525 Yokogoshi H, Kato Y, Biosci. Biotech. Biochem. 1992/56/S.2083

526 Steinegger E, Hänsel R, Lehrbuch der Pharmakognosie und Phytopharmazie. Berlin 1988

527 International Flavors & Fragrances Inc, US-PS 4670463. 2.6.1987

528 Randerath K et al, Biochem. Biophys. Res. Communic. 1993/192/S.61

529 Randall W, Int. J. Biometeorol. 1990/34/S.42

530 Reiter RJ, Richardson BA, FASEB J. 1992/6/S.2283

531 Hui YH, Encyclopedia of Food Science and Technology. New York 1992

532 Verzele M, Keukeleire D De, Chemistry and Analysis of Hop and Beer Bitter Acids. Amsterdam 1991

533 Madaus G, Lehrbuch der Biologischen Heilmittel. Leipzig 1938

534 Friedmann H, Die Sonne. Heidelberg 1987

535 Dayton L, New Scientist 18.4.1992/S.14

536 Alleíjos, T'u Ch'uan Grüne Wunderdroge Tee. Wien 1977

537 Prescott J, Food Australia 1994/46/S.74

538 Rehm S, Espig G, Die Kulturpflanzen der Tropen und Subtropen. Stuttgart 1976

539 Bringmann G et al, Planta Med. 1991/57, Suppl 1/S.73

540 Rommelspacher H et al, Planta Med. 1991/57, Suppl 1/S.85

541 Ashton H, Brain Function and Psychotrophic Drugs. Oxford 1992

542 Goedde HW, Agarwal DP, Forschung Mitt. DFG 1988/H.4/S.23

543 Askar A, Treptow H, Biogene Amine in Lebensmitteln. Stuttgart 1986

544 FN-Aktuell, Kraftfutter 1988/71/S.179

545 Sandermann W, Brauwelt 1980/120/S.1872

546 Wurtman RJ, Wurtman JJ, Scientific American 1989/Jan/S.50

547 Rosenthal NE et al, Ann. N. Y. Acad. Sci. 1985/453/S.260

548 Müller RK, Prokop O in: Amberger-Lahrmann M, Schmähl D, Gifte
– Geschichte der Toxikologie. Berlin 1988/S.253

549 Schivelbusch W, Das Paradies, der Geschmack und die Vernunft.
Frankfurt 1983

550 Snyder SH, Chemie der Psyche. Heidelberg 1988

551 Hartwich C, Die menschlichen Genußmittel. Leipzig 1911

552 Bundesverband der Deutschen Süßwarenindustrie eV, Schokolade
und Kakao. Bonn 1991

553 Bundesverband der Deutschen Süßwarenindustrie eV, persönliche
Mitteilung vom 6.5.1993

554 Gehri B, Südd. Ztg. 12.11.1992/S.34

555 Franke W, persönliche Mitteilung vom 11.6.1993

556 Svedberg J et al, Peptides 1985/6/S.825

557 Henschen A et al, Hoppe-Seylers Z. Physiol. Chem. 1979/360/
S.1217

558 Chang K-J et al, J. Biol. Chem. 1985/260/S.9706

559 Zioudrou C et al, J. Biol. Chem. 1979/254/S.2446

560 Meisel H, Schlimme E, Trends Food Sci. Technol. 1990/1/S.41

561 Teschemacher H in: Herz A, Handbook of Experimental Pharmaco-
logy. 1993, Vol 104 I, Opioids I/S.499

562 Paroli E, Wld. Rev. Nutr. Diet. 1988/55/S.58

563 Teschemacher H, Adv. Biosci. 1987/65/S.41

564 Panksepp J et al, Peptides 1984/5/S.829

565 Huxtable R (Max B), Trends Pharmacol. Sci. 1992/13/S.341

566 Morley JE, J. Am. Med. Assoc. 1982/247/S.2379

567 Dohan FC, Grasberger JC, Am. J. Psychiatry 1973/130/S.685

568 Hazum E et al, Science 1981/213/S.1010

569 Le Magnen J, Neurobiology of Feeding and Nutrition. San Diego
1992

570 Schuman M et al, J. Nerv. Ment. Dis. 1987/175/S.491

571 Rice ER, Allelopathy. Orlando 1984

572 Nathanson JA, Science 1984/226/S.184

573 Hamilton S, New Scientist 19/26.12.1992/S.26

574 Rizvi SJH, Rizvi V in: Rizvi SJH, Rizvi H, Allelopathy. London
1992/S.443

575 Hartmann T in: [313] S.79

576 Karg JE, Riechst. Aromen Kosm. 1978/28/S.146

577 von Bingen H, Heilmittel. Übersetzt von Portmann LM, Buch 1 Von den Pflanzen. Basel 1982

578 Küster H, Wo der Pfeffer wächst. München 1987

579 Wurtman RJ, J. Appl. Nutr. 1987/39/S.7

580 Lyons PM, Truswell AS, Am. J. Clin. Nutr. 1988/47/S.433

581 Lincoln G, Nature 1983/302/S.755

582 Beasley JD, J. Appl. Nutr. 1988/40/S.1

583 Sabelli HC et al, Biochem. Pharmacol. 1978/27/S.1707

584 Leathwood P in: Solms J et al, Food Acceptance and Nutrition. London 1987/S.245

585 Lorenz K, Adv. Cereal Sci. Technol. 1990/10/S.435

586 Yokogoshi H et al, Biosci. Biotech. Biochem. 1993/57/S.181

587 Blass EM in: Friedman MI et al, Chemical Senses Vol 4, Appetite and Nutrition. New York 1991/S.283

588 Lowinger P in: Lowinson JH et al, Substance Abuse: A Comprehensive Textbook. Baltimore 1992/S.138

589 Concar D, New Scientist 12.3.1994/S.22

590 Schlimme E et al in: Lebensmittelchemische Gesellschaft, Milchproteine. Hamburg 1991/4/S.213

591 Teschemacher H et al in: Nyberg F, Brantl V, ß-Casomorphins and Related Peptides. Uppsala 1990/S.9

592 Hahn A et al in: Brantl V, Teschemacher H, ß-Casomorphins and Related Peptides: Recent Developments. Weinheim 1994/S.220

593 Hanson LA et al in: Walker WA et al, Immunophysiology of the Gut. San Diego 1993/S.247

594 Birch LL in: Friedman MI et al, Chemical Senses Vol 4, Appetite and Nutrition. New York 1991/S.303

595 Schoknecht PA et al, J. Nutr. 1994/124/S.305

596 Kolsto A-B, Skaug MA in: Atkinson S et al, Breastfeeding, Nutrition, Infection and Infant Growth in Developed and Emerging Countries. St. John's 1990/S.175

597 Fillion TJ, Blass EM, Science 1986/231/S.729

598 Kersting M et al, Monatsschr. Kinderheilkd. 1987/135/S.314

599 Davis CM, Am. J. Diseas. Child. 1928/36/S.651

600 Davis CM, Can. Med. Assoc. J. 1939/41/S.257

601 Avery D, Dahl K in: Schulkin J, Hormonally Induced Changes in Mind and Brain. San Diego 1993/S.357

602 Morley JE et al, Gastroenterol. 1983/84/S.1517

603 Schiffman SS, Warwick ZS in: Bray GA, Ryan DH, Pennington Center Nutrition Series 1992/2/S.293

604 Popp F-A, Die Botschaft der Nahrung. Frankfurt/Main 1993

605 Smith CW in: Popp F-A et al, Electromagnetic Bio-Information. München 1989/S.1

606 Lucas A et al, Lancet 1992/339/S.261

607 Erbersdobler HF et al in: Schlemmer U, Bioavailability '93. Karlsruhe 1993/1/S.13

608 Kabus K, Ther. Umsch. 1978/35/S.667

609 Isaacs CE, Thormar H in: Atkinson SA et al, Breastfeeding, Nutrition, Infection and Infant Growth in Developed and Emerging Countries. St. Johns 1990/S.161

610 Pedersen PE et al, Science 1983/221/S.478

611 Dewey KG et al, Am. J. Clin. Nutr. 1993/57/S.140

612 Rossi J, Fortschritte Tierphysiol. 1980/H.11/S.133

613 Pfizer Corp, DE-PS 2632415. 4.3.1982

614 National Starch and Chemical Corp, EP-OS 149258. 24.7.1985

615 NutraSweet Comp, US-PS 5153020. 6.10.1992

616 VO über Milcherzeugnisse. Zuletzt geändert am 18.12.1992, BGBl I/S.2423

617 Käse-VO. Zuletzt geändert am 26.2.1993, BGBl I/S.278

618 Procter & Gamble Comp, EP-PS 271963. 16.12.1987

619 Aust L et al, Nahrung 1988/32/S.49

620 Lewerenz H-J et al, Nahrung 1991/35/S.513

621 Mattes R in: Bray GA, Ryan DH, Pennington Center Nutrition Series 1992/2/S.313

622 Rolls BJ et al, Am. J. Clin. Nutr. 1992/56/S.84

623 Roberts SB et al in: Bray GA, Ryan DH, Pennington Center Nutrition Series 1992/2/S.37

624 International Additives Ltd, Merseyside, Prospekt o. J.

625 Thompson MM, Mayer J, Am. J. Clin. Nutr. 1959/7/S.80

626 Cooper SJ, Pharmacol. Biochem. Behav. 1983/18/S.825

627 Weingarten HP, Appetite 1984/5/S.147

628 Fd. Chem. News 1992/34/S.65 zit. nach BIBRA Bull. 1992/31/S.261

629 Tollefson LT et al in: Wurtman RJ, Ritter-Walker E, Dietary Phenylalanine and Brain Function. Boston 1988/S.317

630 Kolata G, Science 1984/225/S.302

631 Karlsson K-A, Trends Pharmacol. Sci. 1991/12/S. 265

632 Revillard JP, Annales Nestlé 1988/46/S.135

633 Hurrell RF et al in: Renner E, Micronutrients in Milk and Milk-based
Food Products. London 1989/S.239

634 Kussendrager K, Intern. Fd. Ingred. 1993/H.6/S.17

635 Proctor VA, Cunningham FE, Crit. Rev. Fd. Sci. Nutr. 1988/26/
S.359

636 Fairweather SJ et al, Pediat. Res. 1987/22/S.651

637 Goldman AS, Goldblum RM, Ann. N. Y. Acad. Sci. 1990/587/S.236

638 Loew W, Z. Allgemeinmed. 1976/52/S.197

639 Birch LL in: Shepherd R, Handbook of the Psychophysiology of
Human Eating. Chichester 1989/S.179

640 Philpott WH, J. Appl. Nutr. 1980/32/S.20

641 Holtmeier H-J in: Holtmeier H-J, Bedeutung von Natrium und
Chlorid für den Menschen. Berlin 1992/S.160

642 Cruickshank JM et al, Lancet 1987/I/S.581

643 Coope J, Lancet 1987/I/S.865

644 Weinberger MH, Drugs 1990/39/S.809

645 The Treatment of Mild Hyptertension Research Group, Arch. Intern.
Med. 1991/151/S.1413

646 Anon, Für die Beratungspraxis, DGE-Info, Januar/Februar 1994/S.1

647 Pittelkow C in: Holtmeier H-J, Bedeutung von Natrium und Chlorid
für den Menschen. Berlin 1992/S.182

648 Ruppert M et al, Klin. Wochenschr. 1991/69/Suppl 25/S.51

649 Hense H-W, Klin. Wochenschr. 1991/69/Suppl 25/S.11

650 Kummerow F et al, Am. J. Clin. Nutr. 1976/29/S.579

651 Takeuchi A et al, J. Nutr. 1989/119/S.1639

652 Tichelli A et al, Schweiz. Med. Wschr. 1992/122/S.461

653 Siegers C-P, Cancer Lett. 1992/65/S.245

654 Eaton JW et al, Science 1982/215/S.691

655 Kieffer F, Mitt. Gebiete Lebensm. Hyg. 1993/84/S.48

656 Murray MJ et al, Brit. Med. J. 1978/2/S.1113

657 Stevens RG et al, N. Engl. J. Med. 1988/319/S.1047

658 Obst G, Naturwiss. Rundsch. 1993/46/S.441

659 Weinberg ED, J. Am. Med. Assoc. 1975/231/S.39
660 Brock JH, Mainou-Fowler T, Proc. Nutr. Soc. 1986/45/S.305
661 Weinberg ED, J. Infect. Diseases 1971/124/S.401
662 Weinberg ED, Microbiol. Rev. 1978/42/S.45
663 Weinberg ED, Science 1974/184/S.952
664 Oppenheimer SJ, Acta Paed. Scand. 1989/361 Suppl/S.53
665 Becroft DMO et al, Arch. Dis. Childhd. 1977/52/S.778
666 Murray MJ et al, Brit. Med. J. 7.6.1980/S.1351
667 McFarlane H et al, Brit. Med. J. 31.10.1970/S.268
668 Klaassen CD et al, Casarett and Doull's Toxicology. New York 1986
669 Eijkman C, Polyneuritis in chickens, or the origin of vitamin research. Hoffmann-la Roche (Hrsg), ohne Ort, 1990
670 Reiß J in: Reiß J, Mykotoxine in Lebensmitteln. Stuttgart 1981/S.199
671 DGE, Ernährungsbericht 1988. Frankfurt 1988
672 Kohlmeier M et al, Verbreitung von klinisch-chemischen Risikoindikatoren in der Bundesrepublik Deutschland. Kübler W et al (Hrsg), VERA-Schriftenreihe Bd.7 Niederkleen 1993
673 Pollmer U et al: Liebe geht durch die Nase. Was unser Verhalten beeinflußt und lenkt. Köln 2001
674 Ben-David A, Am. J. Int. Med. 1989/15/S.719
675 Kromann NP et al, Brit. J. Derm. 1983/109/24/S.45
676 Bomio M, Intern. Fd. Ingred. 1994/H.3/S.29
677 Ohloff G, Irdische Düfte – himmlische Lust: eine Kulturgeschichte der Duftstoffe. Basel 1992
678 Braun U, Kalbhen DA, Dt. Med. Wschr. 1972/97/S.1614
679 Hardt P, Chancen 1989/H.4/S.22
680 Steinhoff J, Obertreis D, Stern 1991/H.8/S.54
681 Dahm A, McDonald's: Die gepflegte Gier. Berlin 1989
682 Haas GJ, Barsoumian R, J. Food Protec. 1994/57/S.59
683 Scott FW et al, Trends Food Sci. Technol. 1994/5/S.111
684 Muntoni S et al, Diabetes Care 1994/17/S.347
685 Lorenzen PC, Reimerdes EH in: Lebensmittelchemische Gesellschaft (Hrsg), Milchproteine. Hamburg 1991/14/S.63
686 Klupsch HJ, Saure Milcherzeugnisse, Milchmischgetränke und Desserts. Gelsenkirchen-Buer 1992
687 Braun U, Kalbhen DA, Pharmacol. 1973/9/S.312
688 Shulgin AT, Nature 1966/210/S.380

689 VO über die Kennzeichnung von Lebensmitteln. Zuletzt geändert am 18.12.1992, BGBl I/S.2423

690 Medawar C, Nature 1994/368/S.369

691 Lands WEM, Zakhari S, Am. J. Clin. Nutr. 1991/54/S.47

692 Hellerstedt WL et al, Am. J. Epidemiol. 1990/132/S.594

693 Williamson DF et al, Am. J. Public Health 1987/77/S.1324

694 Colditz GA et al, Am. J. Clin. Nutr. 1991/54/S.49

695 Lieber CS, Am. J. Clin. Nutr. 1991/54/S.976

696 Klesges RC et al, Am. J. Clin. Nutr. 1994/59/S.805

697 Schulz R, Tierärztl. Umsch. 1994/49/S.280

698 Burger A, Wachter H, Hunnius Pharmazeutisches Wörterbuch. Berlin 1993

699 Schmitz M et al in: Barth CA, Schlimme E, Milk Proteins: Nutritional, Clinical, Functional and Technological Aspects. Darmstadt 1988/S.103

700 Dunnigan MG, Brit. Med. J. 1992/305/S.379

701 Hamilton G, New Scientist 26.6.1999/S.42

702 Wolfram G in: Lebensmittelchemische Gesellschaft (Hrsg), Aktuelle Fragen der Ernährung. Hamburg 1989/15/S.11

703 Schuphan W, Zur Qualität der Nahrungspflanzen. München 1961

704 Großklaus, Scherz H in: Lebensmittelchemische Gesellschaft (Hrsg), Aktuelle Fragen der Ernährung. Hamburg 1989/15/S.109

705 Anon, Arzneimittel-Telegramm 1993/H.1/S.18

706 Brock TD, Madigan MT, Biology of Microorganisms. Eaglewood Cliffs 1991

707 Ingram D et al, Lancet 1997/350/S.990

708 Adam CL, Robinson JJ, Proceed. Nutr. Soc. 1994/53/S.89

709 Hanson LA, Ann. Nestlé 1993/51/S.8

710 Baintner K, Intestinal Absorption of Macromolecules and Immune Transmission from the Mother to Young. Boca Raton 1986

711 Schmidt HJ in: Toller S van, Dodd GH, Fragrance: The Psychology and Biology of Perfume. London 1992/S.27

712 Bernstein IL, Proceed. Nutr. Soc. 1994/53/S.131

713 Robbins CT, Wildlife Feeding and Nutrition. San Diego 1993

714 Chang K-J et al, Science 1981/212/S.75

715 Schlimme et al in: Barth CA, Schlimme E, Milk Proteins: Nutritional, Clinical, Functional and Technological Aspects. Darmstadt 1988/S.143

716 Meisel H, Frister H in: Barth CA, Schlimme E, Milk Proteins: Nutritional, Clinical, Functional and Technological Aspects. Darmstadt 1988/S.150

717 Davson H et al, An Introduction to the Blood-Brain Barrier. Hampshire 1993

718 Keil H, Back J. 1994/H.5/S.55

719 Brümmer J-M, Morgenstern G, Brot Backw. 1982/H.10/S.216

720 Bomio M, Schaedeli M, Lebensmittel Ztg. Nr 15, 10.4.1992/S.J30

721 Riedel LA, Bäckermeister Nr. 38, 23.9.83/S.6

722 Enderstein H, Back J. 1990/H.7/S.4

723 Anon, Back J. 1990/H.5/S.26

724 Bookwalter G, J. Food Sci. 1985/50/S.245

725 Bano A, Majumdar SK, invert. Pathol. 1965/7/S.384

726 Rao MR et al, Life Sci. 1971/10/S.1187

727 Majumder SK, Bano A, Nature 1964/202/S.1359

728 Weidner H, Z. PflKrankh. PflSchutz 1987/94/S.100

729 Stauffer CE, Functional Additives for Bakery Foods. New York 1990

730 Suomen Kokeri Oy, US-PS 4915959. 10.4.1990

731 Ruttloff H, Lebensmittelbiotechnologie: Entwicklungen und Aspekte. Berlin 1991

732 Russell I, Stewart GG, Food Technology 1992/H.11/S.146

733 Kroll BJ, Food Technology 1990/H.11/S.78

734 McDermott BJ, Food Technology 1990/H.11/S.154

735 AFRC, Annual Report 1989. Reading 1990

736 Moskowitz HR, Food Texture. New York 1987

737 Arbeitsgemeinschaft für Wirkstoffe in der Tierernährung e.V., Tierernährung und Verbraucher. Bonn o. J.

738 Mollenhauer HP, Alimenta 1979/18/S.125

739 Dow Corning Corp, US-PS 4925692. 15.5.1990

740 Procter & Gamble Comp, EP-PS 69412. 18.9.1985

741 Rogers PJ et al, Physiol. Behav. 1990/47/S.1239

742 Arbesman H, N. Engl. J. Med. 1990/322/S.558

743 Roberts C, N. Engl. J. Med. 1990/322/S.558

744 Blundell JE et al in: Wurtman RJ, Ritter-Walker E, Dietary Phenylalanine and Brain Function. Boston 1988

745 Modlin IM, Tang LH, Trends Endocrinol. Metabol. 1993/4/S.51

746 Schmid A et al, Wien. tierärztl. Mschr. 1983/70/S.77

747 Cerutti PA, Science 1985/227/S.375

748 Rolls BJ, Shide DJ in: ISA Annual Conference: Sweeteners, Appetite, Nutrition: An European Perspective. Newbury 1988/S.35

749 Shulgin AT, Nature 1964/201/S.1120

750 Teraguchi S, Biosci. Biotech. Biochem. 1994/58/S.482

751 DGE, Der Mensch ist, was er ißt. Frankfurt/M 1979

752 Bartels H et al in: DFG, Anwendung von Thyreostatika bei Tieren, die der Gewinnung von Lebensmitteln dienen. Bonn-Bad Godesberg 1977/S.7

753 Oettel M in: Hennig A, Mineralstoffe, Vitamine, Ergotropika. Berlin 1972/S.388

754 Europäische Kommission, Berichte des Wissenschaftlichen Lebensmittelausschusses (31. Folge). Luxemburg 1994

755 Macholz R, Lewerenz HJ, Lebensmitteltoxikologie. Berlin 1989

756 Ueno Y, CRC Crit. Rev. Toxicol. 1985/14/S.99

757 Pollmer U, Natur 1994/H.4/S.68

758 Fleischer Michaelsen K et al, Am. J. Clin. Nutr. 1994/59/S.600

759 Specker BL, Am. J. Clin. Nutr. 1994/59 Suppl/S.484

760 Gregory JF, Ann. N. Y. Acad. Sci. 1990/585/S.86

761 Herbert V, Am. J. Clin. Nutr. 1994/59 Suppl/S.1213

762 Blanc B, Mühl M von der, Intern. Z. Vitaminforsch. 1967/37/S.156

763 Schrauzer GN, Rhead WJ, Intern. J. Vitamin Res. 1973/43/S.201

764 Rhead WJ, Schrauzer GN, Nutr. Rev. 1971/29/S.262

765 WHO, Bundesgesundhbl. 1994/37/S.36

766 Drüeke TB, Lancet 1994/343/S.1157

767 Shackelford ME et al, Fd. Chem. Toxic. 1994/32/S.255

768 Bender AE in: Southgate D et al, Nutrient Availability: Chemical & Biological Aspects. Cambridge 1989/S.3

769 Beresteijn E van in: Schlemmer U, Bioavailabilty '93. Karlsruhe 1993/2/S.1

770 Hazum E, Trends Endocrinol. Metabol. 1991/2/S.25

771 Fukudome S et al in: Suzuki A, Peptide Chemistry 1991. Osaka 1992

772 Fukudome S et al, FEBS lett. 1992/296/S.107

773 Singh MM et al, Science 1976/191/S.401

774 Teschemacher H et al, Endocrine Regul. 1991/25/S.147

775 Teschemacher H et al, J. Dairy Res. 1985/52/S.139

776 Heseker H, Zur Bewertung von Vitaminversorgungsmeßgrößen. Kübler W et al (Hrsg), VERA-Schriftenreihe Bd.9 Niederkleen 1993

777 Hapke HJ in: Wolfram G, Kirchgeßner M, Spurenelemente und Ernährung. Stuttgart 1990/S.197

778 Rozen R et al, Am. J. Clin. Nutr. 1994/59/S.560

779 Samuelsson O et al, J. Am. Med. Assoc. 1987/258/S.1768

780 Cravioto A et al, J. Inf. Dis. 1991/163/S.1247

781 Oren DA, Rosenthal NE in [439] S.424

782 Oram JD, Reiter B, Biochim. Biophys. Acta 1968/170/S.351

783 Weinberg ED, Physiol. Rev. 1984/64/S.65

784 Kromer W, Pharmacol. Rev. 1988/40/S.123

785 Biesalski HK, Z. Ernährungswiss. 1989/28/S.181

786 Phinney SD, Am. J. Clin. Nutr. 1992/56/S.781

787 Wurtman RJ, Ann. N. Y. Acad. Sci. 1987/499/S.179

788 Rosso P, Ann. N. Y. Acad. Sci. 1987/499/S.191

789 Wurtman RJ, Ann. N. Y. Acad. Sci. 1987/499/S.197

790 Rosenthal NE et al, Ann. N. Y. Acad. Sci. 1987/499/S.216

791 Kral J in: Frankle RT, Yang M-U, Obesity and Weight Control. Rockville 1988/S.297

792 Dalton S in: Frankle RT, Yang M-U, Obesity and Weight Control. Rockville 1988/S.165

793 Morton CJ in: Frankle RT, Yang M-U, Obesity and Weight Control. Rockville 1988/S.315

794 Rogers PJ, Blundell JE, Ann. N. Y. Acad. Sci. 1989/575/S.569

795 Lissner L et al, N. Engl. J. Med. 1991/324/S.1839

796 Stunkard AJ, Psychosom. Med. 1974/37/S.195

797 Krueger JM et al in: Lehnert et al, Endocrine and Nutritional Control of Basic Biological Functions. Seattle 1993/S.347

798 Stanier MW et al, Energy Balance and Temperature Regulation. Cambridge 1984

799 Lucarini N et al, Experientia 1990/46/S.90

800 Venzmer G, Kosmos 1953/H.1/S.10

801 Tuschl RJ, Appetite 1990/14/S.105

802 Rogers PJ, Blundell JE, Neurosci. Biobehav. Rev. 1984/8/S.441

803 Scalfani A, Springer D, Physiol. Behav. 1976/17/S.461

804 Kanarek RB, Hirsch E, Federation Proc. 1977/36/S.154

805 Rogers PJ, Blundell JE in: Grenby TH, Progress in Sweeteners. London 1989/S.267

806 Anon, Science 1992/257/S.743

807 Dethlefsen T, Dahlke R, Krankheit als Weg. München 1983

808 Beer JH et al, Lancet 1994/343/S.1302

809 Gniech G in: Nagel GA et al, Aktuelle Onkologie. München S.73

810 Gniech G in: Frey D, Köhnken G, 37. Kongress der Deutschen Gesellschaft für Psychologie. Göttingen 1991/2/S.563

811 Mann GV, Lancet 1994/343/S.1268

812 Dahlquist G in: Leslie RDG, Causes of Diabetes. Chichester 1993/S.125

813 Bellisle F, Perez C, Neurosci. Behav. Rev. 1994/18/S.197

814 Boisset M et al, Fd. Chem. Toxic. 1994/32/S.349

815 Fink-Gremmels J, Ernähr. Umsch. 1994/41/S.226

816 Vogt TF, Ernährungsindustrie 1994/H.6/S.56

817 Hoffmann-La Roche AG, Vitamin-Compendium. Grenzach-Wyhlen 1980

818 Pfannenstiel P, Nuklearmediziner 1995/18/S.257

819 Ballauf A et al, Ernähr. Umsch. 1988/35/S.16

820 Höhler M et al, Akt. Ernähr. Med. 1990/15/S.187

821 Wagner H, Rundschau Fleischhyg. Lebensmittelüberw. 1997/49/S.145

822 Sample I, New Scientist 4.3.2000/S.12

823 Bacher-Stier C et al, Thyroid 1997/7/S.733

824 Kahaly G et al, J. Clin. Endocrinol. Metabol. 1997/82/S.4049

825 Delange F, Lancet 1998/351/S.923

826 Bourdeaux PP et al, Lancet 1996/347/S.552

827 Konno N et al, Clin. Endocrinol. 1993/38/S.273

828 Jopke P et al, Lebensmittelchem. 1994/48/S.77

829 Anderson KA, Markowski P, AOAC Intern. 2000/83/S.225

830 Carpenter KJ, Cereal Foods World 1995/40/S.54

831 WHO, Trace Elements in Human Nutrition and Health. Genf 1996

832 Furnée CA et al, Am. J. Clin. Nutr. 1994/59/S.1415

833 Luckner M, Secondary Metabolism in Microorganisms, Plants and Animals. Jena 1990

834 Joseph K, Akt. Endokrinol. 1992/13/Sonderheft 1/S.102

835 Fischer PWF et al, J. Nutr. 1988/119/S.502

836 Hampel R, Zeitschr. Allgemeinmed. 1996/72/S.28

837 Chichlowska J et al in: Kozlowska H et al, Bioactive Substances in Food of Plant Origin. Allenstein 1994/2/S.351

838 Langer H et al, Therapiewoche 1995/11/S.645

839 Bundesgesundheitsamt, Merkblatt Nr 58, Ausgabe 1994

840 Pollmer U, Warmuth S, Lexikon der populären Ernährungsirrtümer. Frankfurt 2000

841 Anderson JW et al, Am. J. Clin. Nutr. 1999/70/S.525

842 Kamalu BP, Nutr. Res. Rev. 1993/6/S.121

843 Murphy AD et al, Experimental Parasitology 1997/87/S.112

844 Tor-Agbidye J, Toxicol. Sciences 1999/50/S.228

845 Crawford RD, Biochem. Molec. Med. 1995/54/S.1

846 Porz P, EU.L.E.n-Spiegel 2000/H.7/S.10

847 Bedroft MO et al, Arch. Dis. Childhd. 1977/52/S.778

848 Lanting CI at al, Lancet 1994/344/S.1319

849 Herbert V, J. Nutr. 1996/126/S.1213S

850 Weinberg ED, Oncol. Res. 1999/11/S.109

851 Williams J et al, Brit. Med. J. 1999/318/S.693

852 Idjradinata P et al, Lancet 1994/343/S.1252

853 Moore A, Worwood M, Brit. Med. J. 1989/298/S.1248

854 Beaton GH, Am. J. Clin. Nutr. 2000/72/S.265

855 Hennig A, Anke M in: Hennig A, Mineralstoffe, Vitamine, Ergotropika. Berlin 1972/S.17

856 Europäisches Institut für Lebensmittel- und Ernährungswissenschaften (Hrsg), EU.L.E.n-Spiegel 2000/H.8

857 Berger A et al, Brit. Med. J. 1998/317/S.1607

858 Worm N, EU.L.E.n-Spiegel 1999/H.1/S.1

859 Yaari S, Goldbourt U, Am. J. Epidemiol. 1998/148/S.564

860 Fogelholm M et al, Osteoporosis Intern. 1997/7/S.354

861 Worm N, Diätlos glücklich. Bern 1998

862 Guagnano MT et al, Europ. J. Clin. Nutr. 2000/54/S.356

863 Jeppesen J et al, Am. J. Clin. Nutr. 1997/65/S.1027

864 Syngal S et al, Ann. Intern. Med. 1999/130/S.471

865 Higgins, M et al, Ann. Intern. Med. 1993/119/S.758

866 Festi D et al, Intern. J. Obesity 1998/22/S.592

867 Worm N, Versicherungsmedizin 1995/47/S.116

868 Keys A at al, The Biology of Human Starvation. Minneapolis 1950

869 DGE et al (Hrsg), Referenzwerte für die Nährstoffzufuhr. Frankfurt 2000

870 Frank G, Gesund zum Erfolg. Frankfurt/Main 2001

871 Pucciarelli MG et al in: Mackie RI et al (Eds), Gastrointestinal Microbiology. New York 1997/2/S.588

872 Berg RD in: Atlas R et al (Eds), Encyclopedia of Life Sciences. London 2001

873 Bärwald G, d'Heureuse I, Gordian 1997/97/S.167

874 Bouhnik Y et al, J. Nutr. 1999/129/S.113

875 Gomes AMP, Malcata FX, Trends Food Sci. Technol. 1999/10/S.139

876 Strachan D, Toxicol. Lett. 1996/86/S.199

877 Nicolai T, v Mutius E, Toxicol. Lett. 1996/86/S.105

878 Heinrich J et al, Am. J. Publ. Health 1998/88/S.1319

879 Rook GAW, Immunol. Today 1998/19/S.113

880 Erb KJ, Immunol. Today 1999/20/S.317

881 Shirakawa T et al, Science 1997/275/S.77

882 Hamilton G, New Scientist 18.7.1998/S.26

883 Matricardi PM et al, Brit. Med. J. 2000/320/S.412

884 Mao XQ et al, Parasitol. Today 2000/16/S.186

885 Storm van's Gravesande K et al, Monatsschr. Kinderheilkd. 1998/146/S.471

886 Hermann-Kunz E, Bundesgesundheitsbl. Gesundheitsforsch. Gesundheitsschutz 2000/43/S.400

887 Joseph PJ et al, Food Australia 1998/50/S.20

888 de Roos NM et al, Am. J. Clin. Nutr. 2000/71/S.405

889 Stenzel WR et al, Lebensmittelchemie 1999/53/S.96

890 Crittenden RG, Playne MJ, Trends Food Sci. Technol. 1996/7/S.353

891 Haller R et al, Chem. Senser 1999/24/S.465

892 Zweig S, Magellan – Der Mann und seine Tat. Wien 1938

10 Sachverzeichnis

Milchzucker 301, 303
Mimikry 174
Mimosenbaumrinde 225
Mineralstoffaufnahme 233
Mineralstoffe 58ff., 157
Mineralstoffhaushalt 82
Mineralwasser 132
M., Jodgehalt 81f.
Mischfunktionelle Oxidasen 153
Missbildungen bei Ungeborenen durch Vit. A 50
Mode 247
Modedroge 242
Models 246
modifizierte Stärke s. Stärke
Mohn (s. a. Schlafmohn, Opium) 228
Mohnkapsel 228
Mohnsamen 214
Molke 183f., 270, 309
Molkeneiweißerzeugnis 270
Momilactone 160
Monatsregel s. Menstruation
Montezuma 236
Morpheus 229
Morphinabhängigkeit 211
Morphine (s. a. Opiate, Endorphine, Exorphine) 201, 211f., 214, 229f.
Morphium 211
Mouth-feel-Regulatoren (s. a. Mundgefühl) 186
Mühlen 156
Müller 155, 161, 188
Multiple Sklerose 32, 50
Multivitaminsaft 51f.
Multivitamincoktails 65
Mundauskleidung 186, 195
Mundgefühl 184f., 195f.
Mundgefühlregulatoren 268
Muramylpeptide 117
Muscheln 130
Muskat 225f.
Muskatblüte 224
Muskatnuss 224
Muskelmagen 151, 166
Mutter-Kind-Bindung 234

Mutterkuchen (Placenta) 297
Muttermilch 183, 227, 233f., 298ff., 302ff.
Mycetocyten 150
Mykobakterien 123f.
Myograph s. Elektromyographie
Myokardinfarkt 93
Myristicin 224f.

N
N-Acetylneuramin-Lactose 305
Nachgeschmack 186
Nachtblindheit 74
Nachtisch 205
Nacktschnecken 168
Nager (Nagetiere) 171
Nährstoffe 18f., 175
Nahrungsaufnahme, Regulation 200, 268, 275
Nahrungsauswahl 312f.
Nahrungsentzug 267
Nahrungsmittel, biol. Informationsgehalt 287
N., probiotische 107
N., teilwertige 128f.
N., unphysiologische 190f., 276, 287
Nahrungspräferenzen 189
Nahrungswahl 185, 292f.
Nährwerttabellen 18, 20ff., 81
Napoleon 236
Nasi Goreng 288
Natriumchlorid s. Kochsalz
Natriumdiacetat 182
Natursauerteig 180
Natursauerteigbrot 186f.
Naturvölker, Impfverfahren 121
N., Kartoffelverarbeitung 146ff.
N., Küchentechniken 147f.
Nebennieren 84
Nerven 85
Nervenschutzstoffe 307
Nervensystem 281
N., Beeinflussung durch Exorphine 233
N., vegetatives 66

Udo Pollmer
Brigitte Schmelzer-Sandtner
Wohl bekomm's!

Was Sie vor dem Einkauf über Lebensmittel wissen sollten

KiWi 632
Aktualisierte Neuausgabe

Was kann man eigentlich noch essen? Worauf muss man beim Lebensmitteleinkauf achten? Das Standardwerk für den kritischen Verbraucher jetzt auf dem neuesten Stand – kompetent und unkonventionell präsentiert von Udo Pollmer, dem viel gefragten Ernährungsexperten und Bestsellerautor (Gesamtauflage über 300.000 Exemplare), und Brigitte Schmelzer-Sandtner.

»Ein absolut lesenswerter Reader. Da kommt so richtig Freude am Essen auf. Wer sich also von der Lebensmittelindustrie nicht aufs Kreuz legen lassen will, dem empfehlen wir dieses Buch!«   *Plärrer*

»Ratgeber sind ja in der Regel sterbenslangweilig. Das es auch anders geht, beweist Udo Pollmer mit seinem ... Kompendium über all das, was dem geplagten Zeitgenossen als Lebensmittel verkauft wird. Es ist übersichtlich in Kapitel zu jeder Lebens- und Genussmittelgruppe eingeteilt, mit der man gemeinhin in Berührung kommt, aber auch die Müsli- und Anti-Schmalz-Fraktion kommt nicht zu kurz. Pollmer ist eine selten anzutreffende glückliche Melange aus fundierter Information und Unterhaltung gelungen.«   *Junge Welt*

KiWi Paperbacks
bei Kiepenheuer
& Witsch

Udo Pollmer • Andrea Fock • Ulrike Gonder • Karin Haug
Liebe geht durch die Nase

Was unser Verhalten beeinflusst und lenkt

KiWi 629
Aktualisierte Neuausgabe

Der Mensch denkt, und die Biologie lenkt – der Report über die geheimen Triebkräfte des Menschen erstmals als Taschenbuch

»Die Autoren haben auf witzige und sehr anschauliche Weise zusammengefasst, was menschliches Verhalten beeinflusst und lenkt. Fesselnde Wissenschaft, die zur Selbst- und Fremderkenntnis beiträgt.« *das neue buch*

»Dass das Gefühl den Verstand erst entscheidungsfähig macht, ist eine der vielen provokanten Thesen, die (die Autoren) aufgestellt haben. In ihrem ausgesprochen flott formulierten Wissenschaftsreport sind sie wiederholt auf biologische Vorgänge gestoßen, die uns nicht bewusst sind, uns aber dennoch massiv beeinflussen. Das gilt insbesondere für die Partnerwahl. Wir entscheiden keineswegs so frei, wie wir glauben, folgen vielmehr unbewusst unserer Nase.« *NDR 3*

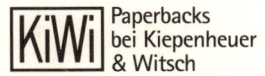
KiWi Paperbacks bei Kiepenheuer & Witsch